黄褐斑临床诊疗

主编　苑凯华　周国瑜

科学出版社

北　京

内 容 简 介

本书分为上、下两篇，共14章。上篇为基础篇，介绍了皮肤结构及生理病理、色素代谢机制、黄褐斑基础总论和黄褐斑临床总论。下篇为临床篇，介绍了黄褐斑临床检测方法、黄褐斑光电治疗、黄褐斑美塑疗法、黄褐斑的药物治疗、化学剥脱术、黄褐斑中医辨证治疗、黄褐斑的精神心理治疗、黄褐斑的居家养护、黄褐斑联合治疗方案。最后通过大量的典型案例解析展示了黄褐斑的疗效及治疗过程中的各种反应，客观、真实地记录治疗过程。

本书适合皮肤科医师、医学美学和美容医学从业人员等参考阅读。

图书在版编目（CIP）数据

黄褐斑临床诊疗 / 苑凯华，周国瑜主编. —北京：科学出版社，2023.8
ISBN 978-7-03-076180-4

Ⅰ. ①黄… Ⅱ. ①苑…②周… Ⅲ. ①褐黄病－诊疗 Ⅳ. ①R758.4

中国国家版本馆CIP数据核字（2023）第152112号

责任编辑：王海燕 肖 芳 / 责任校对：张 娟
责任印制：霍 兵 / 封面设计：吴朝洪

科学出版社 出版
北京东黄城根北街16号
邮政编码：100717
http://www.sciencep.com

北京汇瑞嘉合文化发展有限公司印刷
科学出版社发行 各地新华书店经销
*
2023年8月第 一 版 开本：787×1092 1/16
2024年6月第 三 次印刷 印张：20 3/4
字数：485 000
定价：228.00元
（如有印装质量问题，我社负责调换）

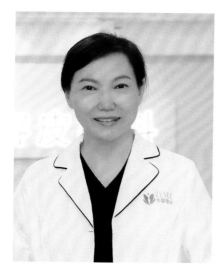

苑凯华　医学博士，教授，主任医师，硕士研究生导师。现工作于广州紫馨整形外科医院皮肤美容中心，原工作于南部战区总医院，于1997年组建总医院激光整形美容中心，从事美容整形工作，并在整形美容领域早期开展各类激光美容手术，面部年轻化美容微创综合治疗，以及常见皮肤损容性疾病的系统治疗。在靶向激光光动力治疗领域师从解放军总医院顾瑛院士，对难治性皮肤色素、血管性疾病有深入的研究和实践，并积累了大量的临床案例及丰富的治疗经验。2007年在美国加州大学贝克曼激光医疗中心交流学习，合作研究激光光动力疗法的基础与临床课题，应用血管靶向光动力技术联合脉冲染料激光治疗复杂重症多性质脉管畸形。博士毕业于南方医科大学，师从高建华教授，在激光靶向及精细整形美容技术方面打下扎实基础，获发明专利1项，实用新型专利1项。

联合主译、主编专著3部：《皮肤与美容激光外科》《激光美容外科图谱》《激光美容外科治疗学》，参编专著十余部。主持省部级重大课题及自然科学基金5项，荣获中国人民解放军医疗成果一等奖、二等奖（第一作者）及三等奖。任南方医科大学学术型硕士生导师，并与华南师范大学激光生命科学院、美国丹佛光动力研究中心联合培养硕士研究生。

学术任职有军区激光医学专业委员会主任委员，中国人民解放军医学科学技术委员会激光医学专业委员会常务委员，中国医师协会美容与整形医师分会激光专业委员会副主任委员兼秘书长，中国整形美容协会面部年轻化创面修复委员会副主任委员，中国整形美容协会微针专业委员会副主任委员，中华医学会中西医结合专业委员会激光美容学组副主任委员，中华医学会激光医学分会皮肤美容专业委员会及光动力专业委员会常务委员，中国女医师协会广东省整形美容分会副主任委员，中国女医师协会皮肤分会常务委员，国际光动力学会理事，《中国激光医学杂志》编委，《中华医学美学美容杂志》编委，《中华皮肤科杂志》审稿专家，广东省医学会基金评审专家，南方医科大学硕博课题答辩评审专家，广东省医学会临床评审部特聘专家，广东省药监局医疗设备评审专家，广东省医疗事故鉴定委员会专家。

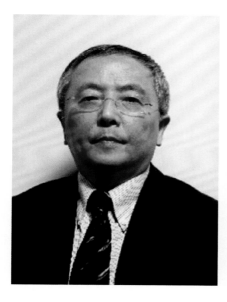

周国瑜 现就职于上海交通大学医学院附属第九人民医院口腔颌面-头颈肿瘤科，博士，主任医师，博士研究生导师。师从张志愿院士，从事口腔颌面头颈激光医学研究35年。研究方向：激光新疗法、光动力新药与新设备的研发。擅长冷冻外科及各种激光与光电技术在颌面外科及医学美容的应用、研究及推广。

担任美国激光医学学会资深会员、中国医师协会美容与整形医师分会激光专业委员会副主任委员、中华医学会医学美学与美容专业委员会激光美容学组副组长、中华医学会口腔激光专业委员会顾问、中国抗癌协会光动力治疗专家委员会成员、上海市激光学会副理事长、上海市激光学会激光医学美容与外科工程专业委员会主任委员，光动力新药海姆泊芬 Ⅱ / Ⅲ 期临床试验主要研究者。《实用皮肤病学杂志》编委。

2018年海南省柔性专家、海南省博鳌超级医院专家、海南省口腔医学中心激光诊疗中心主任、儋州市激光诊疗中心主任、上海交通大学医学院附属第九人民医院激光美容科副主任，国家医疗器械技术评审中心专家。

建立激光新疗法：①手术翻瓣后 Nd：YAG/Diode 激光凝固静脉畸形方法。②非热效应氪激光光动力疗法（PDT）治疗鲜红斑痣（PWS）。③长脉冲 Nd：YAG 激光治疗血管瘤。④小光斑 Q-Switch Nd：YAG 1064nm 激光治疗黄褐斑。其他研究：①提出非热效应激光光动力（PDT）治疗口腔癌前病变研究。②纳米光敏药物治疗口腔癌的动物实验研究。③自主研发光动力激光光电治疗设备3种。

荣获国家科学技术进步二等奖（第3人），上海市科学技术进步一等奖（第3人）、二等奖（第2人），中华医学奖三等奖（第2人），上海市激光学会50周年特殊贡献奖。

应邀参加美国激光医学 ASLMS 会议8次报告、2次壁报；英国剑桥大学美医论坛报告、德国马堡国际脉管瘤会议、法国戛纳 IMCAS 会议、南美及亚太地区激光医学 APLMS 会议等邀请演讲；以及各种国际激光医学和口腔颌面外科会议报告。主办10届国家级成人继续教育学习班。参编美国 *Photodynamic Therapy* 等国内外论著22部，SCI 收录论文35篇。

编著者名单

主　　编　苑凯华　周国瑜

副 主 编　孙林潮　李远宏

名誉主编　杨蓉娅　李　勤

主　　审　骆　丹　宋为民

编 著 者（以姓氏笔画为序）

王玉芝　方　峰　尹　锐　卢　忠　叶瑞雅　付　俊　冯星龙

朱璐璐　孙林潮　麦　跃　严　蕾　严淑贤　杜　杰　李大铁

李东霓　李远宏　杨思华　肖　和　吴姗姗　吴靖文　宋为民

张克佩　陈勇军　苑凯华　金　玉　周双琳　周国瑜　周炳荣

周海峰　周舒颖　赵　波　骆　丹　夏志宽　涂罕灯　程　芳

曾维惠　蔡　宏

序　一

　　由苑凯华、周国瑜教授共同主编，邀集国内有关专家编撰的《黄褐斑临床诊疗》一书即将问世，要我写个序。笔者虽然长期从事口腔颌面外科工作，但对面部皮肤美容外科却是个门外汉。经过粗读，觉得受益匪浅，在这里只能写几句自己的读后感。

　　黄褐斑是常见病，多科可见。黄褐斑主要发生在年轻女性面部，是常见病。作为临床患者可以就诊于有关科室，诸如皮肤科、整形外科、颌面外科、耳鼻咽喉科、美容外科，以及中医科等。作为颌面外科医师，应对黄褐斑有所了解并有诊治能力。近年来，国外的有关口腔颌面外科教科书已有颌面美容外科的专章介绍，颌面外科医师的参与，当不应例外。

　　内容丰富翔实。该书涉及皮肤的解剖、生理、病理到临床检测，各种先进治疗方法、中医理论与实践的经验以及（临床）案例无所不及。黄褐斑的西医治疗手段主要是外治，而中医则强调中西医结合，内外兼顾。实乃中西医结(整)合，同病异治或异症同治的方向。该书专门为黄褐斑的中医辨证治疗设立专章，尤为难得。

　　黄褐斑的外治。该书主要介绍的外治方法为激光治疗，尤其是光电疗法。此外，还有化学剥脱剂和应用干细胞外泌体的治疗介绍。这些都是笔者以前从未接触过的现代治疗方法，体现了该书的先进性。

　　适用的先进器械。工欲善其事，必先利其器。笔者在 20 世纪 70 年代早期曾与原上海第二医学院生物物理教研室合作研究过 CO_2 激光在手术中的应用和 YAG 激光对口腔黏膜病损的治疗。中国也是早期在世界上激光研究具有成果的国家之一，但在现在的激光研究中，尤其是种类繁多的先进仪器研发方面我国明显滞后，绝大多数还需要进口。这是我们的短板，今后还需要花大力气转化以适应医学激光的进步和发展。

　　学科交叉与交叉学科。该书充分体现了交叉学科和创建交叉学科的精神，也是激光医学发展和医学进步的标志。激光医学把物理、化学的成就移植到医学领域并取得了很大的成功。不同科室，不同疾病的治疗都可与激光有关，例如用氪激光治疗面部葡萄酒色斑取得了明显效果，光动力疗法治疗口腔黏膜病损也正在研究之中。

　　人才培养的溢出效应。学科交叉能培养一些跨学科的专门人才。可以把它称为人才培养中的"溢出效应"。该书的主编都不是激光专业出身。苑凯华教授原是耳鼻咽喉科和整形外科医师，周国瑜教授则是口腔医学专家和颌面外科医师。可他们为学科建设、为学科交叉付出了极大的努力；他们都是目前国内激光医学界的领军人物，也是国际上有成就的知名专家。

以上，仅是个人的学习心得供大家参考！

诚意向有关学科、学者及广大医务工作人员推荐该书。

中国工程院院士

上海交通大学荣誉讲席教授

上海交通大学医学院附属第九人民医院终身教授

2023 年 3 月

序　二

随着现代激光光电技术和相关物理诊疗技术的飞速发展，一些原来非常棘手的临床面部损容性疾病有了新的治疗途径和新方法。本书由两位年富力强的中、青年激光医学专家作为主编，邀请了皮肤科、整形外科、激光科、中医科及基础学科等领域的一线临床工作者和研究人员编著此书。其中汇集和采纳了当今国内外在黄褐斑诊疗方面的最新研究动态，为临床年轻医师们提供了非常详尽的文献浏览和诊疗指导与参考。并为今后进一步探索该疾病的研究拓展了思路。

主编周国瑜教授是我的开门博士研究生，早年主要从事激光光动力疗法在治疗鲜红斑痣的研究。他在后来多年的激光医学临床研究的基础上，摸索并建立了针对黄褐斑的激光共聚焦显微镜形态学诊断和评判方法。治疗上从韩国学者研究的"亚细胞水平的选择性光热分解"理论和临床方法获得启发，逐渐建立了"中小光斑中等能量调 Q-1064nm 激光治疗黄褐斑"的方法。十多年来在临床实践中获得了非常有效的结果，并在美国、法国、英国等国际会议特邀报道。这些内容和中医中药对黄褐斑的辨证施治等部分都具有原创自主特色。

另一位主编苑凯华教授也是长期开展激光医学在整形外科和皮肤学科的知名专家，他们合作编撰的论著并汇集了国内诸多同行专家的精髓和经验。他们辛勤笔耕，为广大读者提供了丰富的学术参考资料和宝贵的理论知识。为此我对该书的出版、发行表示由衷的祝贺！并寄语该书的编者团队与国内所有的整形美容同道们继续刻苦努力、埋头钻研，争取为我国的激光医学事业做出新的贡献。

张志愿

中国工程院院士

中国整形美容医师协会首任会长

2023 年 2 月

《黄褐斑临床诊疗》一书问世，令人欢欣鼓舞！这是一本由业内临床一线医师精心编写的专著，他们在繁忙的临床工作之余把各自的临床经验和最前沿的科研成果总结出来并分享给同道，为医美百花园又增添了一朵光彩夺目的奇葩。

该书全面系统地讨论了黄褐斑的发病机制和基础研究的最新进展。在临床方面，详细介绍了诊断、鉴别诊断、各种临床检测方法，并系统阐述了黄褐斑的光电治疗、真皮层疗法、全身系统用药和化学焕肤疗法等目前临床常用的治疗手段，以及治疗后的居家护肤等内容。更为可贵的是将博大精深的中医疗法、心理治疗纳入到黄褐斑的多手段联合治疗之中。并且对每种治疗方法都进行了翔实的阐述，如光电治疗原理、治疗参数设置、操作治疗要点、终点反应、疗效判断、不良反应及并发症防治、近期远期疗效随访等。对真皮层疗法（美塑疗法）的作用机制、产品特点及导入方式也做了重点介绍。该书的出版将有利于临床医师对黄褐斑有更全面和深入的认识，并指导临床医师正确诊断和制订更合理的治疗方案。

对于黄褐斑的治疗，每个学者都有自己的观点、经验、优势和局限性，该书把各学派观点揉合在一起，遵循科学严谨的循证医学规律加以总结，同时汇集黄褐斑最新研究成果，比如黄褐斑与炎症的关系、再生医学外泌体的应用等，形成了该书独特的理论体系，具有一定的代表性和先进性。

最为浓墨重彩的部分是最后章节的典型案例解析，以丰富的案例照片详细记述了治疗过程及疗效，这些都是作者真实案例的总结。更为难能可贵的是，章节中除了展示治疗效果显著的案例外，也分享了临床治疗效果欠佳的案例。有关黄褐斑的治疗目前仍有不尽如人意之处，警醒从业者在黄褐斑的治疗中避免踩雷。

该书的写作团队都是国内具有丰富临床经验和扎实理论基础的临床医师。他们在繁忙的临床工作之余耗费大量的精力，才能让此书呈现在大家面前。该书不仅在黄褐斑的基础研究及临床诊疗方面反映出当前国内外最高水准，也代表着当前黄褐斑临床诊疗的前沿技术。目前这样的医学书籍还为数不多，希望该书能成为从业人员备受欢迎的实用性专业参考书。

解放军总医院第七医学中心教授

全军皮肤损伤修复研究所所长

2023 年 2 月

前　言

　　黄褐斑是皮肤病学科里的疑难杂症之一，在损容性疾病中列居首位。本病以亚洲、北美洲及部分欧洲女性人群多发。由于病损绝大多数发生于面部暴露部位，晦暗不洁的色斑严重影响患者容貌，久而久之诱发心理和焦虑、抑郁情绪。迄今为止，黄褐斑的发病机制尚未完全明了，发病因素众多而繁杂。并且随着现代人生活节奏加快，工作压力增大，发病人数日渐增多，黄褐斑问题愈发突出。事实上它不仅严重影响国内外女性患者的心理健康和生活质量，也间接影响家庭和睦及下一代的成长。然而，临床治疗黄褐斑极具挑战性，表现在学界对黄褐斑的研究尚有待深入；治疗也是仁者见仁，智者见智，缺乏统一模式。医疗美容范畴对黄褐斑的治疗也是五花八门、良莠不齐，因治疗不当而病情加重甚至毁容也时有发生。虽然业内也相继出版了一些规范和指南，但仍无法切实指导青年医师们去获得较好的疗效。为此，笔者力邀国内皮肤、整形、激光、中医等一线知名专家学者和长期从事相关研究人员编写此书，旨在将国内外相关研究系统整理展示，方便临床医师学习查阅，并用于指导临床实践。本书汇集黄褐斑治疗的中外专家经验体会，并将各自实践探索的独特光电治疗方法详细介绍以飨读者，将黄褐斑研究最新动态呈现给临床医师，以启发新的思路，便于开展深入研究。千百年来中医学在黄褐斑的诊疗中也有独到精华与智慧，中西医结合内调外治，以期让黄褐斑获得长久而巩固的疗效。碍于篇幅，本书仅编撰易于读懂和掌握的中医祛斑理论和辨证施治方法，便于同道们学习参考和普及。

　　参与编著的专家们平日临床工作繁忙，学术交流甚多，还能坚持潜心著书立作，实属不易。既查阅大量中外文文献资料，又融合自己的心得体会和临床经验，编撰成册，弥足珍贵。为此我们特别感谢各位编者，在医教研之余辛勤笔耕，无私奉献自己的宝贵经验，为本书提供大量治疗案例图片！得益于你们的倾情付出、倾囊相授，才使得本书能够顺利问世。

　　本书的撰写十分荣幸地获得上海第九人民医院中国工程院院士邱蔚六教授、张志愿教授及国内激光美容领军人物杨蓉娅教授的精心指导、作序和勉励，对此笔者表示衷心的感谢！

　　众所周知，工欲善其事，必先利其器。在光电医疗领域，优质精良的仪器设备是临床诊疗成功的保障。本书编写过程中非常有幸获得英诺皮肤世家公司医学部，赛诺龙、欧洲之星、科医人、飞顿、路创丽激光公司等诸多团队的鼎力支持，对此谨表示深深谢意！

　　本书编写涉及诊断、治疗等较多内容，书中若存在不足之处，还恳请广大专家、同道、读者提出宝贵意见，便于我们再版时修正完善。

2023 年 2 月

目　录

上　篇

基　础　篇

第 1 章　皮肤结构及生理病理

皮肤位于人体表面，与外界环境直接接触，是人体的第一道防线。从重量和面积的角度来看，皮肤是人体最大的器官，其重量约占体重的 16%。成年人皮肤的面积为 $1.5 \sim 2m^2$，新生儿约为 $0.21m^2$。皮肤厚度因人而异，不同部位的厚度也不相同，通常为 $0.5 \sim 4.0mm$（不包括皮下脂肪层），儿童皮肤比成年人薄得多。四肢及躯干皮肤的伸侧比屈侧厚，枕后、项部、臀部及掌跖部位皮肤最厚，眼睑、外阴、乳房等部位皮肤最薄。

皮肤具有许多重要功能。保护作用是多方面的，如防止外界有害因子侵入、阻止体液流失及参与免疫应答等。借助于排汗和血管舒缩对体温调节起重要作用。皮肤内有丰富的感觉神经末梢，是面积广大的感觉器官。同时，皮肤还具有分泌、排泄、吸收等功能。

皮肤病理变化与其他器官所发生的变化基本相似，包括炎症、沉积物及肿瘤。然而，皮肤的结构有其自身特点，因此也有其特殊的病理变化。

本章将围绕皮肤的组织结构、生理功能和组织病理 3 个方面进行详细阐述。

第一节　皮肤的组织结构

从胚胎学的观点来看，皮肤有两个主要组成部分：①上皮部分，由外胚叶分化而来，称为表皮。②结缔组织部分，由中胚叶分化而来。结缔组织部分通常又可分为两层，即位于表皮下方较为致密者，为真皮；位于真皮下方比较疏松者，称为皮下组织。由于皮下组织含有脂肪组织，故又称皮下脂肪层（或称脂膜）。

皮肤的横剖面见图 1-1。

一、表皮

表皮位于皮肤最表层，由角化复层鳞状上皮构成。在身体各部位厚薄不一，一般厚 $0.07 \sim 0.12mm$，手掌和足跖最厚，为 $0.8 \sim 1.5mm$。表皮细胞分为两大类：一类是角质形成细胞，占表皮细胞的绝大多数，其特点是深层细胞不断增殖分化并向表面推移产生角蛋白丝，最后脱落；另一类是树枝状细胞，数量少，散在于角质形成细胞之间，位置相对固定，包括黑素细胞（melanocyte）、朗格汉斯细胞（Langerhans cell）、未定型细胞（indeterminate cell）和梅克尔细胞（Merkel cell），它们各有特殊功能。

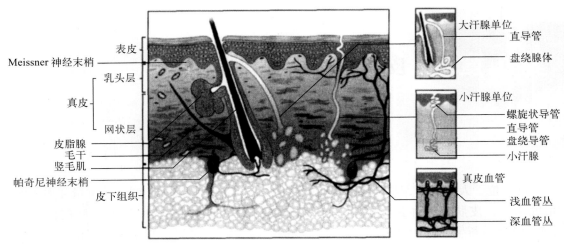

图 1-1　皮肤的横剖面

（一）表皮的角质形成细胞

角质形成细胞最终产生角质蛋白，在其向角质细胞演变过程中，一般可以分为 4 层，即基底层、棘层、颗粒层和角质层。有学者又把前 3 层或前 2 层称为生发层或马尔匹基层。此外，在某些部位，尤其在掌跖部位，在角质层的下方还可见到透明层。

1. **基底层**　由一层圆柱状基底细胞所组成。通常排列整齐，如栅栏状。其长轴与表皮和真皮之间的交界线垂直。其胞质内有较多的游离核糖体和角蛋白丝（也称张力丝）。基底细胞间由桥粒相连，细胞基底面又借助于半桥粒连于基底膜。基底细胞不断增殖分化并向浅层推移，分化为其他各层细胞。

基底细胞可含有黑素颗粒，其含量的多少与皮肤的颜色一致。白皮肤的人，基底细胞内仅含少量黑素颗粒；而晒黑或黑皮肤的人，其基底细胞内则有大量黑素颗粒。通常黑素颗粒主要位于基底细胞核的上方，但数量甚多时，则散布于胞质内。

2. **棘层**　此层由 4 ～ 8 层多角形细胞所构成，越位于表层，细胞形态越扁平。每个细胞均有很多胞质突，称为棘突，因此这层细胞也称为棘细胞。正常皮肤的棘突在高倍显微镜下看不清楚，但在有细胞间水肿时，则清晰可见。

3. **颗粒层**　通常由 1 ～ 3 层扁平或菱形细胞所组成。胞质内充满粗大、深嗜碱性的透明角质颗粒。正常皮肤颗粒层的厚度与角质层的厚度成正比例，在角质层薄的部位仅 1 ～ 3 层，而在角质层厚的部位，如掌跖，颗粒层则较厚，甚至多达 10 层。

4. **角质层**　由多层扁平的角质形成细胞组成。细胞已完全角化死亡，在光学显微镜下呈均质嗜酸性，在电子显微镜下细胞内充满角蛋白丝和均质状物质。细胞间隙充满由板层颗粒释放的物质。表层细胞间的桥粒消失，细胞连接松散，脱落后即成为皮屑。角质层具有防止外界物质侵入和体内水分丢失等保护作用。

5. **透明层**　此层只见于无毛厚皮。由 2 ～ 3 层扁平细胞组成。在光学显微镜下细胞核及细胞器已退化消失，细胞界限不清，呈均质透明状。在电子显微镜下尚可辨认细胞的轮廓，胞质内充满角蛋白丝。在掌跖皮肤角质层厚的部位，尤其是在足跟部位皮肤组织切片中，此层最明显。

6. 表皮下基底膜带　在 PAS 染色时，在表皮 - 真皮连接处可见 0.5 ～ 1μm 厚、均匀一致的紫红色的带，称为表皮下基底膜带。此带在 HE 染色时看不到，而 PAS 反应阳性，说明其中有相当多的中性黏多糖。此外，如用硝酸银浸染时，在真皮最上部可见网状纤维。如再用阿尔新蓝同时染多糖带和网状纤维，则可见多糖带位于网状纤维网之上。在光学显微镜下所见到的 PAS 阳性的表皮下基底膜带与在电子显微镜下所见到的基底板不同，后者仅有 35 ～ 45nm 厚，是一种超微结构；而光学显微镜下的基底膜带，比电子显微镜下所见的基底板平均要厚 20 多倍。毛囊及汗腺腺体周围也可见到此带。

（二）表皮的树枝状细胞

非角质形成细胞数目少，散在于棘层或基底层角质形成细胞之间，位置不随周围角质形成细胞的移动而变化，在电子显微镜下均可见有细胞突起。除黑素细胞外，在光学显微镜下常规染色多不能识别。

1. 黑素细胞　黑素细胞是生成黑色素的细胞，多位于基底细胞之间，真皮中可有少数。虽胞体位于基底层，但其顶部突起深入棘层细胞之间。在光学显微镜下不易与基底细胞分辨。电子显微镜下黑素细胞与角质形成细胞之间无桥粒相连，胞质中除有丰富的游离核糖体、粗面内质网、高尔基复合体、微管、微丝之外，还有特征性的黑素体。黑素体内含酪氨酸酶，是合成黑色素的结构，并能将黑色素转移至周围的角质形成细胞。根据黑素体形成色素时的结构变化可把黑素体分成 4 期，Ⅰ、Ⅱ期黑素体尚未有黑色素，Ⅳ期比Ⅲ期所含黑色素多。通常把充满色素的Ⅳ期黑素体称为色素颗粒。黑素细胞释放色素颗粒的方式较特殊，称为胞突分泌。含色素颗粒的细胞突起末端以某种作用被切断，随即被附近的角质形成细胞吞噬到胞质中，故黑素细胞胞质中的色素颗粒通常不如附近角质形成细胞那样多。

2. 朗格汉斯细胞　朗格汉斯细胞分散于表皮基底层及棘细胞之间。它们在身体各部位的数目不等，每平方毫米皮肤为 400 ～ 1000 个，在光学显微镜下切片不易辨认。朗格汉斯细胞在电子显微镜下的特点：①胞质内有网球拍样特殊形状的伯贝克颗粒（Birbeck granule）；②核呈弯曲或分叶状；③胞质电子密度低、无角蛋白丝和桥粒。伯贝克颗粒是在细胞吸附性内摄过程中由细胞膜内陷而形成的细胞器。朗格汉斯细胞由骨髓的前体细胞于胚胎 10 ～ 14 周经血液至真皮移入表皮，具有活跃吞噬能力并能提呈抗原的重要作用。朗格汉斯细胞并不长期固定在表皮内，可迁移至真皮及淋巴器官。

3. 未定型细胞　此种树枝状细胞常位于表皮最下层，只有在电子显微镜下才能证实。

4. 梅克尔细胞　位于表皮和口腔黏膜的下面。相当罕见，分布不规则，偶尔成群排列。在光学显微镜下不易辨认。在电子显微镜下，它与角质形成细胞之间有桥粒相连，胞质内含有许多致密核心小泡。在哺乳动物有毛皮肤中，梅克尔细胞簇集成盘状，比较特殊，因此有学者称之为毛盘或梅克尔盘。在银染色切片中，在每个梅克尔细胞基底下部紧贴着一个半月板样的神经末梢，所以才称为梅克尔盘，并有一根感觉神经纤维在盘处终止，故有学者认为这种细胞是感受触觉的感觉上皮细胞。通过细胞化学及电子显微镜的研究，也有学者认为其属于胺前体摄取和脱羧细胞系统（简称 APUD 细胞系统）的一种内分泌细胞。

二、真皮

真皮位于表皮深面，主要由致密结缔组织组成，但其中尚有其他组织，如神经和神经末梢、血管、淋巴管及皮肤的附属器。真皮结缔组织是由胶原纤维与弹性纤维、基质及各类细胞组成。胶原纤维和弹性纤维互相交织在一起，埋于基质内。正常真皮中的细胞，包括成纤维细胞、组织细胞及肥大细胞等。胶原纤维、弹性纤维和基质都由成纤维细胞形成。网状纤维仅是幼稚的胶原纤维，并非一独立成分。

真皮下层与皮下组织相连，但两者之间无明显的界限。身体各部分真皮厚度不等，一般为 1～2 mm。真皮可分为乳头层和网状层。

（一）乳头层

乳头层为紧邻表皮的薄层结缔组织，其中胶原纤维和弹性纤维细密，含细胞较多。乳头层所形成真皮乳头突向表皮，与表皮突彼此相嵌，扩大了真皮与表皮的接触面，有利于两者的牢固连接，并有利于表皮从真皮的组织液中获得营养。乳头内含有丰富的毛细血管和许多游离神经末梢，在手指等触觉灵敏的部位常有触觉小体。

（二）网状层

网状层位于乳头层深面，较厚，是真皮的主体，与乳头层无明显分界。网状层内粗大胶原纤维束交织成网，弹性纤维丰富，使皮肤有较大的韧性和弹性。此层内还有较多的血管、淋巴管和神经。毛囊、皮脂腺和外泌汗腺也多存在于网织层内。深部常见感受压觉的环层小体。

三、皮下组织

皮下组织由疏松结缔组织和脂肪组织组成。皮肤借助于皮下组织与深部器官相连，使皮肤有一定的可移动性。皮下组织的厚度因个体、性别、部位和年龄有很大差别。腹部皮下组织中脂肪组织丰富，厚度可达 3cm 以上。眼睑、阴囊和阴茎等部位的皮下组织最薄，不含脂肪组织。分布到皮肤的血管、淋巴管和神经从皮下组织通过。毛囊和汗腺也常延伸到皮下组织中。

四、皮肤附属器

皮肤附属器包括毛发（含毛囊）、汗腺、皮脂腺与指（趾）甲等。

（一）毛发与毛囊

1.**毛发** 由角化的角质形成细胞所构成，从内到外可分为 3 层。

（1）髓质：是毛发的中心部分，由 2～3 层立方形细胞构成，其细胞质染色较淡。在毛发的末端通常无髓质。

（2）皮质：是毛发的主要组成部分，由几层梭形上皮细胞所构成。在有色的毛发中，黑色素即存于此层细胞内。

（3）毛小皮：又名角质膜，由一层互相连叠的角化细胞所构成。

2.**毛囊** 毛囊的不同部分有不同的名称。毛囊的上部，自皮脂腺开口部位以上的毛囊部分，称为漏斗部（或毛脂囊）；而自皮脂腺开口部以下，至竖毛肌附着部之间的毛囊部分，称为毛囊峡；毛囊末端膨大呈球状，又名毛球。毛囊由内、外毛根鞘及纤维鞘所构成，前两层毛根鞘的细胞均起源于表皮，而纤维鞘则起源于真皮。

3. 毛母质　由表皮细胞的团块所构成。这些细胞形态多样，与黑素细胞、黑素颗粒共同形成毛球。

4. 毛乳头　是一种伸入毛球内的结缔组织，其中有血管和神经。

（二）皮脂腺

皮脂腺是一种全浆分泌腺，没有腺腔，整个细胞破裂即成为分泌物。不论与毛囊有无联系，其结构基本相同，均可分为腺体及导管两部分。

1. 腺体　呈泡状，由多层细胞构成，周围有一薄层的基底膜带和结缔组织。尚未发育成熟的腺体中，脂肪小滴积聚在中央部分的腺细胞内，以后逐渐发育成熟时，周围的细胞逐渐有脂肪小滴积聚。成熟的腺体不论其中央或周围细胞内，均有较大的脂肪滴，核浓缩，胞质呈网状，最后核固缩消失，细胞破裂，胞质内脂肪滴与细胞碎片组成无定型物质，即所谓皮脂。皮脂通过导管排至皮肤表面或毛囊内。腺体最外一层的细胞多呈立方形，与导管的上皮细胞连续，此层细胞不断增殖，不断地形成皮脂。

2. 导管　由复层鳞状上皮细胞构成，向下与毛囊的外毛根鞘相连，向上则与外毛根鞘或表皮的基底细胞连续，独立皮脂腺则与表皮或黏膜上皮的基底细胞相连。

（三）外泌汗腺

外泌汗腺，又称小汗腺，遍布于全身的皮肤中，但不同部位皮肤的汗腺数目有明显差别。汗腺为末端盘曲的单管腺，分泌部位于真皮深层和皮下组织中，末端盘曲成团。导管较细而直接开口于皮肤表面的汗孔。分泌部由单层锥体形汗腺细胞组成，可分为明细胞和暗细胞两型。腺细胞与基膜之间有肌上皮细胞，它们收缩时有助于分泌物的排出。导管由 2 层染色较深的立方形细胞组成。汗腺细胞分泌的汗液除含大量水分外，还含有钠、钾、乳酸盐和尿素等。排出汗液散发热量，对体温调节起重要作用，人体代谢产物、某些药物，也可通过排汗排泄一部分。

（四）顶泌汗腺

顶泌汗腺，又称大汗腺，主要分布在腋窝、乳晕和阴部等处。这种汗腺与局泌汗腺在形态和功能上完全不同，是皮肤中一种独立的汗腺。这种汗腺较大，为分支管状腺，分泌部管径粗、腺腔大且多弯曲，由一层立方或柱状汗腺细胞组成，汗腺细胞与基膜之间也有肌上皮细胞。导管较细而直，也由 2 层上皮细胞组成，开口于毛囊上段。分泌物为较黏稠的乳状液，含蛋白质、糖类和脂类等，分泌物被细菌分解后产生特别的气味。如分泌过盛而气味过浓时，则发生狐臭。这种汗腺在性成熟前呈静止状态，青春期后受性激素的刺激分泌活跃。顶泌汗腺的分泌与体温调节无关，其分泌物分解所产生的气味，对动物求爱、母子识别等行为起重要作用，但对人的作用尚未确知。

（五）指（趾）甲

指（趾）甲由甲体及其周围和下面的几部分组成。甲体是长在指（趾）末节背面的外露部分，为坚硬透明的长方形角质板，由多层连接牢固的角质形成细胞构成，细胞内充满角蛋白丝。甲体下面的组织称为甲床，由非角化的复层扁平上皮和真皮组成。甲体的近端埋在由皮肤所形成的深凹内，称为甲根。甲体两侧及近侧部都嵌在皮肤形成的甲沟内，近侧甲沟较深，两侧的浅。两侧及近侧甲沟旁的皮肤形成褶，分别称为侧甲襞和后甲襞。甲体两侧嵌在由皮肤所成的甲襞内。甲根周围为复层扁平上皮，其基底细胞分裂活跃，称为甲母质，是甲体的生长区。甲母质新生的细胞发生角化，并向甲体方向移动，构成甲体的细胞，使甲生长。指（趾）甲受损或拔除后，如甲母质保留，指（趾）甲仍能再生，各个指（趾）甲的生长速度并不相同，此外，还受年龄、外界温度和其他因素的影响。

五、皮肤的神经

皮肤中有丰富的神经分布，这与皮肤的两个主要功能有关，即皮肤为重要的感觉器官和体温调节器官。外界环境的刺激通过脑、脊神经节的神经传入，它们的神经纤维分布在真皮和皮下组织，形成皮下神经丛和真皮网织层神经丛，其神经纤维终末形成游离的或有被囊的感觉神经末梢，分布在真皮、毛囊，以感受外界各种刺激。支配血管舒缩及腺体分泌的神经纤维是交感神经的节后纤维。交感神经的肾上腺素能纤维可调节皮肤血管。局泌汗腺在受热时的分泌由胆碱能纤维调节。由于情感所致的手掌、足跖、腋部和前额的出汗，是由肾上腺素能纤维兴奋引起。

六、皮肤的血管

皮肤的血管由皮下深部动脉分支而来，在真皮与皮下组织交界处分出与皮肤表面平行的小动脉，组成皮肤深层动脉丛，除供给汗腺、毛乳头和皮脂腺营养外，一些分支延伸到真皮乳头层与网状层交界处，再分支组成皮肤浅层动脉丛，由此分出毛细血管袢供给乳头、毛囊及皮脂腺的营养。在深丛和浅丛之间有丰富的吻合支，当某些血管通路受阻，血流可经吻合支通过。深丛动脉、浅丛动脉分成的毛细血管袢，逐渐集合成小静脉与动脉伴行汇成皮肤的浅层静脉丛和深层静脉丛，注入皮下深部静脉，回归大循环。

微循环即微动脉与微静脉之间的血液循环，其中一种血管结构称为动 - 静脉吻合，其功能是使微动脉血液经动 - 静脉吻合直接进入微静脉而不经毛细血管床，使微循环短路，以增加局部的血流量和流速，对全身及局部体温调节起重要作用。皮肤真皮深层这种动 - 静脉吻合血管（又称为血管球）较多，尤其是手指、足趾、甲床、外耳等肢端部位最丰富。动 - 静脉吻合的血流调节机制知之不多，一般认为在交感血管运动神经的调节下，根据散热和保温及情感状态的变化，血管张力不断受到调节。体液因素也影响皮肤的血流，如血管紧张素Ⅱ、加压素、组胺、前列腺素 E 等可致血管扩张。

七、皮肤的淋巴管

皮肤中的淋巴管比较少，在正常皮肤组织内一般不易辨认。淋巴液循环于表皮细胞的间隙和真皮胶原纤维之间，淋巴管开始于真皮乳头层的中、下部交界处，由此汇入皮下组织的淋巴管，再经淋巴结到达大淋巴管，然后进入全身的体循环。

淋巴管的构造与静脉相同，也可分为 3 层。与静脉不同的是，其管壁更薄，腔内无红细胞，中膜内平滑肌纤维的排列不规则，外膜较厚。

毛细淋巴管与毛细血管的结构也相同，其不同点为管腔不规则，呈窦状，周围没有周细胞（即 Rouget 细胞）。

八、皮肤的肌肉

皮肤内最常见到的是竖毛肌，是由纤细的平滑肌纤维束所构成，其一端起自真皮的乳头层，而另一端插入毛囊中部的纤维鞘内。此外，尚有阴囊的肌膜和乳晕的平滑肌，在血管壁上也有平滑肌。汗腺周围的肌上皮细胞，也有平滑肌的功能。面部皮肤下可见横纹肌，即表情肌。

（赵　波）

第二节　皮肤的生理功能

皮肤生理功能是指机体正常生理活动过程中皮肤发挥的作用，主要包括屏障和吸收、分泌和排泄、体温调节、感觉、免疫、代谢等生理功能，它参与全身的各种功能活动，对机体的健康十分重要。

一、皮肤的屏障作用

皮肤是人体最大的器官，覆盖于整个体表，起到了重要的屏障作用。一方面保护机体内各种器官和组织免受外界环境中机械的、物理的、化学的和生物的有害因素的侵袭；另一方面，防止组织内的各种营养物质、水分、电解质和其他物质的丧失，从而保持机体内环境的相对稳定。

从狭义上来看，皮肤屏障功能通常指表皮，尤其是角质层的物理性或机械性屏障结构，又称为渗透性屏障；广义的皮肤屏障功能不仅仅指其物理性屏障作用，还应包括皮肤的色素屏障作用、神经屏障作用、免疫屏障作用以及其他与皮肤功能相关的诸多方面。

角质层是防止外界物质进入人体和体内水分丢失的主要屏障，由角质层细胞及其间的脂性基质组成。皮肤表面的水脂膜由角质层细胞间脂质、皮脂和汗液等组成。水脂膜中的脂质可以润滑皮肤、减少皮肤表面水分的蒸发、参与皮肤屏障功能的形成、参与 pH 的形成。此外，某些游离的脂肪酸对寄生菌的生长有抑制作用。

二、皮肤的吸收作用

人体皮肤有吸收外界物质的能力，称为经皮吸收、渗透或透入。皮肤的吸收作用对身体健康的维护同样是不可或缺的。皮肤主要通过细胞间途径、细胞内途径、毛囊口及汗腺口吸收外界物质。大多数外界物质通过被动扩散进入皮肤，而主动运输起的作用要有限得多。在皮肤暴露后，外界物质通过包括角质层在内的皮肤结构进入表皮，继续被动地通过由糖蛋白和蛋白多糖组成的表皮基底膜，随后进入真皮层。

水是影响不同物质通过角质层吸收率的最重要变量之一，角质层在正常情况下处于部分水化的恒定状态，与脱水皮肤相比，水可以使角质层对物质的吸收率提高到 10 倍。加热皮肤会增加水的透皮率，而冷冻不会改变水的吸收。同正常人群相比，患有银屑病和特应性皮炎等疾病的患者经表皮失水量增加。

皮肤对纳米粒子（NPs）的吸收特性有助于评估 NPs 对人体的潜在风险。4nm 以内可穿透并渗透完整皮肤，大小在 4 ～ 20nm 的 NPs 可潜在穿透完整皮肤和受损皮肤，大小在 21 ～ 45nm 的 NPs 只能穿透并渗透受损皮肤，> 45nm 的 NPs 不能穿透或渗透皮肤。

此外，皮肤对脂溶性物质（如维生素 A 等）有较好的吸收特性；钠、钾等电解质也能透入皮肤；皮肤能吸收多种重金属及其盐类（汞、铜、镍等），这些物质被皮肤吸收的数量与其能否形成脂溶性物质有关。

三、皮肤的分泌和排泄作用

皮肤具有分泌和排泄的功能，主要通过汗腺和皮脂腺进行。

在人体中存在两种类型的汗腺——顶泌型汗腺和外泌型汗腺。顶泌型汗腺大多存在于腋窝和外生殖器等少数部位，它们会分泌少量水、蛋白质、脂类和异味前体，但不具备体温调节功能。外泌型汗腺体积小且数量多，众多的外泌型汗腺分布于机体皮肤上且直接开口于皮肤表面，共同构成机体的体温调节器官并分泌含有电解质的水。人体可通过外泌型汗腺在 1h 内分泌 4L 水，是实现体温调控的重要方式。外泌型汗腺还能分泌多种润滑因子来维持皮肤的水化作用，如乳酸盐、尿素、钠和钾等；分泌多种抗微生物肽来控制皮肤菌群并抵抗皮肤感染，如菌蛋白、组织蛋白酶抑制素和乳铁蛋白。

汗腺呈单导管结构，人类的汗腺长 3 ～ 5mm，包括盘曲的分泌部和导管部。分泌部共包含 3 种类型的细胞——暗细胞、明细胞和肌上皮细胞。在人源暗细胞和明细胞中还发现了多种离子通道、泵和共转运体，如 Na^+-K^+-Cl^- 共转运体 1 等。汗腺导管部开口于皮肤表面，基底细胞能表达多种离子通道和共转运体，如上皮钠离子通道等，表明它们对排泄中的部分离子有重吸收功能。

汗腺源自胚胎期的外胚层，发育成熟后分布于除唇部和外耳道之外的皮肤表面的各个地方。人类汗腺于妊娠 4 个月时在掌趾部皮肤处开始形成，在妊娠 5 个月时覆盖余下的机体皮肤，出生前在形态学上发育成熟。汗腺的形态发育过程与多个信号通路相关，Wnt/β-catenin–Eda/NF-κB–Shh 级联发挥重要作用。腺周神经分布是调控汗液分泌过程中不可或缺的部分，其发育过程与汗腺发育相对独立。成熟的腺体被交感神经节后末梢所环绕，其最终的神经传导物质是乙酰胆碱。

成熟汗腺的汗液分泌功能受中枢神经系统支配，多种发汗方式受中枢神经不同水平的调节。在汗腺中，感受器毒蕈碱型乙酰胆碱受体 M3（acetylcholine muscarinic receptor M3，Chrm3）负责释放乙酰胆碱（ACh），Chrm3 同时于分泌细胞和肌上皮细胞上表达，通过特定的抑制剂阻断 Chrm3 后能抑制汗液分泌。类胆碱能汗腺分泌方式与 Na^+-K^+-Cl^- 共转运体模型相关，Na^+-K^+-Cl^- 共转运体模型能解释绝大多数类胆碱能汗液分泌方式的特性。此外，Ca^{2+} 在汗液分泌过程中也发挥至关重要的作用，有研究认为汗腺分泌细胞

内的 Ca^{2+} 流与 Ca^{2+} 电压门控通道有关。

皮脂腺是一种多腺泡全浆分泌组织，分布于除手掌、足底以外的全身皮肤，以头皮、颜面部密度最高。皮脂腺最主要的功能是分泌皮脂，润滑皮肤、抑制某些病原微生物生长。皮脂是多种脂类的混合物，主要含有三酰甘油、蜡酯、角鲨烯等脂质，还有半乳糖、维生素 E、抗菌肽等物质，分泌至皮肤表面与表皮脂质一起共同构成一道机体与外界隔离的终末屏障，保持水分，保护机体免受外界有害物质的损伤。哺乳动物的皮脂腺可以表达防御素作为皮肤、皮脂腺的天然屏障物质，抵御某些病原微生物。防御素含量增高可能是机体的一种防御机制，类似于中性粒细胞在炎症部位的浸润，既诱发局部炎性反应，又有助于消除炎症。

影响皮脂腺排泄的因素众多。皮脂腺功能的活跃度与年龄紧密相关，新生儿受母体雌激素的影响，皮脂腺功能活跃；青春期再次受到以雄激素为主的性激素影响，皮脂腺再次增加。温度、湿度、营养等因素也会调控皮脂的分泌，温度上升皮脂腺分泌增多，湿润皮肤会增加皮脂的扩散速度，过多的糖、淀粉等食物会促进皮脂的分泌。皮脂腺分泌同样受到内分泌系统的调节，雄激素是影响皮脂分泌的首要因素，调节皮脂腺的分化、增殖及皮脂的合成与分泌。雄激素通过与核受体（ARs）结合后调节皮脂腺功能，具体的调控机制有待进一步揭示。雌激素可抑制皮脂分泌，可能通过抑制促性腺激素分泌或促进雄激素与血浆球蛋白结合，使血液中游离雄激素浓度下降而发挥作用。

四、皮肤的体温调节

人和高等动物机体都具有一定的温度，体温是机体进行新陈代谢和正常生命活动的必要条件。恒温动物为保持机体内环境稳定，不管外界温度变化如何，机体总保持一定的体温。人属于恒温动物，恒温动物虽能调节体温，但并不是全身各处的体温都相同，人体温的恒定是相对恒定。

人体的深部温度和表层温度不同。在生理学上，将动物机体的温度分布区域层次划分为体表和体核两部分。体表温度主要指机体体表部分的温度，包括皮肤、皮下组织和肌肉等组织。表皮温度不稳定，这是由于体表经常向周围环境散发热量，因此其温度不稳定，并且各部位之间的差异也较大。在环境温度为 23℃时，人体表层最外层的皮肤温度，如手皮肤温度为 30℃，躯干温度为 32℃。此外，皮肤的温度和局部血流量关系密切，凡是能影响皮肤血管收缩的因素都可以改变皮肤的温度。体核温度指机体深部（心脏、肺、脑、腹腔内脏等）的温度，生理学上所说的体温是指机体深部的平均温度，即体核温度，体核温度比体表温度高且相对稳定。所以说，恒温动物全身各处的体温并不都相同。

体温是指机体深部的平均温度，可出现生理性变动。如体温存在昼夜周期、有年龄差异、有性别差异，体温随肌肉活动和精神活动的增强而升高。在一昼夜之中，体温呈现周期性波动，清晨体温最低，午后最高，波动幅度一般不超过 1℃。女子的基础体温随月经周期而变动。儿童的体温相对较高，新生儿和老年人的体温相对较低。此外，情绪、精神、饮食等都会对体温有所影响。

人体主要通过调节体内生理过程来维持比较稳定的体温，但这不是体温调节的唯一方式。体温的调节方式还有行为性调节作为生理性调节的补充，通过人体有意识地改变行为活动来调节机体的产热和散热方式，如根据环境温度变化而增减衣着等。

从机体对产热方式来看，机体对产热主要包括基础代谢、食物特殊动力作用和肌肉活动所产生的热量。基础代谢是机体产热的基础，基础代谢高，产热量多。人体处于寒冷环境中时，骨骼肌会发生节律性收缩来产生大量热量，骨骼肌的这种寒战受下丘脑支配。在寒冷环境中，寒冷刺激皮肤内的冷觉感受器，冷觉感受器产生兴奋并将兴奋传至下丘脑，再经传出神经支配骨骼肌收缩。

从机体的散热方式来看，分为物理散热和生理散热两种，散热的主要部位是皮肤。在寒冷环境中，皮肤毛细血管收缩，减少皮肤的血流量，从而使皮肤的散热量减少；但由于外界环境温度较低，通过机体的直接散热就非常容易，这时人感觉到冷就是散热速度快、散热量多的表现。在炎热环境中，交感神经紧张度降低，皮肤小动脉舒张，皮肤血流量因而增加，较多热量从机体深部带到体表，增加机体的散热作用。大部分的热量通过皮肤的辐射、传导和对流散出，部分热量通过汗液蒸发、呼吸作用、排尿等方式散出。

五、皮肤的感觉作用

皮肤内分布有感觉神经及运动神经，这些神经末梢和特殊感受器广泛分布在表皮、真皮及皮下组织，以此来感知体内和体外的各种刺激作用，通过对应的神经反射，产生各种感觉。皮肤中神经系统由皮肤细胞和神经末梢组成，皮肤神经系统细胞均可释放不同种类的神经递质，可分为 4 大类。角质形成细胞可释放生物原胺类、肽类、氨基酸类神经递质；朗格汉斯细胞、梅克尔细胞、肥大细胞可释放生物原胺类、肽类等；微血管内皮细胞可释放肽类氨基酸类、一氧化氮（nitric oxide，NO）等；成纤维细胞可释放肽类神经递质等。皮肤神经系统主要是通过感觉神经及神经系统细胞来接收外来刺激信号，不同位置及不同年龄段的皮肤其感受的阈值也有一定差异。

皮肤由无髓鞘神经纤维和有髓鞘神经纤维来对其进行神经调控。正常的皮肤感觉神经末梢分为 3 种，即游离神经末梢、毛囊周围末梢神经网及特殊形状的囊状感受器。皮肤的感觉通常可以分为两类：单一感觉和复合感觉。单一感觉包括触觉、压觉、痛觉、痒觉等；复合感觉包括粗糙、干燥、潮湿等。

1. 皮肤的温觉　温度感受器可分为热感受器和冷感受器。根据不同神经阻滞和反应潜伏期的结果，热感觉由无髓鞘神经纤维调控，而冷感觉由有髓鞘神经纤维调控。皮肤热纤维是机械不敏感的，有小的神经支配区域。它们在适度变暖时被激活，但也可能将温度升高编码为有害范围。它们的数量少，感受域小，导致相应神经稀疏。这可以解释周围神经病变体温检测的早期障碍，而热痛阈可能在疾病后期增加。

2. 皮肤的痛觉　痛觉由有可能损伤或已经造成皮肤损伤的各种性质的刺激引起。当机体受到伤害性刺激时，会产生痛觉。通常认为痛觉的感受器是游离神经末梢。在人类桡神经中有薄髓鞘的痛觉感受器，其传导速度约为 20m/s。根据它们的感受性可以分为高阈值的机械感受性类群和机械热敏类群。大多数无髓鞘痛觉感受器是由机械刺激、化学刺激和热刺激激活的。无髓鞘痛觉感受器对机械刺激无反应不同于传统的多模态伤害感受器，其接受特性、生物物理特性和功能不同。

3. 皮肤的触觉　触觉是微弱的机械刺激兴奋了皮肤浅层的皮肤触觉感受器引起的。正常皮肤感知触觉的特殊感受器在受到外界的刺激时，如刺激毛发的末梢引起的感觉，主要是由于毛囊周围末梢神经网的压力及毛发出口处皮肤受到牵拉变形的结果。皮肤表面散布触点，触点的大小不同，分布也不规则。

4. 皮肤的压觉　较强的机械刺激会导致皮肤深部组织变形而引起压觉的产生。压觉感受器主要分布在平滑皮肤处，如浆膜、胰腺、淋巴结等处。压觉感受器常和其他的感受器共同感知各类复杂的复合感觉。触觉和压觉两者在性质上类似，可统称为触 - 压觉。

5. 皮肤的痒觉　约10%的机械不敏感痛觉感受器在组胺的作用下表现出持久的激活，与人类的瘙痒感类似。痒和痛均是机体的保护性机制，在机体生理功能中有重要的互补作用。痒可以引发挠抓，痛可以使机体中可能有损伤的刺激处撤离。

六、皮肤的免疫功能

皮肤免疫系统主要由体液免疫和细胞免疫组成，体液免疫主要由 B 细胞、T 细胞、单核 - 巨噬细胞、NK 细胞等组成，通过感受外来抗原及内源性刺激释放白细胞介素（interleukin，IL）、干扰素（interferon，INF）、肿瘤坏死因子（tumor necrosis factor，TNF）等细胞因子，由 B 细胞活化分泌的膜型球蛋白和分泌型球蛋白，如免疫球蛋白 A（immunoglobulin A，IgA）、免疫球蛋白 E（immunoglobulin E，IgE）、免疫球蛋白 M（immunoglobulin M，IgM）等增强体液免疫。人类皮肤免疫细胞主要分布在表皮和真皮中，细胞免疫主要有朗格汉斯细胞、T 细胞、B 细胞、肥大细胞等。角质形成细胞是皮肤免疫系统的第一道屏障，可产生抗菌肽、细胞因子和趋化因子，并迅速将外感刺激传递给其他免疫细胞。

皮肤是人体与外界环境直接相连的组织器官，与体内的联系紧密，具有独特的免疫功能。皮肤免疫系统在免疫学中起到重要的作用。

七、皮肤的内分泌及代谢功能

皮肤组织作为许多化学信使的靶器官，其内分泌激素能够调节自身功能稳定，使其处于相对稳态。皮肤内分泌系统细胞同样具有分泌激素和接受激素调节的能力，释放激素可包含固醇类激素、烷胺类激素和含氮激素。皮肤病可影响皮肤中激素的生成及释放，以及与应答原件的结合能力及对变构信号的应答能力，激素量的改变及分子结构的变化，可以改变皮肤内的分泌信号应答。

皮肤中可检测到多种蛋白质和多肽类激素，如神经生长因子、白细胞介素、干扰素等，与受体结合产生一系列生物学效应。皮肤中也存在糖皮质激素等固醇类受体，发挥功能。表皮中同样有许多降解磷脂类物质的酶，可以把磷脂类物质降解成脂肪酸、甘油、磷酸和胆碱。固醇类物质可以进一步反应，调控功能性基因的表达、调控钙吸收、毛发生长周期的转变、免疫等生物的功能。

（赵　波）

第三节　皮肤的组织病理

皮肤是覆盖于体表的双层膜结构，由细胞分层排列的表皮和表皮下真皮结缔组织构成。表皮主要由角质形成细胞组成，真皮由胶原纤维、弹性纤维和基质组成，不同部位的皮肤厚度显著不同，从眼睑或阴囊处 0.5mm 至背部 5mm 不等（图 1-2）。此外，一项国内研究应用高频超声检查技术测量 60 名正常成人皮肤不同部位的表皮和真皮层总厚度，进一步验证得出不同部位厚度值存在差异性。

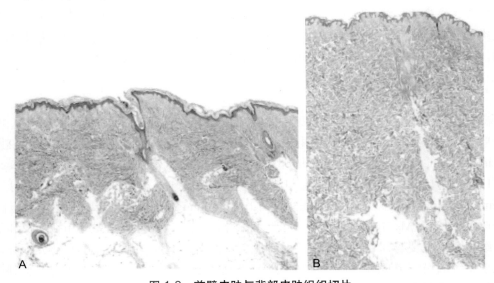

图 1-2　前臂皮肤与背部皮肤组织切片
A. 前臂皮肤：可见较薄表皮；B. 背部皮肤：该部位真皮极厚，特征为宽而平行的胶原束

在组织切片中，表皮与其下方的真皮相结合处通常呈波浪形曲线。真皮以乳头状似手指样伸入表皮，表皮则相应地伸入真皮，两者之间犬牙交错，表皮伸入真皮部分称为表皮嵴（以往称为表皮突或皮突）。在掌跖部的乳头体和表皮嵴比较深长，而且数量较多。其次，在口唇、阴茎、包皮、小阴唇和乳头部分，也有许多比较深长的乳头体和表皮嵴。但在其他一些部位，如面部、下腹部等处，不仅表皮比较薄，而且乳头体和表皮嵴也较少且短（图 1-3）。

（一）皮肤组织发育

从胚胎学的观点来看，皮肤有两个主要组成部分，即①上皮部分，由外胚叶分化而来，称为表皮。②结缔组织部分，由中胚叶分化而来，通

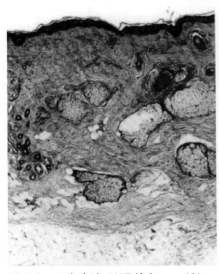

图 1-3　正常皮肤（HE 染色　×40）

常又可分为两层：位于表皮下方较为致密者，为真皮；位于真皮下方比较疏松者，称为皮下组织。由于皮下组织含有脂肪组织，故又称皮下脂肪层（或称脂膜）。表皮来源于早期原肠胚的表层部分，在原肠胚形成过程中，早期中胚层部分会与表皮内表面接触，最终发育成为真皮，并参与表皮结构如毛囊的分化。黑素细胞来源于神经嵴。原肠胚形成之后在胚胎表面形成单层的神经外胚层，这一层细胞在不同分子信号（如成纤维细胞生长因子或骨形态发生蛋白）的影响下将发育成为神经系统或皮肤的上皮结构。胚胎的表皮由单层的多潜能上皮细胞构成，其外层被覆有哺乳动物特有的一层周皮。周皮对新形成的皮肤提供保护作用，同时也是与羊水中物质交换的界面。胚胎的真皮最初富于各种细胞，在胚胎 6 ～ 14 周时，真皮内主要含有 3 种细胞：星状细胞、吞噬细胞和颗粒分泌细胞，也有成黑素细胞和肥大细胞（图 1-4）。胚胎 14 ～ 21 周时，成纤维细胞增多、活跃，同时也可见到嗜神经细胞、周细胞、黑素细胞、梅克尔细胞和肥大细胞。胚胎 9 周时，毛发和指（趾）甲明显可见，掌跖部位出现汗腺。其他部位的汗腺和皮脂腺出现于 15 周。手指和足趾的触摸板（touch pads）在第 6 周出现，第 15 周时发育最为明显。胚胎 9 周时，在眉毛、上唇和下颏部位最早出现毛发。皮脂腺最早发生于毛囊芽的后侧表面，呈半球形突起，于胚胎 13 ～ 15 周时完全分化形成。朗格汉斯细胞来源于单核细胞 - 巨噬细胞 - 组织细胞谱系，于胚胎 12 周时进入表皮。梅克尔细胞在胚胎 16 周时出现在指尖、口唇、齿龈和甲床的无毛皮肤及一些其他部位。虽然真皮内某些细胞可以从皮节（胚胎体节的侧壁部分）迁移而来并参与表皮的形成，但真皮内大部分细胞都是由中胚层迁移而来的间质细胞分化形成。这些间质细胞分化形成的血液和结缔组织细胞，包括真皮内成纤维细胞、肥大细胞和皮下组织的脂肪细胞。在胚胎的第 2 个月，真皮和皮下组织并没有清晰地分层，到第 3 个月末真皮内胶原纤维则明显可见。之后逐渐形成真皮乳头层和网状层。第 5 个月时毛囊周围结缔组织鞘形成。胚胎 22 周时出现弹性纤维。胶原纤维和弹性纤维都是由成纤维细胞产生的，成纤维细胞分泌原胶原，在细胞外聚合成胶原纤维。

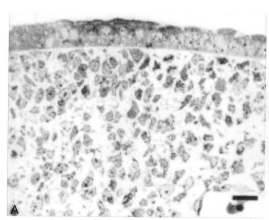
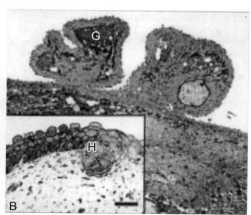

图 1-4　正常胎儿皮肤的发育

A. 妊娠 7 周时，表皮仅有 2 层细胞，真皮内则富有多种细胞；B. 妊娠 19 周时，皮肤最外层被覆有哺乳动物特有的表皮。图中标明的小泡中充满了糖原（G）。图中还可见毛囊芽（H）。这种表皮向下出芽生长是形成毛囊的第一步。标尺 ＝ 25μm

　　胚胎时，中胚层除发生结缔组织、软骨、骨等以外，还形成淋巴管、血管及原始的血细胞或血母细胞。此外，认为尚有部分具备各种潜能的中胚层细胞保留于成年人的真皮及其他器官内，一旦遇到某些因素刺激时，即能激发其原始的分化能力，这也是皮肤髓外造血疾病的组织学基础。胚胎发生不仅仅是细胞的分裂、增殖、分化的结果，也包含细胞复杂的迁移运动。Blaschko 线可能代表胚胎发生过程中表皮细胞迁移的路径。所以，由于胚胎细胞突变导致的镶嵌现象常表现为沿 Blaschko 线分布的表皮及其附属器的异常，例如发生表皮痣、皮脂腺痣等。

　　（二）表皮

　　皮肤由 3 部分组成，由外而内依次为表皮、真皮和皮下组织（图 1-5）。

　　表皮（epidermis）位于身体的最外层，因为它是复层鳞状上皮，其由 4 类细胞组成，即角质形成细胞（keratinocyte）、黑素细胞、朗格汉斯细胞和梅克尔细胞。以角质形成细胞数量最多，梅克尔细胞数量最少。

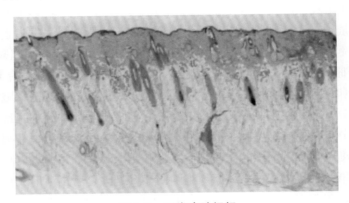

图 1-5　正常皮肤组织

　　1. **角质形成细胞**　角质形成细胞占表皮细胞的绝大多数，角质形成细胞产生角蛋白。根据角质形成细胞的不同分化过程及细胞形态，其分为 4 层，即基底细胞层、棘细胞层、颗粒层和角质层（图 1-6 和图 1-7）。

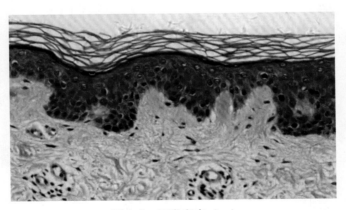

图 1-6　正常表皮（一）

可见栅栏状排列的基底细胞、多角形多层的棘细胞、嗜酸性的颗粒层及网篮状的角质层

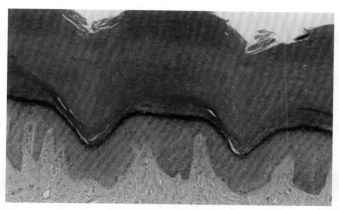

图 1-7 正常表皮（二）

（足趾部）角质层及颗粒层明显增厚

（1）基底细胞层：仅一层基底细胞，它是生发细胞，代谢活跃，不断有丝状分裂，产生子细胞以更新表皮。基底细胞部分呈长柱状或立方形，核较大，卵圆形，胞质嗜碱性蓝染。基底细胞部分呈栅栏状排列于其下的基底膜上。基底细胞之间以及与其上方的棘细胞之间是通过细胞间桥相连接的。基底细胞的底部则附着于表皮下基底膜带，此带在 HE 染色时不易辨认，只有用特殊染色，如过碘酸希夫（PAS）染色时才能显示出来。

（2）棘细胞层：棘细胞层位于基底细胞层之上，由 4～8 层多角形细胞所组成，由于胞质有多个棘状突起，故称为棘细胞。正常皮肤的棘突在高倍显微镜下看不清楚，但在有细胞间水肿时则清晰可见。

（3）颗粒层：在棘细胞层之上是扁平或菱形的颗粒细胞层，由 1～3 层细胞所组成，细胞内充满着粗大的嗜碱性角质透明颗粒。正常皮肤颗粒层的厚度与角质层的厚度成正比，在角质层薄的部位仅 1～3 层，而在角质层厚的部位，如掌跖，颗粒层则较厚，甚至多达 10 层。

（4）角质层：角质层位于表皮的最外层，为扁平、无核、嗜酸性染色的角质化细胞，它们排列紧密，起着重要的屏障功能。在 HE 染色的切片中，角质层呈网篮状。由于角质层外层常不断脱落，因此难以确定其厚度。在福尔马林固定的标本中，角质层内因有较大的细胞内外间隙，故通常呈网状，这是制片过程中所造成的。

（5）透明层：角质层及颗粒层在皮肤经常受到摩擦的部位（如手掌、足跖）明显增厚。有时在 HE 染色的切片中，角质层下尚可见一薄层均匀的嗜酸性带，称为透明带。

角质形成细胞间依桥粒及细胞间黏合物质相互连接。以电子显微镜检查，桥粒部位相邻细胞的细胞膜增厚，胞质中的张力微丝即终止于此。基底细胞近真皮侧的胞膜上只有半桥粒，它是基底膜的一个组成成分，在连接表皮 - 真皮上起着重要作用。所有哺乳动物细胞包括角质形成细胞的细胞骨架主要由直径 7nm 的微丝构成的肌动蛋白、直径 20～25nm 的微管构成的微管蛋白和直径 7～10nm 的中间丝组成。中间丝有 6 种亚型，角质形成细胞中的中间丝主要由角蛋白构成（图 1-8 和图 1-9）。人类基因组包含 54

个功能性角蛋白基因，位于两个紧密相联的基因簇，在角蛋白基因簇周围散布着许多无功能的假基因。角蛋白基因的表达具有组织特异性。每一种高度特化的上皮组织都含有其特异的角蛋白。毛发和指（趾）甲的角蛋白含有大量半胱氨酸，易于形成化学交联结构，从而增加细胞骨架的强度。角蛋白的编码基因分为两个基因家族：Ⅰ型（碱性）和Ⅱ型（酸性）。在细胞或组织特异的角蛋白表达过程中，特定的酸性 - 碱性角蛋白基因对常配对表达。这些成对的角蛋白异二聚体通过复杂的反平行交错排列组装成原纤维和原丝。

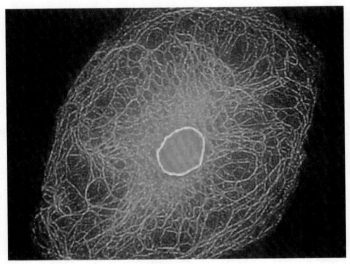

图 1-8　角质形成细胞的细胞骨架

角质形成细胞的主要中间丝是角蛋白，如图所示呈绿色

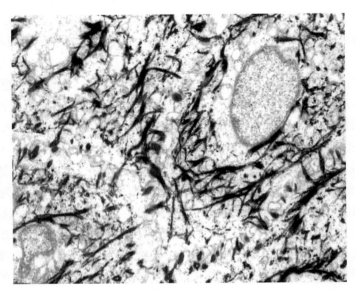

图 1-9　正常表皮中层的棘细胞层

大量的角蛋白细丝（张力原纤维）在角质形成细胞胞质中形成交错的网格

　　角质形成细胞的细胞质内含有特征性的中间丝蛋白——角蛋白（keratin），这些角蛋白由位于染色体 17q21，2 的 Ⅰ 型角蛋白基因家族及位于染色体 12q13.13 的 Ⅱ 型角蛋白基因家族编码。两个家族一共编码 54 个角蛋白基因。表皮的角质形成细胞因分化程度不同所表达的角蛋白有所不同。角蛋白 5（K5）和角蛋白 14（K14）主要表达在基底细胞上，而表皮生发区域的基底层细胞亦表达角蛋白 15（K15）。基底层上的角质形成细胞主要表达角蛋白 1（K1）和角蛋白 10（K10）。角蛋白 2（K2）主要表达在终末分化的角质形成细胞上，而角蛋白 9（K9）则表达在掌跖部位基底层上的角质形成细胞上（图 1-10）。

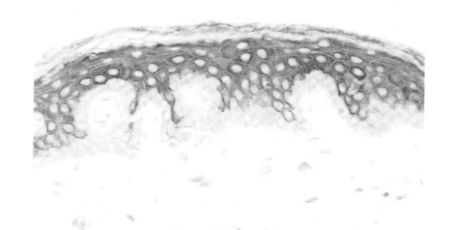

图 1-10　正常皮肤：基底层上角质形成细胞表达角蛋白 K1 和角蛋白 K10

　　除了构成表皮的特征性结构，角蛋白还具有调控细胞信号传导、细胞凋亡和应激反应应答等作用。例如，在创伤修复和银屑病中可见表皮过度增殖，此时基底层上角质形成细胞可迅速表达角蛋白 K6/K16/K17。目前，已知的 54 个角蛋白基因中已有 21 个与单基因遗传病的发病相关，部分角蛋白基因改变也参与一些复杂疾病的发病，如特发性肝病或炎性肠病。50% 以上的角蛋白基因都在毛囊部位表达，因此这些基因的突变都可能导致念珠状发和毛发及甲的外胚层发育不良的表现。

　　2. 黑素细胞　黑素细胞是一种树突状细胞，来源自外胚叶的神经嵴，具有合成黑色素的作用。所合成的黑色素经胞质多数树枝状的突起而输送到相邻角质形成细胞，主要是基底细胞中。在 HE 染色的组织切片中，黑素细胞胞质透明，核较小、深染。黑素细胞位于基底细胞层，其核的位置常较基底细胞的核要低。正常皮肤中每 8 ～ 10 个基底细胞间有一个黑素细胞（图 1-11）。黑素细胞胞质淡染且缺乏张力微丝和桥粒（图 1-12）。通过其胞质内由滑面内质网衍生而来的特殊细胞器（黑素体）很容易识别出黑素细胞。

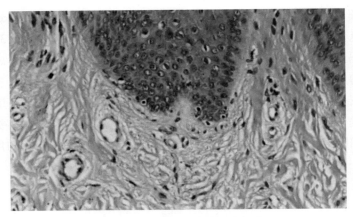

图 1-11　正常表皮中的黑素细胞

黑素细胞位于基底细胞层，其核的位置常较基底细胞的核要低，核周有空晕。正常皮肤中每 8 ~ 10 个基底细胞间有一个黑素细胞

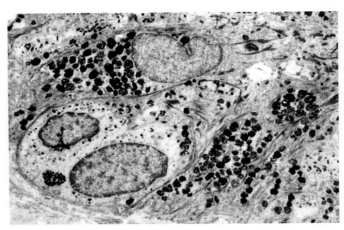

图 1-12　正常黑素细胞

黑素细胞具有丰富淡染的胞质和孤立散在的黑素体，且无张力微丝和桥粒

黑素体被认为是一种专能的溶酶体亚型，具有典型的条纹状内部结构（图 1-13）。

通过银染色技术如 Masson-Fontana 反应可以显示黑素体内的黑色素从黑素细胞转运至相邻角质形成细胞和毛囊内生长的毛干的过程（图 1-14）。黑素体经黑素细胞的树突状突起转运，并在相邻的位于基底层的角质形成细胞内包装成有膜（溶酶体）包被的单个或复合黑素体（表皮黑素单位），在角质形成细胞内它们往往呈伞状排列于细胞核外侧（图 1-15）。一个复合黑素体通常包含 3 ~ 6 个单个黑素体。不同种族人皮肤中黑素细胞数目大致相同，皮肤颜色的不同系黑素细胞产生黑色素的数量不同所致。有研究表明皮肤角质形成细胞中黑素体的分布模式是决定不同人种间皮肤颜色的一个重要因素，该研究结果显示非洲人的黑素体单独分布在细胞质中，欧洲人的黑素体几乎以簇状形式完全分布在细胞核顶部，而亚洲人的黑素体介于非洲人和欧洲人之间，有单独分布（62.6%），也有成簇分布（37.4%）（图 1-16）。

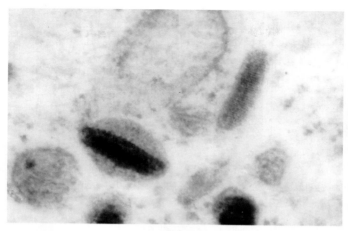

图 1-13　黑素体（具有典型的条纹状内部结构）

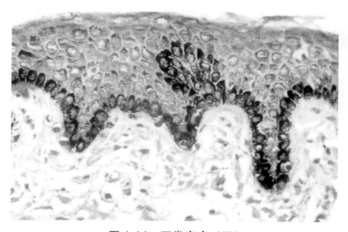

图 1-14　正常表皮（三）

在该黑色皮肤切片中，用 Masson-Fontana 反应来显示黑色素。注意色素很明显，在黑素细胞和角质形成细胞中都存在

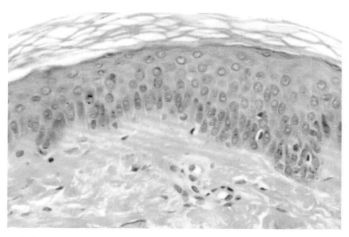

图 1-15　黑色素：光损伤皮肤（注意黑色素呈"帽状"覆盖于角质形成细胞核）上

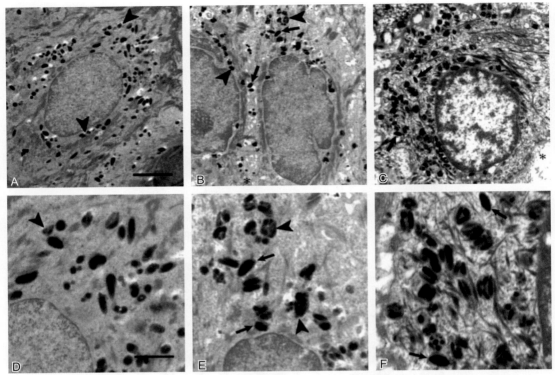

图 1-16 非洲人／美洲人、亚洲人和高加索人皮肤角质形成细胞内黑素体分布的差异

非裔/美国人（A、B）深色皮肤中的黑素体主要单独分布。白种人（C、F）浅肤色中的黑素体以簇状分布，少数为个体。亚洲人皮肤中的黑素体（B、E）显示了介于非洲人/美洲人和高加索人皮肤之间的个体和聚集分布模式的组合。各种皮肤中的黑素体常聚集在细胞核的顶端。A ~ C 为低放大率；D ~ F 为更高的放大倍数。标尺：A ~ C，5.2μm；D ~ F，2.0μm

　　3. **朗格汉斯细胞**　朗格汉斯细胞是表皮中另一种树突状细胞，大多数位于棘细胞中上层，胞质透明，在 HE 染色的组织切片中不易被辨认。电子显微镜检查呈脑回状、有切迹，胞质内有特征性的网球拍样颗粒即伯贝克（Birbeck）颗粒，又称朗格汉斯颗粒。该细胞已证实来源于骨髓，属于单核巨噬细胞系统，具有摄取、加工并提呈抗原的作用。细胞表面表达特征性的 CD1a 分子，并具有 HLA-DR 抗原、IgG-Fc 受体等，可以通过免疫组化的方法显示（图 1-17）。

　　4. **梅克尔细胞**　梅克尔细胞是散布于脊椎动物表皮内的有丝分裂后细胞，占表皮细胞总数的 0.2% ~ 0.5%。梅克尔细胞是皮肤慢适应 I 型（slowly adapting type-1，SA1）机械感受器传入途径的一部分，因此与触觉尤其相关。它们位于表皮基底层，主要分布于有毛皮肤、光滑皮肤的触觉区、味蕾、肛管、唇部上皮和顶泌汗腺。光滑皮肤内梅克尔细胞数量约为 50 个 /mm^2。日光暴露处皮肤内梅克尔细胞的数量是非暴露部位的 2 倍。在日光角化病皮损中可见大量梅克尔细胞。可通过免疫组织化学对抗角蛋白抗体进行染色观察到梅克尔细胞（图 1-18）。目前认为梅克尔细胞很可能是一个初级的触觉感受器，梅克尔细胞内含有大量神经分泌颗粒（直径为 50 ~ 160nm）分布在与感觉神经末梢连接处的对侧（图 1-19）。

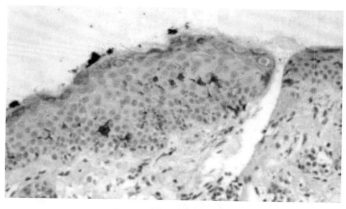

图 1-17　朗格汉斯细胞

免疫组化学 CD1a 染色显示表皮中树突状朗格汉斯细胞

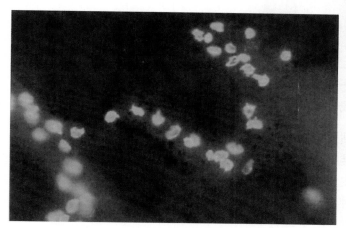

图 1-18　梅克尔细胞

在分离的人表皮内呈明显的线状排列（troma-1 抗体染色）

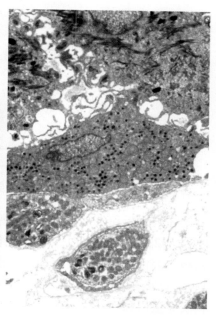

图 1-19　梅尔克细胞

视野中间可见富含颗粒的梅克尔细胞直接与细胞神经纤维相连

（三）表皮 - 真皮连接

在表皮底部和真皮顶部之间为一层由大分子相互交织而成的复杂网络结构，即皮肤基底膜带（basement membrane zone，BMZ）。基底膜带中的大部分成分为糖蛋白，因此在组织切片中基底膜带 PAS 染色呈阳性（图 1-20）。通过透射电子显微镜可显示 BMZ 的超微结构，可见电子密度不同的两层结构（图 1-21）。上层为低电子密度的透明板，厚度为 30 ～ 40nm。透明板与基底层角质形成细胞胞膜直接相邻。透明板以下为 30 ～ 50nm 厚的高电子密度的致密板，致密板与真皮上部细胞外基质相邻。

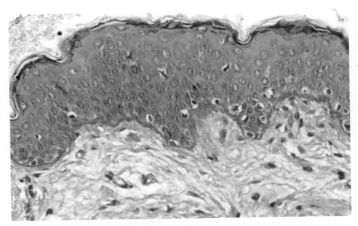

图 1-20 过碘酸希夫染色可见基底膜显著着色

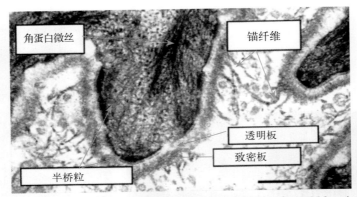

图 1-21 透射电子显微镜下所示表皮 - 真皮连接（标尺 200nm）

在透明板和致密板之间是层粘连蛋白，皮肤基底膜带中的主要层粘连蛋白是层粘连蛋白 332，层粘连蛋白 332 对于维持皮肤基底膜带完整性具有重要作用（图 1-22）。致密板主要由Ⅳ型胶原蛋白构成，皮肤中的Ⅳ型胶原蛋白主要为 α1 和 α2 链。Ⅳ型胶原蛋白以六角形的方式组装排列，这种结构能够保证基底膜带有很高的弹性并能更好地与其他胶原蛋白和非胶原蛋白相互作用（图 1-23）。

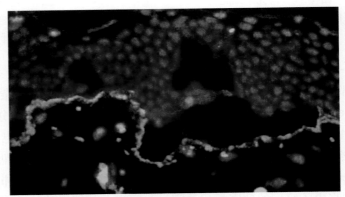

图 1-22 表皮 - 真皮分离的皮肤标本免疫荧光染色所示层粘连蛋白 332

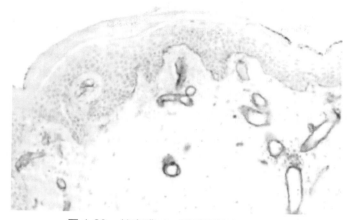

图 1-23　基底膜（Ⅳ型胶原染色所示基底膜）

（四）真皮

真皮的厚度为表皮的 15 ～ 40 倍。真皮主要由结缔组织构成，但其中尚有其他组织，如神经和神经末梢、血管、淋巴管、肌肉和皮肤的附属器。真皮主要分为两层，即乳头层及网状层，两者以浅层血管丛大致分界（图 1-24）。乳头层较薄，它向表皮侧呈乳头状的突起，与表皮突相互犬牙交错构成波纹状牢固的连接，乳头层中的胶原纤维纤细、排列杂乱，成纤维细胞数量较多，基质也较丰富，所以在 HE 染色切片上染色较浅，呈淡红色。乳头层中还有丰富的小动脉、毛细血管及小静脉所组成的微循环网。网状层较厚，其中的胶原纤维束粗厚，大多与表皮平行走行，相互交织在一起，在一个水平面上向不同方向延伸，在 HE 染色切片上，胶原纤维呈红染波纹状。网状层中成纤维细胞、基质及血管成分较少。

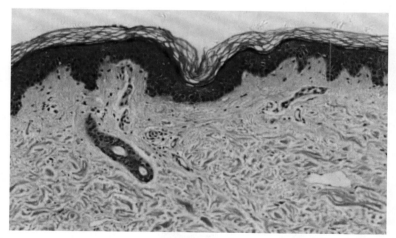

图 1-24　正常真皮（可分为胶原纤维纤细的乳头层和胶原纤维粗大的网状层）

真皮结缔组织由胶原纤维与弹性纤维、基质及细胞成分组成。其中，正常真皮中的细胞成分包括成纤维细胞、组织细胞及肥大细胞等。

1. 胶原纤维（collagenous fiber） 根据不同组织中纤维构架的不同，胶原蛋白被分为不同类型。Ⅰ型、Ⅱ型、Ⅲ型、Ⅴ型和Ⅸ型胶原蛋白主要构成大纤维，因此被称为纤维形成胶原蛋白。Ⅳ型胶原蛋白主要在基底膜带内交互编织呈网状，Ⅵ型胶原蛋白则是微纤维形成胶原，Ⅶ型胶原蛋白构成锚丝纤维。

Ⅰ型胶原蛋白是含量最丰富的胶原蛋白，主要分布于人类皮肤的真皮内，约占所有胶原蛋白总量的80%。Ⅲ型胶原蛋白约占成人真皮内所有胶原蛋白总量的10%，但是在胎儿期它是真皮胶原蛋白的主要成分。Ⅲ型胶原蛋白主要分布于血管结缔组织、胃肠道和子宫。Ⅴ型胶原蛋白分布于包括真皮在内的大部分结缔组织，但是在真皮内的含量少于5%。Ⅴ型胶原蛋白主要分布于真皮内大的胶原纤维的表面，其主要作用是调节胶原纤维的侧向伸展。

真皮乳头层的胶原纤维纤细并且垂直排列（图1-25），而真皮网状层的胶原纤维呈粗大的束状，常与皮肤表面平行排列（图1-26）。将胶原纤维纵行切片，然后经透射电子显微镜观察，可发现每隔约64nm便可见横行的条纹（图1-27）。这种横行的条纹是由于在纵轴方向上多个胶原分子重叠形成，这种重叠发生在成熟胶原纤维的装配过程中。

2. 弹性纤维（elastic fiber） 弹性纤维被染色后可见弹性纤维缠绕在胶原束之间，因弹性纤维较胶原纤维细得多（直径1～3μm），并且呈波浪状，因此在切片内仅能见到弹性纤维的一部分，甚至正常弹性纤维表现为碎片状。弹性纤维在真皮下部最粗，其排列方向和胶原束相同，与表皮平行。而在表皮下的乳头体中，细小的弹性纤维几乎呈垂直方向上升至表皮下，终止于表皮-真皮交界处的下方（图1-28）。

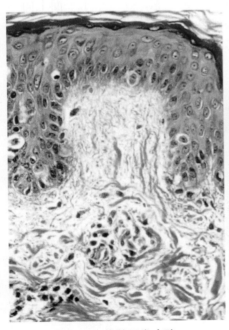

图 1-25 前臂正常皮肤
乳头层纤细的胶原纤维，有时呈垂直走行（Masson 染色）

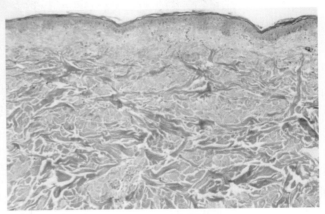

图 1-26 后背正常皮肤
粗大的胶原束组成网状真皮（Masson 染色）

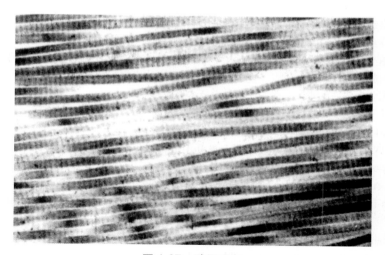

图 1-27　胶原蛋白

可见特征性的每隔 64nm 规律出现的横行条纹

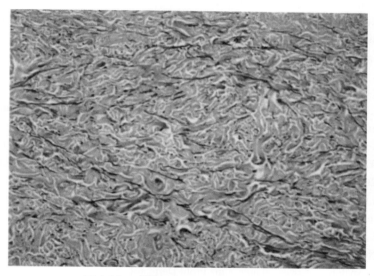

图 1-28　弹性纤维（HE 染色　×100）

（五）皮下组织

皮下组织位于真皮下方,由脂肪小叶及小叶间隔所组成。脂肪小叶中充满着脂肪细胞,细胞胞质中富含脂肪,核被挤至一侧。小叶间隔将脂肪细胞分为小叶,间隔的纤维结缔组织与真皮相连接。除胶原束外,还有大的血管网、淋巴管和神经。

（赵　波）

参 考 文 献

[1] 李艳宁,李智贤,卢月华,等.高频超声对正常成人皮肤厚度测量及声像研究.中国医学影像技术,2008, 24(10): 1622-1624.

[2] 麦基,卡隆赫,格兰特尔.皮肤病理学.朱学骏,孙建方,译.北京:北京大学医学出版社,2007.

[3] 石玉秀.组织学与胚胎学.北京：人民卫生出版社, 2004.

[4] 杨彤.美容药物学. 2版.北京：中国医药科技出版社, 2007.

[5] 詹姆斯, 伯杰, 埃尔斯顿.安德鲁斯临床皮肤病学.徐世正, 译. 10版.北京：科学出版社, 2008.

[6] 赵辨.中国临床皮肤病学. 2版.南京：江苏凤凰科学技术出版社, 2017.

[7] 赵辨.中国临床皮肤病学.南京：江苏科学技术出版社, 2010.

[8] 朱学骏, 涂平.皮肤病的组织病理学诊断.北京：北京大学医学出版社, 2001.

[9] Agata M. Skin immunity. Arch Immunol Ther Exp(Warsz), 2018, 66(1):45-54.

[10] Slominski AT, Zmijewski MA, Plonka PM, et al. How UV light touches the brain and endocrine system through skin, and why. Endocrinology, 2018, 159(5):1992-2007.

[11] Azmahani A, Nakamura Y, McNamara KM, et al.The role of androgen under normal and pathological conditions in sebaceous glands: the possibility of target therapy. Curr Mol Pharmacol, 2016, 9(4): 311-319.

[12] Charkoudian N, Stachenfeld N. Sex hormone effects on autonomic mechanisms of thermoregulation in humans. Auton Neurosci, 2016, 196:75-80.

[13] Charkoudian N. Skin blood flow in adult human thermoregulation: how it works, when it does not, and why. Mayo Clin Proc, 2003, 78(5):603-612.

[14] Chen YL, Kuan WH, Liu CL.Comparative study of the composition of sweat from eccrine and apocrine sweat glands during exercise and in heat. Int J Environ Res Public Health, 2020, 17(10):3377.

[15] Choi EH. Aging of the skin barrier. Clin Dermatol, 2019, 37(4):336-345.

[16] Dubin AE, Patapoutian A. Nociceptors: the sensors of the pain pathway. J Clin Invest, 2010, 120(11):3760-3772.

[17] Ehrmann C, Schneider MR. Genetically modified laboratory mice with sebaceous glands abnormalities. Cell Mol Life Sci, 2016, 73(24):4623-4642.

[18] Filingeri D. Neurophysiology of skin thermal sensations. J Compr Physiol, 2016, 6(3):1429.

[19] França K, Lotti TM. Psycho-Neuro-Endocrine-Immunology: A psychobiological concept. Adv Exp Med Biol, 2017, 996:123-134.

[20] Francesca LF, Marcella M, Gianpiero A, et al. Nanoparticles skin absorption: New aspects for a safety profile evaluation. Regul Toxicol Pharmacol, 2015, 72(2): 310-322.

[21] Greaney JL, Kenney WL. Measuring and quantifying skin sympathetic nervous system activity in humans. J Neurophysiol, 2017, 118(4):2181-2193.

[22] Groscurth P. Anatomy of sweat glands. Curr Probl Dermatol, 2002, 30:1-9.

[23] Jiang Y, Tsoi LC, Billi AC, et al. Cytokinocytes: the diverse contribution of keratinocytes to immune responses in skin. JCI Insight, 2020, 5(20):e142067.

[24] Nguyen AV, Soulika AM. The dynamics of the skin's immune system. Int J Mol Sci, 2019, 20(8):1811.

[25] Nielsen JB, Benfeldt E, Holmgaard R. Penetration through the skin barrier. Curr Probl Dermatol, 2016, 49:103-111.

[26] Ouyang Z, Li HH, Zhang MJ, et al. Differential innervation of secretory coils and ducts in human eccrine sweat glands. Chin Med J(Engl), 2018, 131(16):1964-1968.

[27] Rodrigo VR, Bertha TÁ, Jorge GM, et al. The skin and the endocrine system. Gac Med Mex, 2012, 148(2):162-168.

[28] Sanzeni A, Katta S, Petzold B, et al. Somatosensory neurons integrate the geometry of skin deformation and mechanotransduction channels to shape touch sensing. Elife, 2019, 13(8):e43226.

[29] Schmelz M. Neuronal sensitivity of the skin. Eur J Dermatol, 2011, 21(Suppl. 2):43-47.

[30] Scrivener Y, Cribier B. Morphology of sweat glands. Morphologie, 2002, 86(272):5-17.

[31] Serrano-Castañeda P, Escobar-Chavez JJ, Rodriguez-Cruz IM, et al. Microneedles as enhancer of drug absorption through the skin and applications in medicine and cosmetology. J Pharm Pharm Sci, 2018, 21(1):73-93.

[32] Song P, Okumura K, Ogawa H, et al. Role of antimicrobial peptides in skin barrier repair in individuals with atopic dermatitis. Int J Mol Sci, 2020, 21(20):7607.

[33] Thody AJ, Shuster S. Control and function of sebaceous glands. Physiol Rev, 1989, 69(2):383-416.

[34] Thong, HY, Jee SH, Sun CC, et al. The patterns of melanosome distribution in keratinocytes of human skin as one determining factor of skin colour. Br J Dermatol, 2015, 149(3): 498-505.

[35] Yosipovitch G, Misery L, Proksch E, et al. Skin barrier damage and itch: review of mechanisms, topical management and future directions. Acta Derm Venereol, 2019, 99(13):1201-1209.

第 2 章　色素代谢机制

第一节　黑色素合成及代谢

一、黑色素

1. **黑色素**　黑色素化学本质为蛋白衍生物的无定形小颗粒，是一种高相对分子质量的具有复杂结构的聚合物，含有多个吲哚核，是构成皮肤和毛发颜色的主要色素。黑色素广泛存在于人的皮肤、毛发、眼球组织和脑部组织。

2. **黑色素的类型**　黑素细胞产生以下几种类型的黑色素（图 2-1）：真黑色素（eumelanin，也有译作优黑色素）、褐黑色素（phaeomelanin，也有译作脱黑色素）和神经黑色素（neuromelanin）（表 2-1）。皮肤中存在真黑色素和褐黑色素，两者在表皮中的比例可能不同，其性状也有所不同（表 2-1）。

真黑色素呈棕色至黑色，主要是 5，6- 二羟基吲哚（DHI）和少量 5，6- 二羟基吲哚 -2- 羧酸（DHICA）构成的聚合物，又称为吲哚黑色素。部分可溶，对酸、碱具有一定耐受性，真黑色素有防晒作用。

褐黑色素呈黄色至红色，由酪氨酸和半胱氨酸（或谷胱甘肽）聚合而成。属于高含硫量的聚合物（含硫的质量分数为 10% ～ 12%），可溶于稀碱液，是真黑色素合成的中间产物。有趣的是，女性的皮肤拥有更多的褐黑色素，因此女性皮肤一般比男性皮肤更红润；另外，褐黑色素也在人体的口唇和乳头部位富集。褐黑色素对光不稳定，在光刺激下能产生有较大细胞毒性和促进有丝分裂的自由基。

神经黑色素是一种棕色黑色素，主要存在于中枢神经系统轴突和髓质等部位。

表 2-1　真黑色素、褐黑色素和神经黑色素的比较

类别	真黑色素		褐黑色素	神经黑色素
	DHI 黑色素	DHICA 黑色素		
相对分子质量	大	中	小	大
颜色	黑色至暗棕色	棕色	红棕色至黄色	棕色
溶解性	不溶于酸碱	微溶于酸碱	溶于碱液	不溶
存在部位	皮肤、毛发、眼组织	皮肤、毛发、眼组织	皮肤、毛发、眼组织	脑部组织

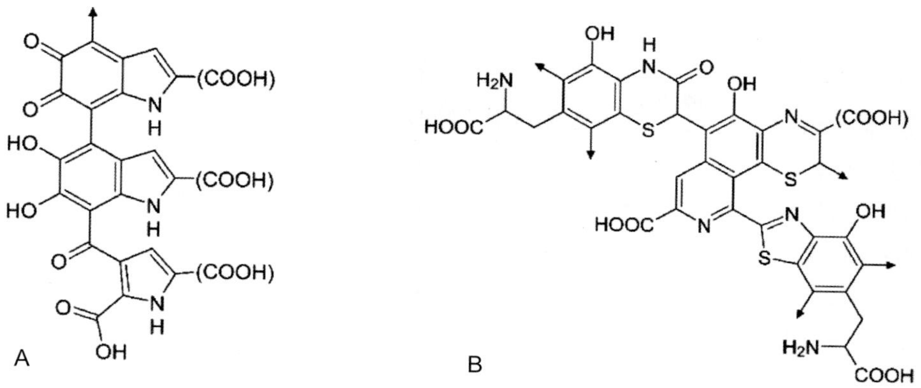

图 2-1　真黑色素和褐黑色素

A. 真黑色素；B. 褐黑色素

二、黑素细胞和表皮黑素单位

1. **黑素细胞**　黑素细胞存在于表皮和真皮交界处，也存在于黏膜、脉络膜、视网膜、脑膜及胆囊、卵巢等处。实质上是一种腺细胞，其细胞质内有一种特殊的细胞器，称为黑素体。在黑素体内可合成黑色素。成熟的黑素体通过树突转运到周围的角质形成细胞。

2. **表皮黑素单位**（图 2-2）　每个黑素细胞与其周围 20 ～ 36 个接受黑色素的角质形成细胞构成一个结构和功能单位，叫作表皮黑素单位。后者完成黑色素的合成、运输和降解。在表皮黑素单位中，黑素细胞与角质形成细胞之间相互影响，表皮的角质形成细胞以旁分泌方式产生许多炎症介质和细胞因子，调节黑素细胞的形态和功能。目前证实，角质形成细胞可通过接触及分泌碱性成纤维细胞生长因子（bFGF）、内皮素（ET-1）、神经细胞生长因子（NGF）、白细胞介素 -1（IL-1）、白细胞介素 -6（IL-6）、肿瘤坏死因子（TNF）等对黑素细胞的形态、结构和功能产生明显的影响，并参与调节树突的形成和黑色素合成。

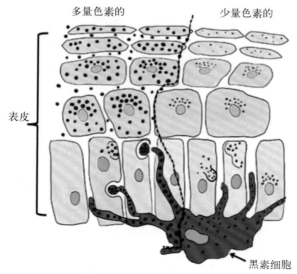

多量色素的　　少量色素的

表皮

黑素细胞

图 2-2　表皮黑素单位

三、黑素体

黑素体（melanosome）是由双层脂质围起的细胞内膜小器官，呈卵圆形至椭圆形的亚细胞颗粒，含有褐色和黑色的黑色素结构，是黑色素在黑素细胞的存在形态，黑素体含有酪氨酸酶，参与黑色素合成，是黑素细胞向角质形成细胞输送黑色素的供体。1个黑素细胞每天约产生100个黑素体，可向20～40个角质形成细胞输送黑素体，并由角质形成细胞完成摄取、再分布和降解。黑色素合成仅发生在黑素体内的优点是它将黑色素生成与细胞的其他部分分隔开，避免了黑色素中间体的反应性醌类物质的毒性作用。

1.黑素体的形成　黑素体的前体，即前黑素体（premelanosome），起源于核周，是高尔基体囊泡。酪氨酸酶和其他关键酶都是在粗面内质网中生成，并在高尔基体内经糖基化过程而成熟，然后转运至前黑素体内。前黑素体经过逐步聚合，最终形成黑素体在表皮内。在此过程中，前黑素体一方面合成和沉积黑色素，一方面从内质网上升，逐渐被转运至黑素细胞的树突末梢。根据黑色素化的程度不同，成熟程度分为4个阶段（图2-3）。

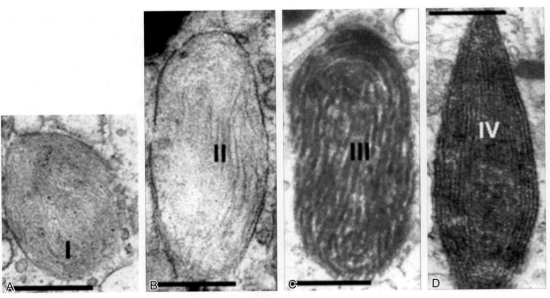

图 2-3　不同阶段的黑素体
A.阶段Ⅰ；B.阶段Ⅱ；C.阶段Ⅲ；D.阶段Ⅳ

阶段Ⅰ：前黑素体阶段，细胞器呈球状，开始形成纤维基质，酪氨酸酶活性很强，但无黑色素形成。

阶段Ⅱ：黑素体呈现椭圆形，出现整齐有序的纤维基质，呈纵向排列，但不存在黑色素。

阶段Ⅲ：黑色素沿着纤维基质上的纹理沉积，酪氨酸酶活性达到顶峰。

　　阶段Ⅳ：黑素体内充满黑色素，内部纤维基质被黑色素沉积掩盖，酪氨酸酶已无活性。

　　2.黑素体的转运（图 2-4）

　　（1）细胞内转运：黑素体沿微管在驱动蛋白及动力蛋白运动的基础上由细胞中心运送到细胞周边，在细胞膜下，黑素体沿膜下的肌动蛋白网进行短程的移动，移动由肌球蛋白 Va 介导，肌球蛋白 Va 在黑色素亲和素及 Rab27a 的协同作用下与黑素体黏附。Rab27a 是一种组织特异性蛋白，它以活性形式 GTP-Rab27a 连接到黑素体膜上，通过与肌球蛋白 Va 相互作用，使肌球蛋白 Va 连接到黑素体表面。

　　（2）细胞外转运：黑素体脱离黑素细胞进入邻近角质形成细胞的机制目前还不是很清楚，目前主要有 4 种机制的假说。①细胞吞噬（cytophagocytosis）作用机制，黑素体富集在黑素细胞树突的末端，角质形成细胞对黑素细胞树突末端的细胞吞噬作用，黑素

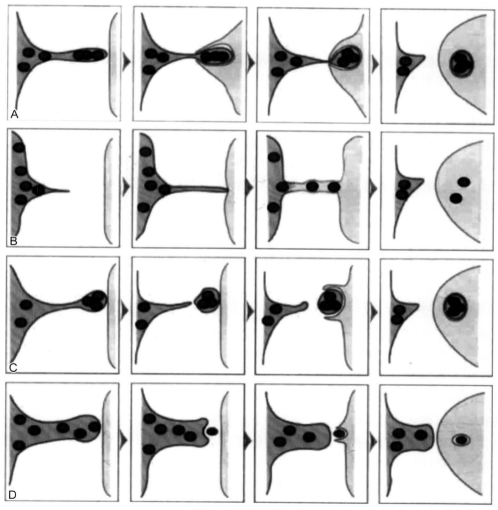

图 2-4　黑素体的转运

A. 细胞吞噬作用机制；B. 膜融合机制；C. 脱落 - 吞噬作用机制；D. 胞吐 - 内吞作用机制

体通过树突微管进入角质形成细胞。②膜融合（membrane fusion）机制，黑素细胞与角质形成细胞胞膜融合，黑素体通过连接细胞间的细胞质瞬时膜导管移动到角质形成细胞中。③脱落 - 吞噬（shedding-phagocytosis）作用机制，黑素体被黑素细胞的树突胞膜裹住，并逐渐脱落，随后通过吞噬作用被角质形成细胞内化。④胞吐 - 内吞（exocytosis-endocytosis）作用机制，黑素细胞通过胞吐作用将黑素体的黑素颗粒释放到细胞外空间，然后角质形成细胞通过吞噬作用将"黑素颗粒"内化。

3. 黑素体的弥散和消失　黑素体的消失有两种途径：第 1 种途径是向外层角质形成细胞转移，随角质脱落。复合黑素体通过黑素细胞树突输送到角质形成细胞内，黑素体被溶酶体所降解，随角质形成细胞向表层分化推移，最后随角质细胞移行到表面后脱落。第 2 种途径是向内转移，从肾排出。当黑色素代谢异常，真皮层中会出现大量的噬黑素细胞（melanophage，MP）将其吞噬。噬黑素细胞还会游走到表皮，将角化不良的细胞和黑素体吞噬后又返回到真皮。真皮内没有游离的黑素体，它们以被吞噬的状态存在于噬黑素细胞内，在噬黑素细胞内进一步被消化掉，经由真皮内淋巴管进入血液循环再由肾代谢后随尿液排出。黑色素在皮肤表皮层内均匀过量沉积，肤色就会变黑；黑色素局部过量沉积，是形成雀斑、黄褐斑的根本原因。

自噬是细胞内溶酶体降解细胞内大分子或细胞器的过程。细胞可以通过细胞自噬和溶酶体，消除降解和消化受损、变性、衰老和失去功能的细胞、细胞器和变性的蛋白质与核酸等生物大分子，为细胞的重建、再生和修复提供必需的原料。研究发现，自噬在黑色素代谢过程中起着重要作用，参与调控黑素体形成、成熟及破坏过程。黑素体可以在各种不同类型细胞的吞噬体中降解。吞噬体包括异体吞噬体和自体吞噬体。黑素体的降解产物一直停留在膜局限的溶酶体内，最后随着角质形成细胞的脱落而排出体外。

第二节　黑色素的合成及调控机制

一、黑色素的生物合成

黑色素合成场所为表皮的黑素细胞，其合成过程包括一系列酶催化反应和化学反应。表皮中黑色素的合成主要包括以下步骤（图 2-5）：黑色素相关酶和蛋白的基因转录，黑素体生物合成，黑色素的转移，黑素体转运至角质形成细胞。黑色素的合成必须有 3 种物质参与反应：酪氨酸作为酪氨酸醇的底物，是制造黑色素的主要原料；酪氨酸酶是酪氨酸转变为黑色素的主要限速酶；酪氨酸在酪氨酸酶的催化作用下生成黑色素，该过程为氧化反应，必须与氧结合才能转变为黑色素。

黑素细胞摄取 L- 酪氨酸后，在含铜离子活性位点的酪氨酸酶羟基化作用下转变为 L-多巴（L-DOPA），该步骤为慢反应，是整个黑色素合成速率的决定步骤。进而酪氨酸酶以 L-多巴为底物，将其氧化成多巴醌，此步骤为快反应。高度活跃的多巴醌是黑色素形成过程的一个分水岭的中间产物，可分别向着真黑色素和褐黑色素的合成途径转化。

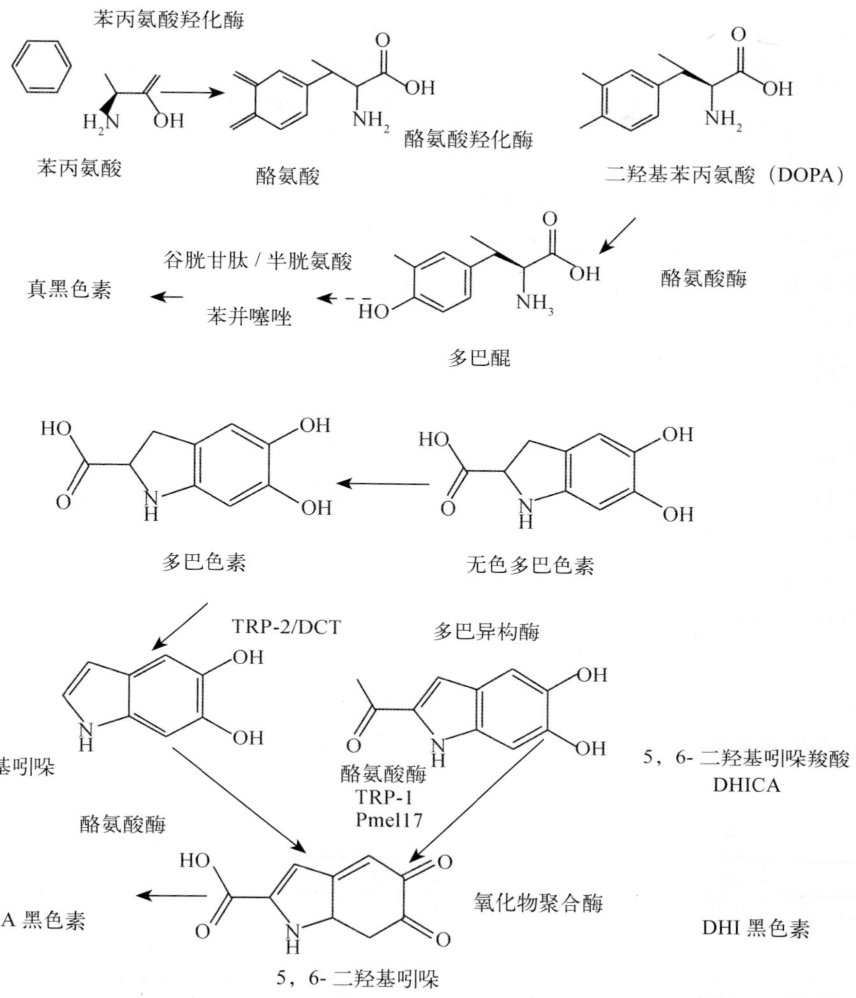

图 2-5　黑色素的生物合成

　　1. 真黑色素合成途径　多巴醌很快经过分子重排环合形成无色多巴色素，无色多巴色素极不稳定，可被另一分子多巴醌迅速氧化成橘红色的多巴色素（dopachrome）。多巴色素可自发性脱羧生成 5，6- 二羟基吲哚（DHI），后者在酪氨酸酶作用下继续氧化聚合成 DHI- 黑色素（DHI-melanin）；另一方面，多巴色素在酪氨酸酶和多巴色素异构酶（TRP-2）作用下发生结构互变形成 5，6- 二羟基吲哚羧酸（DHICA）。然后在 TRP-1 作用下聚合生成 DHICA- 黑色素（DHICA-melanin），DHI- 黑色素和 DHICA- 黑色素都是真黑色素的成员，最终真黑色素聚合物中 DHI 和 DHICA 的比例取决于 TRP-2 的活性。由于 DHI 在体内比 DHICA 有较高的细胞毒性，TRP-2 能使 DHI 生成减少，而且使 DHICA 生成并迅速掺入合成的黑色素内，对减少其细胞毒性具有重要意义。

　　2. 褐黑色素合成途径　多巴醌可自发与半胱氨酸或谷胱甘肽提供的巯基（-SH）结合，与半胱氨酸结合生成半胱氨酰多巴，与谷胱甘肽结合时生成谷胱甘肽多巴，后者再转化为半胱氨酰多巴。半胱氨酰多巴自发氧化成半胱氨酰多巴醌（cysteinyldopa-quinones），通过关环、脱羧，最后形成含硫的可溶性红黄色的褐黑色素。

二、黑色素合成的生化调控机制（图 2-6）

1.酪氨酸酶基因家族成员　黑色素是在黑素细胞的黑素体内合成。黑色素的生化合成可能是由多个基因编码产物共同调控的复杂级联过程。一般认为有 4 个酪氨酸酶基因家族成员参与黑色素合成的调控。其中酪氨酸酶（TYR）是黑色素合成的主要限速酶。该酶活性中心含有 2 个铜离子，分别与蛋白质分子中的组氨酸结合，另有一个内源桥基将 2 个铜离子联系在一起，构成该酶催化氧化反应的活性中心。酪氨酸等物质与酶形成过渡态络合物时，主要是通过羟基与酶的活性中心上的原子键合而发生作用。此外，还包括酪氨酸酶相关蛋白 -1（TRP-1）、酪氨酸酶相关蛋白 -2（TRP-2）。尽管它们有相似的结构和特征，但却由不同的基因表达并有独特的酶活性。上述调控蛋白位于黑素体膜同一多酶复合体中，彼此相互作用，共同调节黑色素合成。TYR 与 TRP-1 和 TRP-2 形成复合物，这种复合物使 TYR 更稳定，而且活性增强。TRP-1 可能上调 TYR 活性，促进黑色素合成。TRP-2 为多巴色素异构酶（DT），决定多巴色素（DC）是生成羟化中间产物5，6- 二羟基吲哚羧酸（DHICA），还是生成 5，6- 二羟基吲哚（DHI）。由于 DHI 在体内比 DHICA 有较高的细胞毒性，TRP-2 能使 DHI 生成减少，而且使 DHICA 生成并迅速掺入合成的黑色素内，对减少其细胞毒性具有重要意义。

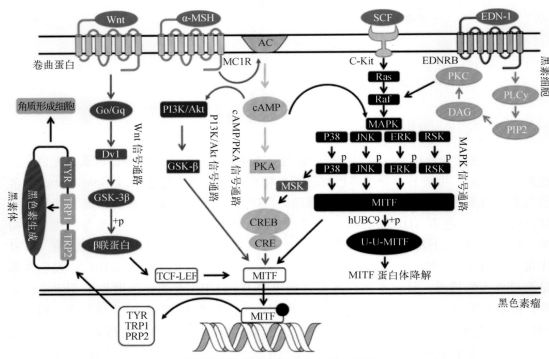

图 2-6　黑色素合成的生化调控机制

2. 黑素体结构蛋白及相关蛋白　在黑素体内，除了酪氨酸酶及其相关蛋白，还存在着黑素体的结构蛋白，是黑色素沉积所必需的原纤维基质蛋白。例如前黑素体蛋白 -17（Pmel-17）、衔接蛋白、P 蛋白等。其中 Pmel-17 前体通过糖化过程逐渐成熟，在内质网合成后经由高尔基体糖基化成熟并分割成片段，转运到黑素体形成纤维基质，成为黑素体基质的骨架，为黑色素的沉积提供条件。

3. 促黑素及受体　黑色素皮质素受体（melanoc orticoid receptors，MCRs）是包含 5 个家族成员（MC1R、MC2R、MC3R、MC4R 和 MC5R）的 G 蛋白偶联受体。黑色素皮质素受体 1（MC1R）是黑素细胞表面的受体，在黑色素合成过程中发挥关键作用，其决定正常人群皮肤色素沉着的多样性。人类 MC1R 由 317 个氨基酸组成，含有 7 个 α- 螺旋跨膜结构域，细胞外和跨膜结构域参与 MC1R 配体，而细胞内和跨膜结构域调节腺苷酸环化酶相互作用和信号传导。MC1R 与其激动剂（促黑素 α-MSH 和促肾上腺皮质激素）结合后，激活腺苷酸环化酶（adenylate cyclase，简称 AC，能够将 ATP 转变成 cAMP），进而激活蛋白激酶 A（PKA），PKA 使 cAMP 效应元件结合蛋白（CREB）磷酸化并诱导 MITF 转录因子活化，引起黑色素合成的增加。

4. PI3K/Akt 信号通路　cAMP 也可以通过 PKA 非依赖性机制调节黑色素生成。磷脂酰肌醇 -3- 激酶（PI3K）是一种磷脂酰肌醇激酶，在肌醇环第 3 位羟基发生磷酸化作用，拥有磷脂酰肌醇激酶活性及丝氨酸 / 苏氨酸激酶活性。PI3K 的关键效应物之一是蛋白激酶 B（Akt），在外界信号及细胞内 cAMP 的刺激下，PI3K 被激活产生 3，4- 二磷酸磷脂酰肌醇（PI-3，4-P2）和 3，4，5- 三磷酸磷脂酰肌醇（PI-3，4，5-P3）这两种类脂产物，该产物与 Akt 结合并磷酸化进而激活 Akt。活化的 Akt 磷酸化糖原合酶激酶 3β（GSK3β）并促进其丧失活性，GSK3β 活性的降低增强 MITF 与酪氨酸酶启动子的结合进而调控黑色素生成。

5. MAPK 信号通路　在表皮中，角质形成细胞响应包括衰老在内的各种刺激分泌大量细胞因子，称为干细胞因子（SCF），其在调节人黑素细胞的生命周期以及其他因素中起关键作用。当信号配体 SCF 与细胞表面上的 c-Kit 受体结合时，激活丝裂原蛋白激酶（MAPK）级联。MAPK 家族蛋白，包括细胞外信号调节激酶 1/2（ERK1/2）、c-Jun 氨基末端激酶（JNK）和 p38。ERK 或 JNK 活化（即磷酸化）触发 MITF 的表达，导致其降解并随后下调黑色素生成。ERK 的激活一方面可导致 CREB 的磷酸化，磷酸化的 CREB 与 MITF 启动子区域的 CRE 共有基序结合以上调表达 MITF 基因；另一方面，可以导致 MITF 中 Ser73 位点直接磷酸化，导致磷酸化 MITF 被蛋白酶体降解。p38 的磷酸化激活 MITF 表达，反过来上调黑色素生成相关蛋白，进而影响黑色素合成。

另一个激活 MAPK 通路传导的途径是内皮素（EDN）与其受体的相互作用。EDN 与其受体 EDNRB（一种 G 蛋白偶联受体）的相互作用是角质形成细胞和黑素细胞之间关键的旁分泌相互作用之一。EDN-1 与其受体结合可介导黑素细胞增殖，黑色素生成、迁移等过程。

6. Wnt 信号通路　又被称为 β 联蛋白信号通路，β 联蛋白（β-catenin）是关键的调控因子。Wnt 配体与其受体卷曲蛋白（Frizzled）结合，触发糖原合成酶激酶 3β（GSK3β）

移位，GSK3β 可以磷酸化 β 联蛋白，继而通过泛素依赖途径降解。另外，Wnt 通路的激活也会负调控 GSK3β，最终导致 β 联蛋白积蓄。β 联蛋白转运至细胞核形成 T 细胞因子（TCF）和淋巴细胞增强因子 -1（LEF1）的复合物，通过该复合物（TCF/LEF1）上调 MITF 蛋白的表达，从而刺激黑色素的合成。

7. NO 信号通路　NO 是一种可扩散的自由基，在多种细胞和组织中具有多效的生物调节作用。黑素细胞和角质形成细胞响应炎性细胞因子产生 NO，角质形成细胞中 NO 的产生是由紫外辐射引起的。通过激活第二信使，NO 增加酪氨酸酶活性和黑色素生成，因此是影响黑色素生成的自分泌和旁分泌分子。

8. 其他　花生四烯酸、前列腺素、组胺等炎症介质，IL-1、IL-6，肿瘤坏死因子、bFGF（碱性成纤维细胞生长因子）、神经细胞生长因子（NGF）等细胞因子，也可以影响黑色素的合成、分化等。

三、皮肤的颜色

皮肤的颜色分为固有皮肤颜色和可变皮肤颜色。

1. 固有皮肤颜色及其影响因素　固有皮肤颜色是指出生时便具有的皮肤颜色，未受日光照射和其他因素的影响，由遗传基因调控。构成性肤色的差异主要归因于黑色素的数量和质量，以及表皮黑素单位内黑素体的大小、数量、分布和转移，而不是黑素细胞密度的差异。目前已知超过 125 种基因可调节色素沉着。它们调节黑素细胞的分化、迁移、存活、增殖和黑素体功能等，以及调控许多特定的酶和结构蛋白的成熟。

皮肤颜色与下列因素有关。

（1）皮肤中黑色素的含量：人的表皮的基层有 10 亿～ 20 亿个黑素细胞，对称地分布于体表。但其分布密度却因部位而异；一般头面部和皱褶部较多，腹部和背部则较少。这种分布密度恒定，无种族及性别差异。皮肤颜色的不同及变化主要取决于黑素细胞产生黑色素的能力，也取决于角质形成细胞中黑素体的数量、大小、转运程度和聚集方式。

（2）皮肤血流的颜色：血流丰富，则皮肤白里透红，颜色靓丽。

（3）皮肤组织学方面的差异：主要是皮肤的厚度，尤其是角质层和颗粒层的厚度。颗粒层厚，透光性差，皮肤颜色发黄。采用美容嫩肤术，可使角质层和颗粒层变薄，产生皮肤美容的效果。

（4）皮肤中胡萝卜素的含量：皮肤固有的颜色为黄色，主要是由于皮肤中含有该色素。

2. 可变皮肤颜色及其影响因素　可变皮肤颜色是受许多因素的影响而变化的皮肤颜色，可以返回到固有皮肤颜色。影响可变皮肤颜色的因素主要有以下几种。

（1）紫外线照射：紫外线（UV）是黑素细胞制造黑色素的强大始动因素。太阳光的紫外波长分为 UVA（320 ～ 400nm）、UVB（280 ～ 320nm）、UVC（200 ～ 280nm），其中 UVC 被大气中的臭氧层吸收，UVA 和 UVB 引起的晒黑反应的反应机制不同。UVA 照射皮肤后，激活体内光敏性物质，产生活性氧（ROS），间接引起黑素细胞的氧化损伤，使前黑素体转变成黑色素，并加速黑素细胞内的黑素体转运，从而引起皮肤的即时性黑化。而 UVB 照射刺激皮肤后，促使角质形成细胞分泌 α-MSH，黑素细胞膜上的 MCIR 被活化后，促使黑素细胞内的酪氨酸酶合成，从而增加黑色素的合成。与此同时，在 UVB 的刺激作用下，黑素细胞的树突增长，促使合成的黑素体转运至角质形成细胞，从而导致皮肤的延迟性黑化。紫外线照射的主要效应由延迟性黑化来体现，延迟性黑化可通过增加黑色素合成及黑素体向角质形成细胞内转运的数量和体积来完成。只有黑素体进入角质层细胞内，皮肤才会呈现出棕黑色。

（2）含巯基的化合物：表皮中正常存在的含巯基化合物主要是还原型谷胱甘肽（GSH），它能与酪氨酸酶中的铜离子结合而抑制该酶活性。一旦有像日光照射那样的色素增强因子或因表皮内巯基氧化而使巯基显著减少时，可引起酪氨酸与酪氨酸酶反应，使黑色素合成增多。

（3）微量元素及维生素：微量元素在黑色素代谢中主要起着促酶的作用，其中铜离子和锌离子较为重要，尤其是铜离子，其含量越高，酪氨酸酶活性越强，合成的黑色素也就越多。维生素 A 的缺乏可导致毛囊过度角化而使巯基减少，从而解除巯基对酪氨酸酶的抑制作用，产生色素沉着。维生素 C 缺乏减弱其对黑色素代谢中间产物的还原作用，使黑色素增加。烟酸缺乏可增加光敏感而出现色素沉着。

（4）内分泌因素：内分泌因素的影响比较复杂，目前尚不完全清楚。

1）促黑素细胞激素：垂体中叶可分泌促黑素细胞激素（melanocyte stimulating hormone，MSH），角质形成细胞则是其最大来源。MSH 可与 G2 期黑素细胞膜上的受体结合，使胞质内的 cAMP 含量增加（5～30min）及酪氨酸酶活性升高（6～8h），最终，使黑色素合成增加（24h 后）。人类由于黑素体的生成增多、扩散及邻近角质形成细胞内黑素体蓄积，致使肤色加深；也可使色痣加深并产生新色痣。当患者接受大剂量 MSH 治疗时，几小时内就会产生色素沉着，比太阳照射时更明显。

2）性激素：人使用丙酸睾酮后会出现肤色加深现象，卵巢功能低下的妇女应用雌激素治疗后，可使乳晕、腹白线与会阴等肤色加深，也可使色痣加深。妇女肤色有随着月经周期而变化的倾向，一般经期肤色加深。妊娠期，黄体酮增加，妇女色素沉着，除形成黄褐斑外，乳头、外阴和腹白线着色也加深。这是由于黑素细胞膜上的雌激素受体与雌激素结合而促使黑色素增加，而孕激素促进黑素体转运扩散。

第三节　皮肤色素沉着异常的分类

皮肤黑色素沉着异常的疾病可分为两大类：色素沉着增多性疾病和色素沉着减退性疾病。

一、色素沉着增多性疾病

黑色素沉着于皮肤，因深浅不同，可有视觉差异。其沉着于表皮时，呈黑色或褐色，在真皮上层呈灰蓝色，在真皮深层呈青色。临床常见的疾病主要包括如下几类。

1.黑素细胞活性增加 包括：①遗传性的雀斑，种族性黑皮肤；②继发性的改变，如UV 和 X 线照射，内分泌改变所致的黄褐斑和妊娠斑；③炎症后黑变病（postinflammatory melanosis）[又称炎症后色素沉着（postinflammatory hyperpigmentation，PIH）]。

2.黑素细胞数目增加 包括色痣、咖啡斑和黑子。

二、色素减退性疾病

皮肤呈白色或略浅，与正常皮肤颜色不同。临床常见的疾病主要有以下几类。

1.黑素细胞数目减少 白癜风和斑驳病与此有关。

2.黑素细胞活性减退 银屑病和麻风病的皮肤异常改变与此有关。

3.酪氨酸及酪氨酸酶异常 白化病和苯丙酮尿症的病变属于此种类型。

对皮肤色素增多性疾病可用皮肤增白药治疗，而皮肤色素减退性疾病则用皮肤着色药治疗。

（赵 波）

参 考 文 献

[1] Pillaiyar T, Namasivayam V, Manickam M, et al. Inhibitors of melanogenesis:an updated review. J Med Chem, 2018, 61(17):7395-7418.

[2] Slominski A, Tobin DJ, Shibahara S, et al. Melanin pigmentation in mammalian skin and its hormonal regulation. Physiol Rev, 2004, 84(4):1155-1228.

[3] Imokuwa G, Yada Y, Kimura M. Signalling mechanisms of endothelin-induced mitogenesis and melanogenesis in human melanocytes. Biochem J, 1996, 314(Pt1):305-312.

[4] Videirà IF, Moura DF, Magina S. Mechanisms regulating melanogenesis. An Bras Dermatol, 2013, 88(1):76-83.

[5] Wasmeier C, Hume AN, Bolasco G, et al. Melanosomes at a glance. Cell Sci, 2008, 121(Pt24): 3995-3999.

第 3 章　黄褐斑基础总论

第一节　黄褐斑发病机制

黄褐斑（chloasma）又称"蝴蝶斑"，是一种慢性、获得性面部色素增加性皮肤病，临床多表现为发生于面部的浅褐色至深棕色斑片，常对称分布，边缘多不规则，除面部外，还可累及颈部、前臂及胸部。黄褐斑好发于青、中年女性，亚洲育龄期女性发病率高达 30%，男、女发病比例约为 1 ∶ 9。

遗传易感性、日光照射、性激素水平变化是黄褐斑三大主要发病因素。近几年来关于血管因素、炎症反应、屏障功能受损等致病因素也越来越受到重视。此外，也已明确睡眠障碍、使用汞铅含量超标等劣质化妆品、烹饪等热辐射接触、甲状腺疾病、女性生殖系统疾病和肝病等也可诱发或加重黄褐斑。

黄褐斑的发病机制仍不清楚，一般认为与紫外线照射、雌激素及孕酮分泌、自身免疫性甲状腺疾病、药物因素（避孕药、苯妥英类、光毒性药物）等相关。Espósito 的研究发现，黄褐斑发生与皮肤中 α-MSH 的分泌及 Wnt 通路的激活相关。

黄褐斑的主要病理特点为：表皮层黑素颗粒增加，但黑素细胞数量正常。除表皮色素异常外，真皮层还可见噬黑素细胞、日光弹性纤维变性、血管及肥大细胞数量增加等，表明真皮变化在黄褐斑的发病机制中亦起着关键作用。电子显微镜检查发现，与正常皮肤相比，黄褐斑皮损中黑素细胞的黑素体数量明显增多，高尔基体、线粒体、粗面内质网等细胞器数量同样增加，提示黑素细胞处于功能活跃及受激惹的状态。

黄褐斑临床分期分为活动期和稳定期。按照有无炎症反应，黄褐斑可分为 2 型：炎症性黄褐斑和非炎症性黄褐斑。黄褐斑根据色素所在位置分为 2 型：表皮型（表皮色素增多）和混合型（表皮色素增多＋真皮浅层噬黑素细胞）。黄褐斑根据皮损发生部位分为 3 型：面中部型、颊型及下颌型（临床还可见面上部型、面下部型及泛发型）。黄褐斑根据血管参与情况分为 2 型：①单纯色素型（melanized type，M 型）（黄褐斑多少都有血管的反应，故此称为"偏色素型"较为准确）；②色素合并血管型（melanized with vascularized type，M+V 型）。黄褐斑的分期和分型对于治疗方法的选择、治疗效果等有指导意义。

根据患者的病史、典型的临床表现即可诊断。联合玻片压诊、Wood 灯等无创检测技术可进一步分期、分型。黄褐斑需与炎症后黑变病、褐青色痣、太田痣、雀斑、色素性化妆品皮炎、Civatte 皮肤异色症、褐黄病、光化性扁平苔藓等相鉴别。

黄褐斑作为一种损容性疾病，常对患者造成严重的心理影响，因此需要积极治疗。但黄褐斑易复发，难治愈。黄褐斑的治疗目标是色斑变淡或恢复正常，面积缩小或消失，尽可能减少复发。

黄褐斑的治疗方法包括光电治疗、美塑疗法、化学焕肤、药物治疗、中医中药等。单一的治疗方法通常效果不佳、容易出现不良反应及易复发等，因此黄褐斑需要进行多种方法的整合治疗。治疗前需进行无创皮肤检测，充分评估求美者的皮肤状况，从而进行个性化的治疗。

黄褐斑的疗效判定可分为主观评价和客观评价两个方面，主观评价包括黄褐斑面积和严重指数（melasma area and severity index，MASI）评分、医师整体评价（physician's global assessment，PGA）和患者满意度评价。客观评价包括 L*、a*、b* 值的检测 [L*：皮肤的黑白亮度（黑色素）；a*：皮肤的红绿平衡（血红蛋白）；b*：皮肤的黄蓝平衡（脂色素）]、VISIA 图像分析、治疗前后的皮肤黑色素指数（melanin index，MI）和红斑指数（erythema index，EI）的检测、RCM 和皮肤镜的检测。

本病属于中医学"黧黑斑""面尘"的范畴。中医学认为黄褐斑发病由气机不畅，腠理受风，忧思抑郁，肝脾肾功能失调所致。病机为肝郁气滞，气滞血瘀，脾胃虚弱，肝肾不足。

（孙林潮）

第二节　黄褐斑病理

黄褐斑是一种多发于颜面等暴露部位的色素增加性皮肤病。黄褐斑的特点是不规则的浅至深褐色融合性或点状分布的斑疹，边缘清楚，累及曝光部位，尤其好发于面颊、前额、上唇、鼻部及下颏，有时可见轻微红斑。

黄褐斑的病因及病理机制尚未完全阐明，通常关联于紫外线暴露、性激素水平异常和遗传因素。近年研究结果表明，皮肤屏障的受损、炎症因素及血管因素在黄褐斑发病过程中具有重要意义，长期暴露于日光中的短波可见光和人工光、热源也可诱发此病。

黄褐斑病理学改变主要包括：表皮角质形成细胞黑色素含量升高、真皮内日光性弹性组织变性、肥大细胞数量增多、新生血管增多、基底膜损伤。电子显微镜证实黑素体数量增多，其在角质形成细胞中分布更广泛。黑素细胞内线粒体、高尔基体、粗面内质网和核糖体数量增加。除此之外，黄褐斑发病机制的研究现已拓展至基因水平，使得黄褐斑的病因理论不断扩充。

一、表皮黑色素含量升高

几十年前人们就知道紫外辐射是引发黄褐斑的一个重要因素。即使在夏季使用有效的 UVB 和 UVA 保护措施，大多数患者的损伤仍会恶化。最近的研究同样表明，短波长的可见光（蓝紫光）通过黑素细胞中的一种叫作 opsin 3 的特殊传感器诱发色素沉着。

　　紫外线照射皮肤后，角质形成细胞神经生长因子（NFG）、促黑素细胞激素（MSH）等分子的表达明显增强（图 3-1），它们分别与黑素细胞膜上的 NGF 受体、黑色素皮质素 1 受体（MC1R）等结合后，将细胞外信号转移至黑素细胞内。此过程 cAMP 浓度上升，级联激活细胞内蛋白激酶 A（PKA）等信号通路并磷酸化小眼畸形相关转录因子（MITF）。酪氨酸酶、酪氨酸酶相关蛋白 1 等酶蛋白的合成增加，促进黑素细胞增殖，从而色素合成量增加，最终表现为黄褐斑患者表皮全层黑色素含量均有所增加（图 3-2）。

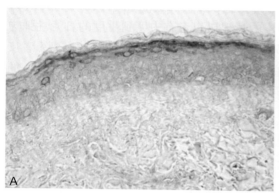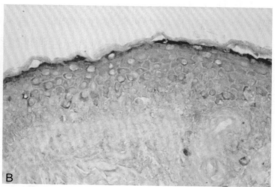

图 3-1　黄褐斑患者 α-MSH 抗原免疫染色显示结果

正常皮肤组织（A）和用抗 α-MSH 抗体（1 ∶ 1000 稀释度）染色的黄褐斑皮肤组织（B）。黄褐斑皮肤组织对 α-MSH 表现出更强的免疫反应性，免疫反应性更强烈地延伸到棘层下层（原始放大倍数 ×400）

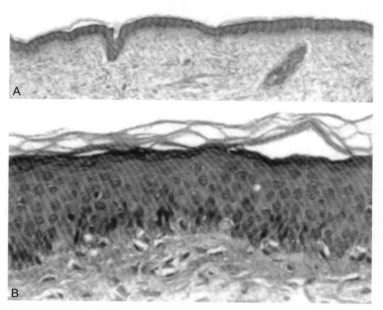

图 3-2　一名 34 岁黄褐斑女性患者病理组织切片显示表皮基底层至角质层均色素增多，真皮内基本无黑素细胞

　　虽然已知 UV 暴露参与黄褐斑的发生发展，但可能并非始终起重要作用。通过转录组学方面的检测发现，对比正常皮肤，黄褐斑皮损处的 H19 RNA 表达下调，从而刺激

黑色素合成和黑色素转移。虽然单一 UV 暴露或敲除 H19 可增加酪氨酸酶的表达，但是敲除 H19 RNA 后 UV 辐射的黑色素生成并未变化。此外，参与黄褐斑发病机制的 Wnt 抑制因子 -1（WIF-1）暴露在 UV 后表达无改变。

二、真皮内日光性弹性组织变性

虽然黄褐斑以表皮色素沉着为特征，但通常可以观察到皮肤细胞外基质（ECM）异常。日光性弹性组织病变是由于长时间暴露在阳光下，真皮中异常弹性组织积累的光老化过程，是黄褐斑皮肤中经常描述的特征。有 93% 的黄褐斑患者有中度到重度的日光性弹力组织病变。皮损黄褐斑皮肤的日光性弹性组织病变明显高于皮损周围皮肤。黄褐斑患者皮肤组织切片中观察到较厚、高度卷曲和更多的碎片性弹性纤维（图 3-3）。83% ～ 93% 的黄褐斑患者表现出不同程度的日光性弹性组织病变，伴随着形状异常和不规则的特点。

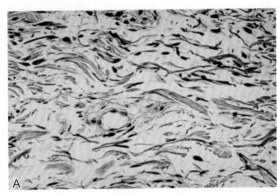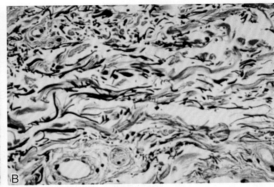

图 3-3　正常皮肤组织（A）与黄褐斑皮肤组织（B）

黄褐斑皮肤组织（B）显示出较厚的、高度卷曲的、碎片化的、较正常皮肤组织（A）更为分散的弹性纤维

黄褐斑皮肤中较高水平的日光性弹性组织病变表明光老化在黄褐斑的发展中起着至关重要的作用。紫外线 B（UVB）照射促进角质形成细胞通过分泌干细胞因子（SCF）、成纤维细胞生长因子（bFGF）、白细胞介素 -1、内皮素 -1、诱导型一氧化氮合酶、α- 促黑素细胞激素、促肾上腺皮质激素和前列腺素 E2 诱导黑素细胞增殖和黑色素发生。此外，皮肤的日光性弹性组织病变可能会诱导来自真皮成纤维细胞的致黑素细胞因子，包括 SCF 和肝细胞生长因子，从而影响上表皮色素沉着的发展。

转录组学分析显示，包括 Wnt 抑制因子 -1（WIF-1）、分泌卷曲相关蛋白 2（sFRP2）和 Wnt5a 在内的 Wnt 信号调节子在病变黄褐斑皮肤中上调。在培养的正常人类黑素细胞上，WIF-1 的上调调控诱导微眼炎相关转录因子（MITF）和酪氨酸酶的表达，促进黑色素的形成。WIF-1 的下调可能发生在表皮角质形成细胞和真皮成纤维细胞中，通过上调典型和非典型 Wnt 信号通路参与黄褐斑的发展。sFRP2 被认为在黄褐斑或紫外线照射的皮肤中表达增高，通过 β-catenin 信号调控 MITF 及酪氨酸酶来刺激黑色素生成。此外，肝素结合蛋白，一种反映细胞老化的多效营养因子，同样被猜测与黑色素发生有关，可能是通过激活黑素细胞中 Erk1/2 从而导致 MITF 降解。

三、肥大细胞数量增多

较正常皮肤组织，黄褐斑患者皮肤组织的肥大细胞数量更多，可发现黄褐斑患者皮肤组织内肥大细胞浸润更显著（图 3-4），肥大细胞的数量随样本位置的不同而有很大的差异。

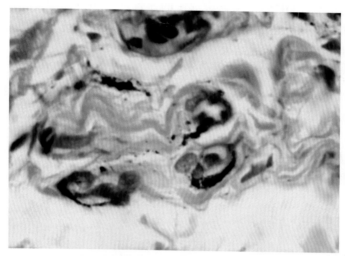

图 3-4　黄褐斑区域肥大细胞浸润更显著（原始放大倍数 ×400）

虽然肥大细胞在黄褐斑形成中的作用尚不清楚，但根据之前的一些研究，组胺已被证明在黑色素形成中起作用。在紫外线照射下，人体真皮肥大细胞中组胺释放量上调，组胺刺激黑素细胞的增殖和迁移。组胺的黑色素活性是由 H_2 受体通过蛋白激酶 A 活化介导的。生长分化因子 -15 是转化生长因子 -β（TGF-β）家族的一员，最近被认为在组胺诱导的黑色素生成中发挥作用。因此，肥大细胞可能引发表皮色素沉着，这是黄褐斑的主要特征。

在已有的肥大细胞与光老化的关系研究中，光老化皮肤中肥大细胞数量显著增加。重复的紫外线照射也促进肥大细胞胰蛋白酶的产生，该酶已被证实可将 proMMP 加工成活性形式或通过直接破坏 ECM 蛋白参与皮肤 ECM 的降解。肥大细胞胰蛋白酶激活 proMMP-9 并降解Ⅳ型胶原蛋白，肥大细胞数量的增加和胰蛋白酶水平的升高可以削弱黄褐斑皮肤基底膜。肥大细胞胰蛋白酶也可以通过直接或通过其他细胞类型或细胞因子诱导成纤维细胞产生弹性蛋白来触发日光性弹性组织病变。最近的一项研究进一步揭示了 granzyme B（一种由增多的肥大细胞表达的丝氨酸蛋白酶）促进紫外线照射后皮肤中的 ECM 降解。最后，肥大细胞还可以通过分泌血管生成因子 [包括 VEGF、成纤维细胞生长因子 -2（FGF-2）和 TGF-β] 诱导血管增生。这些发现表明，肥大细胞在紫外线诱导的慢性光老化中起关键作用，并与日光性弹性组织病变、基底膜破坏和血管扩张有关，这些都是黄褐斑的主要特征。

四、新生血管增多

越来越多的证据表明，病变黄褐斑皮肤的血管数量、血管大小和血管密度均大于病灶周围皮肤。免疫组织化学研究表明，与病变周围正常皮肤相比，黄褐斑皮肤血管覆盖的皮肤区域显著增多。

由于在体外黑素细胞中发现了血管内皮生长因子（VEGF）受体的功能，研究人员推测角质形成细胞中 VEGF 的升高在黄褐斑的血管增多中发挥重要作用。迄今为止，尚无证据表明 VEGF 是一种强黑色素生成因子。相反，血管系统的增加是由长期紫外线照射引起的日光性弹性组织病变的结果。

研究发现肥大细胞通过分泌血管内皮生长因子（VEGF）、成纤维细胞生长因子 -2（FGF-2）和转化生长因子 -β（TGF-β）等蛋白质，诱导血管增生，这是黄褐斑的另一个显著临床表现。这些血管生成因子增加受累皮肤血管的大小、密度和扩张，并在治疗黄褐斑时成为另一个治疗靶点。相较于正常皮肤组织，黄褐斑皮肤组织的 VEGF 有更高表达（图 3-5），且相较于正常皮肤组织，黄褐斑皮肤组织中的血管的大小、密度及相对面积有显著增长（图 3-6）。

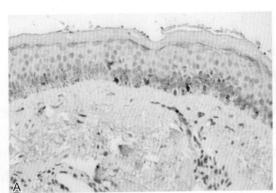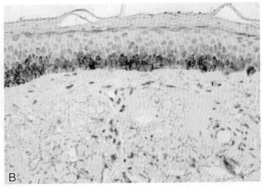

图 3-5 VEGF 抗体免疫染色组织学切片
相较于正常皮肤组织（A），黄褐斑皮肤组织（B）的 VEGF 有更显著的表达（原始放大倍数 ×400）

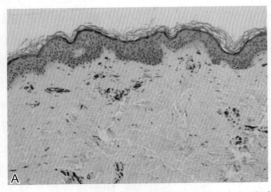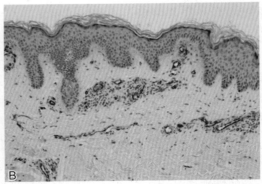

图 3-6 相关抗原免疫化学组织染色显示，与正常皮肤组织（A）相比，黄褐斑皮肤组织真皮血管（B）增大且拉长

此外，诸如 SCF 和诱导型一氧化氮合酶等可以影响血管化的细胞因子水平的升高也已被证实。由于血管化的增加被认为是老化过程的一个特征变化，黄褐斑被认为是光老化中独特表型的光损伤，而不是色素表皮紊乱。所以，在此基础上应考虑对黄褐斑进行抗衰老、抗血管生成治疗。

五、基底膜损伤

部分研究已经描述了黄褐斑皮肤基底膜较正常皮肤存在异常，如黄褐斑皮肤标本的基底细胞和基底膜的局灶性空泡变性。与基底膜异常相关的黑素细胞被证明是黄褐斑的特征之一。这些发现表明基底膜破坏是黄褐斑的另一个关键发现。有趣的是，与早期研究中较低的发病率相比，最近的一项关于黄褐斑患者的研究借助 D-PAS 染色（基膜组织化学染色）和抗Ⅳ型胶原蛋白（基底膜的主要成分）免疫组化染色揭示黄褐斑患者皮肤基底膜存在破坏。尽管根据研究人群的不同基底膜破坏的发生率可能存在很大差异，但基底膜破坏是一项重要的发现，它揭示了慢性紫外线暴露与黄褐斑之间的关系。在长期紫外线照射下，基质金属蛋白酶（MMP）-2 和 MMP-9 水平升高，可降解皮肤中的Ⅳ型胶原蛋白和Ⅵ型胶原蛋白，诱导基底膜破坏。当前仍需要进一步的研究来证实基底膜破坏的普遍性。

基底膜异常在黄褐斑病理中起着关键作用。如上文所述，紫外线损伤激活 MMP2 和 MMP9 降解基底膜中的胶原蛋白，研究表明，相较于正常皮肤组织，黄褐斑皮肤组织的Ⅳ型胶原蛋白显著减少（图 3-7）。钙黏蛋白 11 是一种在黄褐斑皮肤中上调的黏附分子，可以介导成纤维细胞和黑素细胞之间的相互作用，促进黑色素生成。钙黏蛋白 11 还负责上调 MMP1 和 MMP2 的表达，导致黄褐斑皮肤中胶原的进一步降解，有研究发现较正常皮肤组织，黄褐斑皮肤组织的钙黏蛋白 11 有更显著的表达（图 3-8）。基底膜损伤之后，允许黑素细胞和黑素颗粒向下进入真皮层，导致黄褐斑的持续性和复发性。因此，由激光或任何进一步加重基底膜损伤的治疗可能使黄褐斑恶化。同样地，基底膜的修复可以限制复发，这为未来黄褐斑的治疗提供更多、更好的思路。

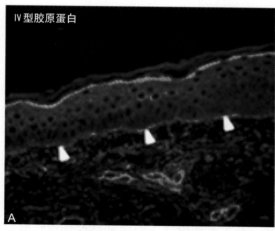
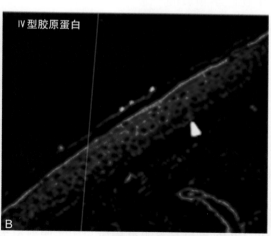

图 3-7　Ⅳ型胶原抗体免疫荧光染色显示，较正常皮肤组织（A），Ⅳ型胶原蛋白在黄褐斑皮肤组织（B）中显著减少，表明基底膜受损（放大倍数 ×400）

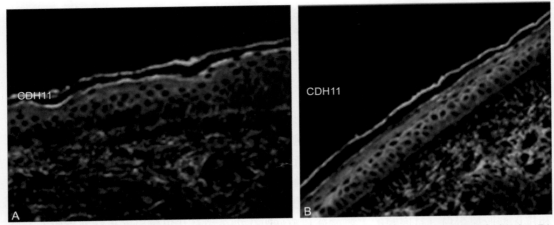

图3-8 钙黏蛋白11抗体免疫荧光染色显示，较正常皮肤组织（A），钙黏蛋白11在黄褐斑皮肤组织（B）中更显著的表达（原始放大倍数 ×400）

六、其他病理机制

在电子显微镜下，可观察到黄褐斑皮肤组织，基底层黑素细胞体积较大，线粒体、核糖体、粗面内质网较为丰富，内含各期黑素体。

miRNA是一类内源性的具有调控功能的非编码RNA，其大小长为20～24个核苷酸，主要参与基因转录后水平的调控。近年的研究表明，miRNA参与各种各样的调节途径，如肿瘤、心血管疾病、代谢性疾病、呼吸系统疾病、精神疾病、神经系统疾病、自身免疫性疾病等。黄褐斑的病理机制同样与miRNA紧密联系。

H19 RNA来源的一种miRNA：miR-675，在黄褐斑皮损处表达减少。miR-675的过表达可降低酪氨酸酶、TRP-1和TRP-2的表达。有研究揭示外泌体包含结构和功能完整的miR-675，作为角质形成细胞和黑素细胞之间相互交流的方式。miRNA的发现成为生物医学领域的一个重大突破。在色素沉着领域，包括黄褐斑，miRNA的作用不断被发现。

（赵 波）

第三节 黄褐斑的影响因素

遗传背景、长期暴露于紫外线(UV)和女性性激素已被认为是导致黄褐斑的主要原因。最近，更多的因素被考虑到参与黄褐斑的发展。

一、紫外线与可见光

大量研究已证实紫外线照射在黄褐斑的形成中起主要作用。在流行病学研究中，超过1/4的参与者表明黄褐斑与阳光照射有关联。基于黄褐斑病变的位置以及日光照射后症状的发展和（或）加重（其发生发展与照射时间、照射强度相关。皮损通常在冬天改善，夏天恶化，或在强烈日晒后立即恶化）。黄褐斑与长期紫外线照射皮肤的组织病理的相似性也支持紫外线在黄褐斑形成中的作用。

紫外线照射通过直接影响黑素细胞和间接影响其他细胞（如角质形成细胞、成纤维细胞及肥大细胞等）释放一系列促黑色素生成因子来刺激黑色素的合成。

1. 紫外线照射的直接效应是内源性 1, 2- 二酰基甘油（DAGs）形成、蛋白激酶 C-β 激活和一氧化氮（NO）产生伴随环鸟苷酸单磷酸合成，从而促进酪氨酸酶的活化，以及酪氨酸酶相关蛋白 1（TPR-1）、酪氨酸酶相关蛋白 2（TPR-2）的表达。

2. 紫外线诱导角质形成细胞和黑素细胞之间的旁分泌作用。紫外线直接促进角质形成细胞释放促黑色素生成因子，包括碱性成纤维细胞生长因子（bFGF）、神经生长因子（NGF）、内皮素 -1（ET-1）和原黑色素皮质素（POMC）衍生的促黑素细胞激素（MSH）、肾上腺皮质激素（ACTH）等多肽。特别是增强如 POMC 衍生多肽和 MSH 受体、ET -1 和 ET-1 受体、干细胞因子（SCF）及其受体 c-KIT 的作用。角质形成细胞在紫外线辐射下也可产生 NO，具有促进黑色素生成作用。

3. 紫外线也可诱导成纤维细胞和黑素细胞之间的旁分泌作用。UV 可诱导成纤维细胞释放 SCF，促进黑色素的合成。可见光，尤其是蓝光可以激活酪氨酸酶，在 Fitzpatrick 分类中 Ⅲ～Ⅴ 型皮肤的患者更明显。

二、激素

流行病学数据显示，在不同国家中，孕妇黄褐斑的发生率为 14.5%～56%，口服避孕药人群发生率为 11.3%～46%。黄褐斑高发于女性生殖年龄和孕妇，且与口服避孕药相关联，均表明女性性激素加速黄褐斑的发生发展。但对黄褐斑患者使用抗雌激素和抗雄激素的治疗，也会加重黄褐斑。所以，激素对黄褐斑的影响尚有争议。

1. 黄褐斑的多发人群为育龄期女性，50 岁以后患病率显著降低，可能是由于更年期和衰老引起黑素细胞数量和活性下降。

2. 黄褐斑与合成孕激素，尤其是左炔诺孕酮相关，孕酮刺激表皮黑素细胞生成黑色素，参与黄褐斑的发病。但也有学者发现黄体酮可减少黑素细胞增殖，对酪氨酸酶活性没有明显影响。

3. 在妊娠期间，尤其是在妊娠晚期，胎盘、卵巢和垂体分泌的激素水平增加，促进黑色素合成。

4. 据报道，局部应用雌激素霜后会促进黄褐斑的发展。

5. 在卵泡期和黄体期，黄褐斑患者的雌二醇水平较正常人群显著增加。

6. 卵巢功能障碍和雄激素也可能是黄褐斑发展的病因。

总结：国内外研究众多，黄褐斑和激素之间的相关性尚有争议。

三、皮脂腺

虽然整个面部都暴露在阳光下，但黄褐斑通常只涉及富含皮脂腺的特定区域，如面颊、前额和唇周。表明皮脂腺功能与黄褐斑发病机制之间可能存在关联。

1. 皮脂腺能合成维生素 D 并分泌不同的细胞因子和生长因子，如 IL-1α、IL-6 等，调节黑素细胞的功能。

2. α-MSH 又作用于皮脂细胞，表明皮脂细胞与黑素细胞之间存在相互作用，其在黄褐斑的发病中发挥着重要作用。

四、遗传与种族

遗传因素表现出与黄褐斑的强烈关联，尤其是在肤色较深的个体中，如 Fitzpatrick Ⅲ～Ⅴ型皮肤的群体；此外，H19 基因的表达降低也与黄褐斑发病相关，而家族中发病率高的原因还与家族内成员具有相同的护肤习惯、防晒习惯、生活环境等相关。拉丁美洲、亚洲及印度人群更易发生黄褐斑，说明黄褐斑与有色种族有一定关系。

五、化妆品、药物

1. 滥用化妆品或其他含有化学药品的药物，例如砷、铁、铜、铋、银、金、苯妥英钠、氯丙嗪等与局部黄褐斑的发病相关。

2. 口服抗惊厥药、抗疟疾药、四环素、磺胺类药物、胺碘酮及其他光敏性药物等可能会沉积在皮肤或刺激黑色素生成而引起黄褐斑。

六、血液循环

黄褐斑患者的红细胞沉降率、血细胞比容、红细胞电泳、全血黏度比、血浆黏度、纤维蛋白原显著高于健康人群；而黄褐斑的局部皮损处毛细血管的数量及密度增加。

七、护肤习惯

过度的清洁和揉搓习惯也可能导致表皮 pH 升高，使角质层含水量下降，经表皮水分流失率升高，表皮屏障受到破坏，并产生炎性介质，诱发或加剧黄褐斑的发生发展。此外，不当的护肤方式还可与季节、温度因素一起影响黄褐斑表皮的微生态平衡，使常驻菌减少，暂驻菌增加，影响皮肤的免疫代谢功能。

八、其他系统疾病

内脏肿瘤、肠道寄生虫病、肝病、慢性酒精中毒、自身免疫性甲状腺疾病等全身系统性疾病，可促进 MSH 作用，影响黑色素合成，导致黄褐斑的发生发展。

九、睡眠

睡眠与人体交感神经系统密切相关，睡眠不足时副交感神经兴奋，激活垂体分泌 MSH，黑色素生成增多，加剧黄褐斑。

（严 蕾）

第四节　黄褐斑中医认识

黄褐斑为一种面部局限性、对称、色素沉着性皮肤病，多见于中、青年女性，易诊难治。其主要表现为额部、眉部、颊部、上唇等处出现局限性淡褐色或褐色斑片，边界清楚，呈对称性分布。本病属于中医学"黧黑斑""黑𪒠""面尘"的范畴。

中医学对本病早有认识，晋代葛洪所著《肘后备急方》称之为"𪒠暗"；隋代《诸病源候论》称"面黑𪒠"，并对其病因、病机有所论述；唐代孙思邈在其所著《备急千金要方》中将其称为"面𪒠""𪒠黯"；明代《外科理例》指出本病好发于女子，多与情志不调有关；明代《外科正宗》称"黧黑斑"。清代《医宗金鉴·外科心法要诀》说"原于忧思抑郁、血弱不华、火燥结而生于面上，妇女多有之"。后世因其颜色、形状特点而称之为"褐斑""蝴蝶斑"；因其多发于孕妇而名"妊娠斑"；又因本病常由肝郁气滞引起，故俗称"肝斑"。

一、病因病机

1. 情志不遂

（1）凡情志失调，如肝气郁结、暴怒伤肝、思虑伤脾、惊恐伤肾等，皆可使气机紊乱，气血悖逆，不能上荣于面，则生褐斑。

（2）若肝郁日久化火，灼伤阴血，使颜面气血失和或血瘀于面，导致褐斑发生。

2. 劳伤脾土

（1）饮食不节，劳倦过度，偏嗜五味，均可使脾失健运，气血不能荣于面而生斑。

（2）土不制水，水气上泛，痰湿蕴结，气血不能濡养，可变生褐斑。

3. 肾气不足

（1）房室过度，久伤阴精；或人到中、老年，肾精亏耗，颜面不得荣润而成褐斑。

（2）水亏不能制火，虚火上炎，郁结不散，滞于经络，致使颜面气血失和而成黑斑。

（3）肾阳虚，水湿上泛，颜面肌肤失养而生斑。

4. 冲任失调　妊娠血已养胎，或肾虚肝郁，血海蓄溢失常，气血不能上荣于面而生斑。

5. 风邪阳毒

（1）使用劣质化妆品，风热侵袭，腠理不固。

（2）日光中的紫外线，阳毒光毒灼伤肌表，局部气血不和而生斑。

中医学认为，黄褐斑发病总由风邪阳毒，气机不畅，忧思抑郁，肝脾肾功能失调所致。病机为肝郁气滞，气滞血瘀，脾胃虚弱，肝肾不足。

二、"阳明脉衰"与黄褐斑

黄褐斑的病因广泛，确切发病机制尚不明确，但总以脏腑功能失调，气血失和为要。《素问·上古天真论篇》云："五七，阳明脉衰，面始焦，发始堕。六七，三阳脉衰于上，面皆焦，发始白。"女性到了35岁左右，由于阳明经脉开始衰微，面部也因气血濡养不足而开始枯槁，头发也开始脱落，说明黄褐斑与阳明之荣衰密切相关。

阳明经指十二经脉中的手阳明、足阳明经脉，阳明经乃多气多血之经。《素问·热论篇第三十一》云："阳明者，十二经脉之长也"，五脏六腑及周身气血都禀受于脾胃，是十二经脉中最重要的美容经脉。

（一）经脉循行

阳明经包括足阳明胃经和手阳明大肠经，其经络、经筋、皮部几乎分布于整个面部，这也是阳明能主面之荣枯的生理基础。

1. 足阳明胃经（图 3-9）　《灵枢·经脉篇》："胃足阳明之脉，起于鼻之交頞中，旁纳太阳之脉，下循鼻外，入上齿中，还出挟口环唇，下交承浆，却循颐后下廉，出大迎，循颊车，上耳前，过客主人，循发际，至额颅"；可见阳明经在面部循行广泛，上至额，下至颏，中至鼻，左右两侧至颊，几乎整个面部为阳明经脉所循行，无处不到。

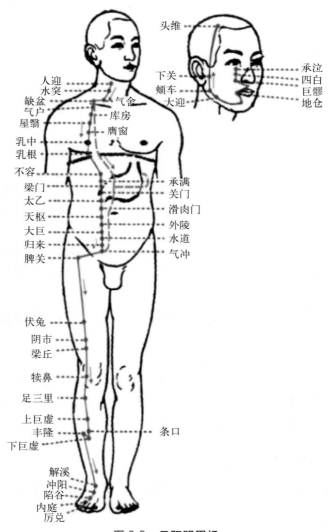

图 3-9　足阳明胃经

《灵枢·经筋篇》曰："足阳明之筋……至缺盆而结，上颈，上挟口，合于頄，下结于鼻，上合于太阳。太阳为目上冈，阳明为目下冈，其支者，从颊结于耳前"，足阳明经经筋分布于面颊、鼻、眼、口及其周围。另外，皮部作为十二经脉及络脉在皮肤的分布，大到络脉，小到浮络、孙络，可以说阳明经的皮部几乎覆盖了整个面部。

2. 手阳明大肠经（图 3-10）　《灵枢·经脉篇》："大肠手阳明之脉……其支者，从缺盆上颈，贯颊，入下齿中，还出挟口，交人中，左之右，右之左，上挟鼻孔"。《灵枢·经筋篇》："手阳明之筋……其支者，上颊，结于頄；直者，上出手太阳之前，上左角，络头，下右额"。手阳明皮部亦在整个面部均有分布。

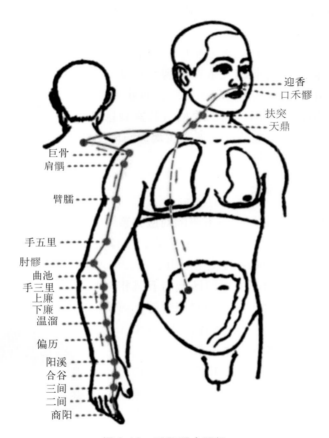

图 3-10　手阳明大肠经

（二）阳明多气多血

胃，受承化物，乃水谷气血之海，水谷入胃，经过腐熟吸收，"精气游溢"，再"上输于脾，脾气散精"，传输至四肢百骸、五脏六腑。脾胃居于中焦，是全身气机升降出入的枢纽，不仅主气血所生，同时主气血所行，阳明经有多气多血的特点。阳明脉衰，气血渐亏，不能上荣头面，肌肤黯淡无光，继而面生黑斑。

（三）阳明主津液

阳明者，阳气昌盛、阳热有余，最易受邪后导致津液损伤，"大肠主津"，机体所需之水，绝大部分是在小肠或大肠被吸收的，正如《脾胃论》"大肠主津，小肠主液，大肠、小肠受胃之荣气乃能行津液于上焦，灌溉皮毛，充实腠理"。大肠主津的功能失司，会因津液不能濡养、湿热蕴结肠胃，导致面部枯槁生斑或皮肤红肿生疮。《外科正宗·女人面生黧黑斑第九十五》云："黧黑斑者，水亏不能制火，血弱不能华肉，以致火燥结成斑黑，色枯不泽"。

（四）阳明、冲脉共调气血

"女为阴体，不足于阳。故其衰也，自阳明始。"《难经译释》云："冲脉者，起于气冲，并足阳明之经，挟脐上行，至胸中而散也。"

从经脉循行来看，冲为血海，与足阳明胃经会于气街，仍隶于阳明，气血随经络运行输散周身，上行头面。

从生理功能上看，冲为十二经气血汇聚之所，是全身气血运行的要冲，女子月事亦有赖于冲脉血满。阳明与冲脉相互依存、满亏互补，保证了机体气血的充足。"五七"女子，冲任受损，阳明必衰，全身气血虚弱，肌肤失养而生黑斑。

综上，阳明经络遍布头面，面部荣枯与其盛衰息息相关，黄褐斑病机虽复杂难定，但究其根本乃气血失和、不能濡泽面部，黄褐斑与阳明脉衰有直接联系，因而有学者主张"阳明主面，治面要取阳明"。

三、黄褐斑的面部诊断

（一）中医关于面部区域划分与五脏的对应关系

《黄帝内经》云："视其外应，以知其内者，当以观外乎诊于外者，斯以知其内，盖有诸内者，必形诸外。"黄褐斑的发生与肝、脾、肾功能失司，气血失常，瘀血内生，血不上荣面部而成色斑。面部的不同区域与五脏相对应（图3-11），如左颊对应肝，右颊对应肺，鼻对应脾，额对应心，颏对应肾等。《素问·刺热》记载："肝热病者，左颊先赤；心热病者，颜先赤；脾热病者，鼻先赤；肺热病者，右颊先赤；肾热病，颐先赤。"

不同部位的黄褐斑，可以提示其部位对应脏腑的病变，同时可以提示治疗的思路和方法。按照上述的面部区域划分与五脏的对应关系，一般认为，黄褐斑长在两颊多与肝、肺有关，长在鼻与脾有关，长在额与心有关，长在两颏和眼周与肾有关，长在上唇与胞宫有关。不同部位的黄褐斑，分别可以采用疏肝行气、健脾利湿、活血化瘀、滋补肝肾、调补胞宫等不同方法治疗。

1. 黄褐斑长在额头，额头为主要曝光部位，易日晒生斑。额中对应心，故黄褐斑只长在额头者，提示心经瘀结，治疗可选用清心化瘀的药物，如丹参、黄连等。

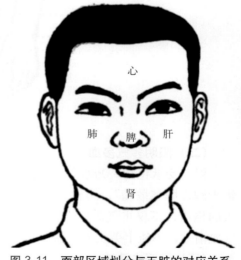

图3-11 面部区域划分与五脏的对应关系

2. 黄褐斑长在鼻背，鼻背易受日光照射、眼镜压迫而起斑。鼻部对应脾，黄褐斑见于鼻背者，多提示脾虚湿蕴，可用健脾利湿的药物，如苍术、白术等。

3. 黄褐斑长在颧颊，两颊是黄褐斑最常见的部位，与日光照射有关，有时一侧经常曝光者，可表现为相应一侧面颊色斑明显。另外"左颊候肝，右颊候肺"，色斑发于左颊者，多与肝气郁结、情志不遂或精神压力大有关，提示肝失疏泄，肝胆郁滞，须警惕脂肪肝、肝胆疾病，宜疏肝行气，可加用柴胡、郁金、香附等药；发于右颊者，多有肺气不降，可宣降肺气，加用桑白皮、杏仁等药物。

4. 黄褐斑长在上唇，上唇是手阳明大肠经的循行部位，对应的是泌尿生殖器官。此处长黄褐斑是肾气不足、胞宫瘀阻的表现，可能有月经失调、子宫肌瘤等疾病，应予以警惕，并加用一些暖宫化瘀的药物，如川芎、艾叶等。

（二）黄褐斑的面部色诊

1. "望色十法"　是指望色时要注意辨色之浮沉、清浊、微甚、散抟、泽夭。此内容《灵枢·五色》早有论述，《望诊遵经·相气十法提纲》曰："大凡望诊，先分部位，后观气色，欲识五色之精微，当知十法之纲领。十法者，浮、沉、清、浊、微、甚、散、抟、泽、夭是也。"

望色十法的具体内容及临床意义为如下。

（1）浮沉：浮是指色显露于肤之表，多出现在疾病初起，提示病在表、在腑；沉是指色隐约于皮肤之内，提示病在里、在脏。病色初浮而后沉，为病从表入里，由浅入深；反之病色由沉而转浮，提示病情好转，或病邪欲解。如果久病、重病反见两颧浮红，是虚阳浮越的表现，提示病情危重。

（2）清浊：清是指面色明亮，病属阳证；浊是指泽晦暗混浊，病属阴证。病色由清转浊，为阳证转阴证；由浊转清，为病由阴出阳。

（3）微甚：微是指色浅淡，多见于正气虚或病邪轻；甚是指色深浓，多见于邪气盛（实证）或病势重。病色由微转甚，是病因虚致实，或病邪由轻转重；由甚转微，是病由实转虚，或病转轻。

（4）散抟：散是指病色疏离，如云彻散，为病程较短暂，邪未积聚的表现；抟是病色壅滞、团聚，为病久不解，病情深重。病色由散变抟，为病情加重；由抟面散，为病情减轻或病邪欲解。

（5）泽夭：泽是指肤色明润有光彩，提示虽病而气血未衰，病有生机；夭是指肤色枯槁，提示精气受损。先泽后夭，多为病趋严重，病情恶化；先夭后泽，多为正气渐复，病有转机。

总之，十法是辨其色之气，而气乃色之变化，故可从总体上辨表里、阴阳、虚实、久近、成败，这就是十法的临床意义。望诊时注意，一是要十法与五色合参，才谈得上色诊；二是要进行动态观察，才能知其变化。

2. "五色主病"　病色分为白、黄、赤、青、黑 5 类。中医学认为，这 5 种病色各与特定脏腑的病变有关，从五色与五脏关系而言，一般规律是：白为肺色，黄为脾色，赤为心色，青为肝色，黑为肾色。这是不同病色反映特定脏腑病变的规律。

从病色与病证的关系而言，青黑多痛，黄赤多热，白多寒。病色既主不同的病证，又主不同的脏腑病变，对中医色诊及辨证论治具有重要的指导作用。

黄褐斑皮肤颜色改变，通常为淡黄色、淡褐色、棕灰色、棕黑色甚至深蓝灰色的斑疹融合而成的片状色素斑。中医有五色归属五脏的藏象理论，脾主黄，肾主黑，肝主青，因此黄褐斑的发生与肝、脾、肾三脏的关系密切。

(1) 淡褐色的色素斑：多代表中医学的肝郁气滞证。中医藏象理论认为肝藏血，主疏泄，司血海。肝为"将军之官"，性刚强，故欲疏泄，以气血失于调达而生斑。多见于思虑过多、心情郁闷之人，正如古籍《医宗金鉴》所说："由忧思抑郁，血弱不华，火燥结滞而生于面上，妇女多有之。"

(2) 深褐色的色素斑：多代表中医学的肾阴虚证。常见于劳累过度或慢性病日久消耗之人。肾水亏耗，阴虚火旺，虚火上炎，水不制火，阴血日耗，致使血虚不能华面，面络瘀滞。

(3) 青黑色的色素斑：多代表中医学的肾阳不足证。常见于先天不足或后天肾精劳损之人。肾的元阳亏虚，阳气不足，阴寒内盛，脏腑不得温煦，使气血生化不足，且运行无力，滞涩不畅，出现瘀滞，而结成青黑色的色斑。

(4) 淡黄色的色素斑：多代表中医学的脾失健运证。常见于食欲不佳、饮食无味、大便溏稀之人。脾为后天之本，气血生化之源，脾主中气而统血。由于劳倦过度、思虑伤脾，或饮食失养，伤及脾胃，脾失健运，则水谷精微不能上输，气血生化乏源，肌肤失养而出现颜面部淡黄色的色斑。

(5) 面色黧黑：面部均匀地显露晦黑的病色称为面色黧黑，亦称面色黑。此色多为阳气不足，寒湿太盛，或血运不畅，瘀血阻滞所致。《灵枢·五色》篇曰："五色命脏……黑为肾。"《证治准绳·察色要略》曰："黑色属水，主寒，主痛，乃足少阴肾经之色也。"由此可见黑为肾色，与寒水之邪关系密切。多见于黄褐斑、艾迪生病、皮肤黑变病及内科慢性疾病等。

四、黄褐斑的中医舌诊

舌与脏腑、经络关系密切。舌的肌肉为脾胃所主，舌的血脉为心所主，足三阴经等络于舌本。舌是脏腑的外候器官，人体脏腑、气血、津液的虚实，疾病的深浅轻重，都有可能客观地反映于舌象。故望舌是望诊的重要组成部分，黄褐斑除皮损辨证外，舌象通常是辨证的重要依据。

一般认为舌尖属心肺，舌中属脾胃，舌边属肝胆，舌根属肾（图3-12）。

望舌主要是观察舌质与舌苔。正常舌质一般是淡红而润，不胖不瘦，活动自如，舌苔薄白，不滑不燥（图3-13）。

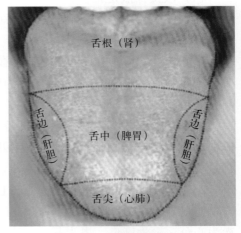

图 3-12　舌与脏腑的关系

舌质红主热证，红而起刺为热盛，红而干燥为热盛而津液不足。

舌尖红为心火上炎，舌边红为肝胆热盛。

舌红绛（图 3-14）为邪热入营血；舌红无苔或舌裂苔剥为阴虚火旺。

舌青紫（图 3-15）或有瘀斑主气血瘀滞；舌质淡白（图 3-16）主阳虚、气血两虚。

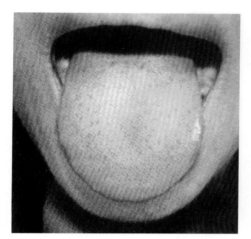

图 3-13　正常舌质舌苔

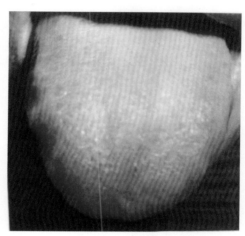

图 3-14　舌红绛

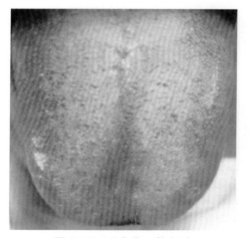

图 3-15　舌青紫，苔白腻

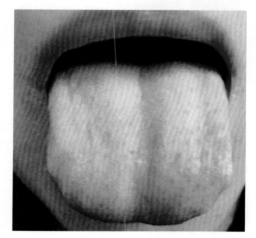

图 3-16　舌质淡白

舌干枯、裂纹，甚至有芒刺，为津液亏耗或热盛伤阴。

舌胖嫩而边缘有齿痕（图 3-17）为脾气虚或阳气虚，水湿内停。

白苔主寒证、表证；黄苔主热证、里证。

苔薄白而干常见于风热表证；苔薄黄提示热邪较轻，多见于风热表证或风寒化热入里初期。腻苔主湿浊、痰饮、食积；舌苔白腻（图 3-18）多为寒湿，黄腻为湿热。

舌质红、苔黄腻（图 3-19）为湿热俱重；舌质红、苔黄燥为胃肠燥热。苔灰黑而滑润见于阳虚寒湿；苔灰黑而干裂多属热极津枯。花剥苔或无苔为胃气、胃阴损伤；舌红苔少或花剥多为阴虚。

全舌青紫者多为血行淤滞，舌有青紫色斑点者（图 3-20），为淤于局部或局部血络损伤所致。

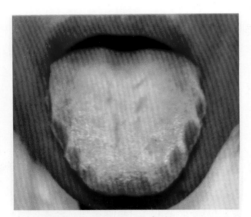

图 3-17　舌齿痕

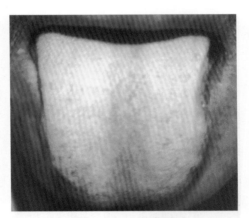

图 3-18　舌苔白腻

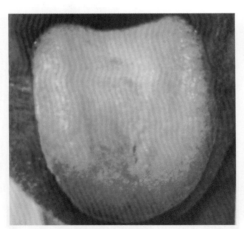

图 3-19　舌质红、苔黄腻

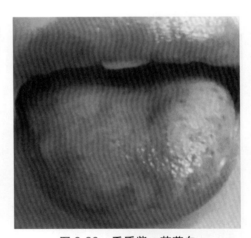

图 3-20　舌质紫，苔薄白

五、黄褐斑与中医体质

中医体质是指个体或群体身心特性的概括，是在先天禀赋的基础上，由遗传性和获得性因素所决定的，且在后天生长发育过程中所形成的脏腑阴阳和气血盛衰的偏颇及对某些病因和疾病的易感性。国家中医药管理局主管、中华中医药学会体质分会编制完成的《中医体质分类与判定》标准，将体质分为 9 型：阳虚质、阴虚质、气虚质、痰湿质、湿热质、瘀血质、特禀质、气郁质、平和质。在这 9 种体质中，气郁体质和瘀血体质的人相对更容易患上黄褐斑。

气郁体质者,更容易不开心、想不开、郁闷、心态不平衡,也就是中医学中说的"情志不畅",长期情志不畅就会影响人体"气"的运行;血瘀质患者以血行不畅为主要病机,常会有面色晦暗、舌有瘀斑、口唇紫暗、痛经、有血块等表现。气血运行不畅,不能上荣于面,肌肤失养而瘀涩发斑。斑与瘀同为有形之质,斑在外而瘀在内,瘀显于外即成斑,可谓是"有斑必有瘀,无瘀不成斑",现代医学研究发现黄褐斑患者的血液流变学存在异常,血液中纤维蛋白原、血浆黏度、全血黏度等指标差异均有统计学意义,证实黄褐斑与血瘀的关系密切。

中医学认为情志致病,气与血密切相关,气行则血行,气滞则导致血瘀,形成血瘀体质,故血瘀质可为气郁质日久而成。气滞血瘀日久也会继而影响肝、脾、肾的功能,所以气郁体质和血瘀体质者更应注意改善自己的体质,以防黄褐斑的发生。

有研究表明,不同中医体质类型的黄褐斑患者皮损分布类型及皮损严重程度各有差异,在黄褐斑临床辨证时,必须充分考虑体质特征,并针对不同体质而采取有针对性的治疗措施,以达到调整脏腑阴阳气血偏颇的目的,将疾病消除在萌芽状态。

六、黄褐斑的中医辨证分型

1. 肝郁气滞型 皮损呈青褐色斑片(图 3-21),对称性分布,兼有情志抑郁、胸胁胀满或少寐多梦,面部烘热,月经不调,舌质红或舌有瘀斑(图 3-22),脉弦。

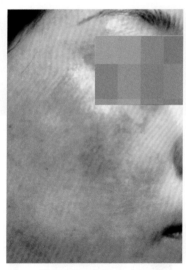

图 3-21 青褐色皮损

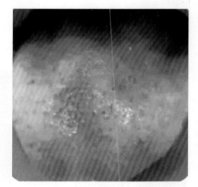

图 3-22 舌有瘀斑

2. 气滞血瘀型 皮损呈灰褐或黄褐色(图 3-23),伴有慢性肝病或月经色暗,有血块,或痛经,舌质暗红并有瘀斑(图 3-24),脉沉细或涩。

3. 脾虚湿阻型 皮损呈淡褐色,状如灰尘附着于颧部日久未洗,口周颜色暗黑(图 3-25)。兼有四肢乏力,少气懒言,周身疼痛,食欲不振,腹部冷胸膈胀满不适,偶有呕吐,或大便稀薄。脉濡细软,舌质淡红胖嫩并有齿痕,苔薄白微腻(图 3-26)。

4. 肝肾不足型 皮损呈黑褐色,形似煤块枯暗无光(图 3-27)。兼有畏寒肢冷,周身皮肤干燥发痒，口淡乏味，小便频繁而清稀，甚至不禁，或者小便余沙未尽，或大便稀溏，或腰部空痛喜按，性欲减退。脉象沉迟无力，舌质淡红，苔少或薄白（图 3-28）。

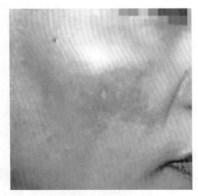

图 3-23 黄褐色皮损

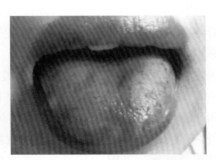

图 3-24 舌质暗红，有瘀斑

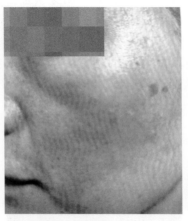

图 3-25 淡褐色皮损

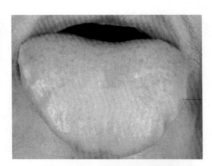

图 3-26 苔薄白，微腻

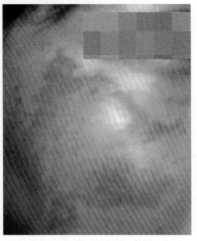

图 3-27 黑褐色皮损

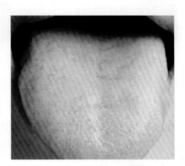

图 3-28 舌淡红，苔少

（周双琳）

参 考 文 献

[1] 朱丽萍, 庞勤, 吕乐春, 等. 黄褐斑患者组织病理特征分析. 中华皮肤科杂志, 2016, 49(10):706-711.

[2] Bolognia J, Murray M, Pawelek J. UVB-induced melanogenesis may be mediated through the MSH-receptor system. J Invest Dermatol, 1989, 92(5): 651-656.

[3] Choi WJ, Kim M, Park JY, et al. Pleiotrophin inhibits melanogenesis via Erk1/2-MITF signaling in normal human melanocytes. Pigment Cell Melanoma Res, 2015, 28: 51-60.

[4] Espósito A, Brianezi G, de Souza NP, et al. Exploring pathways for sustained melanogenesis in facial melasma:an immunofluorescence study. Int J Cosmet Sci, 2018, 40:420-424.

[5] Filoni A, Mariano M, Cameli N. Melasma: How hormones can modulate skin pigmentation. J Cosmet Dermatol, 2019, 18(2): 458-463.

[6] Hallgren J, Pejler G. Biology of mast cell tryptase. An inflammatory mediator. FEBS J, 2006, 273(9): 1871-1895.

[7] Handel AC, Miot LDB, Miot HA. Melasma: a clinical and epidemiological review. An Bras Dermatol, 2014, 89: 771-782.

[8] Hernández-Barrera R, Torres-Alvarez B, Castanedo-Cazares JP, et al. Solar elastosis and presence of mast cells as key features in the pathogenesis of melasma. Clin Exp Dermatol, 2008, 33(3): 305-308.

[9] Holmo NF, Ramos GB, Salomão H, et al. Complex segregation analysis of facial melasma in Brazil: evidence for a genetic susceptibility with a dominant pattern of segregation. Arch Dermatol Res, 2018, 310(10): 827-831.

[10] Iddamalgoda A, Le QT, Ito K, et al. Mast cell tryptase and photoaging: Possible involvement in the degradation of extra cellular matrix and basement membrane proteins. Arch Dermatol Res, 2008, 300(Suppl. 1): S69-S76.

[11] Im S, Kim J, On WY, et al. Increased expression of alpha-melanocyte-stimulating hormone in the lesional skin of melasma. Br J Dermatol, 2002, 146(1): 165-167.

[12] Jo HY, Kim CK, Suh IB, et al. Co-localization of inducible nitric oxide synthase and phosphorylated Akt in the lesional skins of patients with melasma. J Dermatol, 2009, 36: 10-16.

[13] Kang WH, Yoon KH, Lee ES, et al. Melasma: histopathological characteristics in 56 Korean patients. Br J Dermatol, 2002, 146(2): 228-237.

[14] Kim EH, Kim YC, Lee ES, et al. The vascular characteristics of melasma. J Dermatol Sci, 2007, 46(2): 111-116.

[15] Kim KH, Bin BH, Kim J, et al. Novel inhibitory function of miR-125b in melanogenesis. Pigment Cell Melanoma Res, 2014, 27(1):140-144.

[16] Kim M, Han JH, Kim JH, et al. Secreted Frizzled-Related Protein 2(sFRP2) functions as a melanogenic stimulator;the role of sFRP2 in UV-induced hyperpigmentary disorders. J Invest Dermatol, 2016, 136(1): 236-244.

[17] Kim NH, Choi SH, Lee TR, et al. Cadherin 11 Involved in Basement Membrane Damage and Dermal Changes in Melasma. Acta Derm Venereol, 2016, 96(5): 635-640.

[18] Kim NH, Lee AY. Histamine effect on melanocyte proliferation and vitiliginous keratinocyte survival. Exp Dermatol, 2010, 19: 1073-1079.

[19] Kim NH, Lee CH, Lee AY. H19 RNA downregulation stimulated melanogenesis in melasma. Pigment Cell Melanoma Res, 2010, 23(1):84-92.

[20] Kwon SH, Hwang YJ, Lee SK, et al. Heterogeneous pathology of melasma and its clinical implications.

Int J Mol Sci, 2016, 17(6):824.

[21] Kwon SH. Clues to the pathogenesis of melasma from its histologic findings. Journal of Pigmentary Disorders, 2014:2.

[22] Lee AY. Recent progress in melasma pathogenesis. Pigment Cell Melanoma Res, 2015, 28(6):648-660.

[23] Lee DJ, Park KC, Ortonne JP, et al. Pendulous melanocytes: A characteristic feature of melasma and how it may occur. Br J Dermatol, 2012, 166: 684-686.

[24] Lee HJ, Park MK, Lee EJ, et al. Histamine receptor 2-mediated growth-differentiation factor-15 expression is involved in histamine-induced melanogenesis. Int J Biochem Cell Biol, 2012, 44(12): 2124-2128.

[25] Park TJ, Kim M, Kim H, et al. Wnt inhibitory factor(WIF)-1 promotes melanogenesis in normal human melanocytes. Pigment Cell Melanoma Res, 2014, 27: 72-81.

[26] Pandya A, Berneburg M, Ortonne JP, et al. Guidelines for clinical trials in melasma. Pigmentation Disorders Academy. Br J Dermatol, 2006, 156(Suppl 1):21-28.

[27] Passeron T, Picardo M. Melasma, a photoaging disorder. Pigment Cell Melanoma Res, 2018, 31(4):461-465.

[28] Passeron T. Long-lasting effect of vascular targeted therapy of melasma. J Am Acad Dermatol, 2013, 69(3): e141-e142.

[29] Rajanala S, Maymone MBDC, Vashi NA. Melasma pathogenesis: a review of the latest research, pathological findings, and investigational therapies. Dermatol Online J, 2019, 25(10):13030.

[30] Sarkar R, Bansal A, Ailawadi P. Future therapies in melasma: What lies ahead?. Indian J Dermatol, Venereol Leprol, 2020, 86(1):8-17.

[31] Torres-Alvarez B, Mesa-Garza IG, Castanedo-Cazares JP, et al. Histochemical and immuno-histochemical study in melasma: Evidence of damage in the basal membrane. Am J Dermatopathol, 2011, 33, 291-295.

[32] Videira IF, Moura DF, Magina S, Mechanisms regulating melanogenesis. An Bras Dermatol, 2013, 88(1): 76-83.

第4章 黄褐斑临床总论

第一节 黄褐斑的诊断与鉴别诊断

一、诊断

黄褐斑是一种慢性、后天获得性面部色素增加的损容性皮肤疾病，女性发病较多，育龄期女性黄褐斑发病率占30%，皮损对称分布于颜面，以颧部、面颊、前额最为明显，也可累及耳前、鼻部、口唇周围，淡褐色、深褐色、淡黑色色素沉着斑片，颜色深浅不一，边界清晰或弥漫性，可融合成片呈典型的蝶形分布，表面光滑与皮肤相平，无鳞屑，自觉皮肤干燥，无其他不适。夏季、日晒、慢性搓擦及过度洁面、情绪波动、睡眠不佳、熬夜等后颜色加重，冬季减轻。部分患者的乳晕、腋下、腹股沟、外生殖器处皮肤颜色亦可加深。毛发覆盖部位如发迹、眉毛等处一般不生长，60岁以后症状逐渐减轻。

根据中国中西医结合学会皮肤性病专业委员会色素病学组制定的《黄褐斑的临床诊断和疗效标准（2003年修定稿）》，修订的黄褐斑诊断标准为：①面部淡褐色至深褐色、界线清楚的斑片，通常对称性分布，无炎症表现及鳞屑；②无明显自觉症状；③女性多发，主要发生在青春期后；④病情可有季节性，常夏重冬轻；⑤排除其他疾病[如颧部褐青色痣、里尔黑变病（Riehl's melanosis）及色素性光化性扁平苔藓等]引起的色素沉着。

黄褐斑的组织病理学特征为表皮基底细胞层的黑素颗粒增加，真皮浅层噬黑素细胞及游离黑素颗粒出现，真皮弹性纤维变性，亦可伴有血管或毛囊周围少许炎性细胞浸润。

根据患者典型的临床表现联合病史可以明确诊断。采用VISIA检测、玻片压诊、反射式共聚焦显微镜（reflectance confocal microscopy，RCM）等无创检测技术，依据血管参与情况、色素所在位置、皮损发生部位、树突状黑素细胞及亚临床表现等，可以进一步分期、分型，确定黄褐斑的严重程度。

二、鉴别诊断

黄褐斑需与下列疾病相鉴别。

1. 炎症后黑变病　继发于急性或慢性炎症，皮肤色素细胞在致炎因子刺激下黑色素合成增多，毛细血管增生，血管通透性增加，含铁血红素外渗，日久形成含铁血黄素，进一步出现的淡褐色、紫褐色或深褐色的色素沉着斑片，局限于皮肤炎症发生的部位，界线清楚。根据既往的外伤及炎症病史和随后出现的色素沉着非常容易鉴别。但有时外伤性色素沉着也可转化为黄褐斑。

2. 获得性真皮黑素细胞增多症（acquired dermal melanocytosis，ADM） 好发于 20 岁左右的青年女性，临床表现多为对称分布于双侧颧骨突出部位、太阳穴 - 上睑外侧、鼻翼、前额外侧、下眼睑内侧、鼻根 6 个典型部位的多发性斑片，前 3 个部位多呈弥漫性，后 3 个部位多呈圆形、类圆形孤立斑点，也可融合成片，颜色呈灰褐色或深褐色，病变皮损随着时间推移很少发生变化；单纯发生于颧骨部位的，临床上通常称作颧部褐青色痣。与黄褐斑的主要区别在于发病年龄、色斑部位、颜色和形态、随四季颜色的变化，以及日晒、情绪波动等后是否加重。由于病理上褐青色痣位于真皮层，色素颗粒经表皮及固有层的覆盖折射以后形成浅蓝色的色调；而黄褐斑位于表皮基底膜周围，颜色呈浅褐色或咖啡色表现。临床上两者合并发生的情况较多见。如图 4-1、图 4-2 为典型的 ADM，图 4-3 为单一部位的颧部褐青色痣。

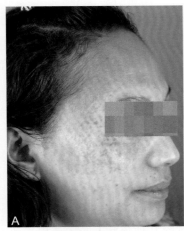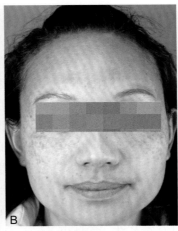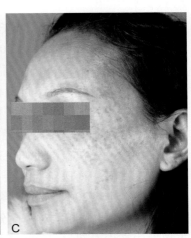

图 4-1　典型的获得性真皮黑素细胞增多症（一）

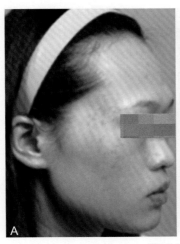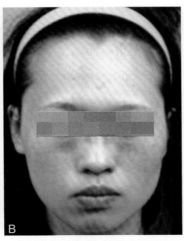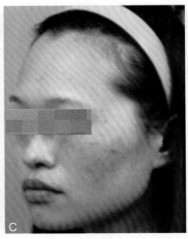

图 4-2　典型的获得性真皮黑素细胞增多症（二）

3.太田痣　常于出生时或出生后发生，通常发生于面部三叉神经分布的区域，色斑为蓝黑色灰蓝色斑，2/3 患者同侧巩膜受累变蓝，临床多表现为单侧分布于颧部、颞部、鼻翼、眼睑或累及上腭、结膜的深青色融合性斑片，色泽不均，周边具有蓝色斑点状着色。RCM 下表皮基底层色素含量大致正常，真皮中部可见中等数量的高折光树枝状黑素细胞或形态不一的高折光黑素细胞团块。双侧或浅褐色太田痣需与黄褐斑进行鉴别。图 4-4 为典型的太田痣。

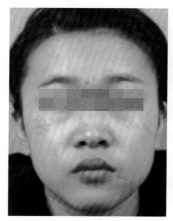

图 4-3　颧部褐青色痣

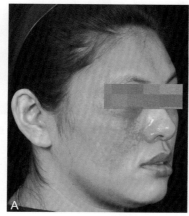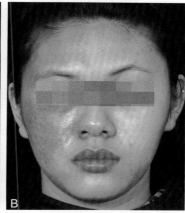

图 4-4　太田痣

4.里尔黑变病（图 4-5）　多见于中年女性，好发于面颈、胸背上部等皮肤暴露部位。早期临床表现为红斑、水肿、瘙痒等皮炎样改变，继之出现灰褐色或棕褐色网状或弥漫性色素沉着，粉尘样外观，边界不清，逐步演化为表面覆以薄层鳞屑、毛细血管扩张或毛囊角化，皮损通常分为炎症期、色素沉着期、萎缩期。RCM 下表皮与真皮交界模糊，部分基底色素环消失，真皮浅层见数量不等的高折光噬色素细胞及中等折光的单核细胞。

5.摩擦黑变病　多见于体形较瘦的年轻女性，多与损害部位的骨上皮肤走行一致，根据皮损的形

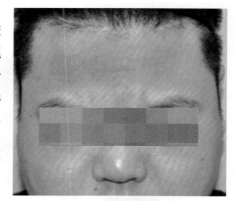

图 4-5　里尔黑变病

态、特定部位及对致病因素的健康调查，可判定于某一外在物质的反复摩擦及刺激。多为淡褐色至暗褐色的带状色素沉着斑片，呈细网状，边界清晰，毛囊口、皮沟处不发生，痒感较轻或不痒。

6.雀斑　常在儿童或青少年时期发病，女性多于男性，有家族史，表现为 1 ～ 5mm 的褐色点状色斑，散在而不融合，多对称分布于下眼睑、面颊、鼻根部，也可见于前额、上眼睑、口周等部位，手背、颈肩暴露部位也可见，日晒或妊娠后加重。图 4-6 为黄褐斑合并雀斑，图 4-7 为单纯雀斑。

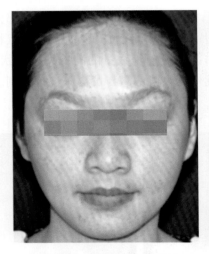

图 4-6 黄褐斑合并雀斑

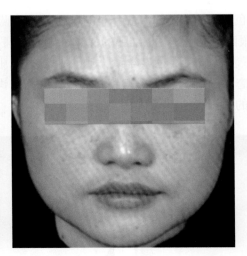

图 4-7 单纯雀斑

7. 色素性化妆品皮炎 面部弥漫性或斑片状棕褐色斑，有明确的外用化妆品史，发病初期有红斑、丘疹性炎性皮损，伴不同程度的瘙痒。化妆品斑贴试验阳性。演员的黄褐斑与色素性化妆品皮炎色素沉着很容易混淆，尤其是妊娠期的女演员黄褐斑色素与化妆品皮炎色素沉着混在一起更难分清。鉴别时应注意其生育史、化妆史和口服避孕药的使用情况、皮疹与化妆部位的关系及皮损的演变情况等。图 4-8 为色素性化妆品皮炎。

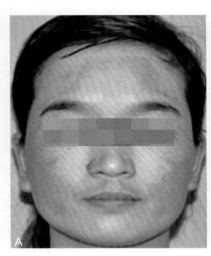
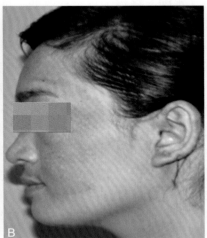

图 4-8 色素性化妆品皮炎

8. Civatte 皮肤异色症（图 4-9） 多见于绝经期女性，皮损对称分布于面部、颈侧、上胸部等光暴露部位，皮损特点为红棕色或青铜色网状色素沉着斑，夹杂有萎缩的色素脱失斑，且有明显的毛细血管扩张现象。通常有长期光照史，下颌部位不受累。

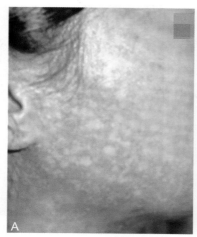
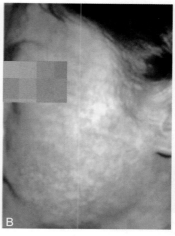

图 4-9　Civatte 皮肤异色症

9. 艾迪生病　色素沉着可见于面部及全身，以暴露、经常摩擦部位、皮肤皱褶处及乳晕、外生殖器、口腔黏膜、结膜等部位最为明显，面部色素不均，少数也可有片状色素脱失区，无炎性表现。皮肤色素沉着多是由于肾上腺皮质功能受损，对促黑素细胞激素和促肾上腺皮质激素的负反馈减弱所致。

10. 褐黄病　此病系先天性尿黑酸氧化酶缺乏，又称黑酸尿症。临床特征较明显，但名称与黄褐斑相似。主要特点为尿液变黑，皮肤、黏膜及肌腱等广泛发黑及骨关节病。尿液色谱法检查尿黑酸可确诊。

11. 光化性扁平苔藓　此病国外报道较多，临床表现颇似黄褐斑，主要鉴别点为光化性扁平苔藓，除面部以外，全身各处均可发疹，常可累及眶周，色泽多偏灰蓝，而黄褐斑以棕色为主，皮损形态可有扁平苔藓的特征。光化性扁平苔藓可以与服用药物（如异烟肼、甲苯、磺丁脲、氯喹酮等）有关，病理活检有特征性改变。

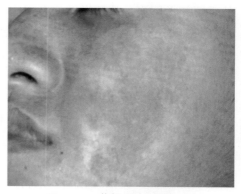

12. 咖啡斑　起病于新生儿期或幼儿期，边缘规则的淡褐色、棕褐色、深褐色斑片，形状大小不一，边界清晰。本病为遗传性皮肤病，为多系统疾病的一个标志，如神经纤维瘤病、Waston 综合征、Albright 综合征等。图 4-10 为黄褐斑合并咖啡斑。

图 4-10　黄褐斑合并咖啡斑

13. 脂溢性角化病（seborrheic keratosis，SK）这是一种由于皮肤长期受到紫外线照射而形成的后天性褐色斑，为数毫米到数厘米大小不等的圆形或椭圆形病损，与皮肤相平或略高出皮肤，可单发或多发，多发于颜面、四肢等光暴露部位，侧面较中面部多见，也可继发于烧伤或痤疮之后。其好发部位与黄褐斑好发部位非常容易重叠。图 4-11 为多见增生型 SK，图 4-12 为与皮肤表面相平的 SK。

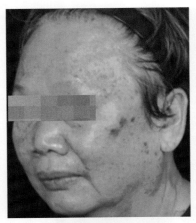

图 4-11　增生型脂溢性角化病

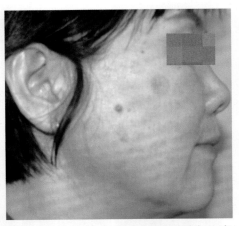

图 4-12　与皮肤表面相平的脂溢性角化病

黄褐斑尚需要与其他色素性皮肤问题相鉴别，如雀斑样痣、斑痣、贝克痣等，在临床上也需引起重视。

（孙林潮　张克佩　李东霓）

第二节　黄褐斑临床分型分期

黄褐斑这一困扰亚洲女性的后天色素性皮肤问题，对于其真正的病因尚不明确，且受影响因素较多，有明显的个体特殊性。然而，黄褐斑的个体特殊性也存在于普遍规律性之中，如紫外线、性激素、遗传因素、精神因素、睡眠、护肤习惯等因素都是黄褐斑的重要相关因素。从超微结构及组织病理的研究来看，树突状黑素细胞活跃、血管增生、炎性细胞局部浸润、皮肤屏障及基底膜带破坏、真皮胶原变性都在黄褐斑皮损处可见，在一定程度上揭示了黄褐斑是由多因素而致的综合皮肤问题。

研究探索其规律的目的是获得好的治疗效果，但目前黄褐斑的治疗效果还不尽如人意，在一个黄褐斑患者有明显效果的治疗方案，不能完全复制到另一个患者，即使是同一患者，不同时期的治疗效果也迥然不同。如临床上越来越多的医师主张服用氨甲环酸，可见色斑明显减淡，甚至不用激光等其他方案治疗，但有的患者服用后则没有明显的效果。有研究发现，黄褐斑皮损处有血管异常者使用复方甘草酸苷或氨甲环酸，可使血管数量明显减少，黄褐斑也明显改善。还有不同时期的黄褐斑对激光治疗的反应不同，疗效与色素沉着等并发症的出现也不同，因此对黄褐斑的分型分期是为了更好地制订合理的治疗方案。

关于黄褐斑的分型分期，目前学术界公认的有以下方法。

一、分型

1.按皮损发生部位分型

（1）蝶形型：皮损主要分布在两侧面颊部，呈蝶形对称性分布。

（2）面上部型：皮损主要分布在前额颞部、鼻部和颊部。

（3）面下部型：皮损主要分布在颊下部口周。

（4）泛发型：皮损泛发在面部大部区域。

黄褐斑按部位分型对于中医中药治疗有重大意义。

2. **按病因分型**　特发型无明显诱因者，继发型因妊娠、绝经、口服避孕药、日光等原因引起者。有明显病因者可以针对病因进行治疗。

3. **按照有无炎症反应分型**

（1）炎症性黄褐斑：主观症状有瘙痒、刺痛（瘙痒和皮肤过敏后黄褐斑有加重）、干燥（干燥后黄褐斑有加重）、红斑 / 毛细血管扩张症（红斑和面部潮红后黄褐斑有加重）。皮肤客观检测，VISIA 等皮肤检测红区明显（百分位值 ≤ 80%）。黄褐斑如伴有炎症，在治疗时应先采取消炎、修复措施，然后再进行针对色素的强度较大的治疗（如色素爆破激光治疗或化学焕肤治疗等）。

（2）非炎症性黄褐斑：无明显主观症状，VISIA 等皮肤检测红区不明显（百分位值＞80%）。

4. **组织病理学分型及研究**　宋为民等对有关黄褐斑组织病理学的文献加以分析归纳，对黄褐斑组织病理学表现（图 4-13）及研究存在的一些问题进行了探讨。Grimes 等应用 MEL-5 免疫染色，发现黄褐斑皮损处表皮色素沉着增加，但黑素细胞数目没有增多（图 4-14）。朱丽萍等分别取 8 例黄褐斑患者的皮损组织，16 例面部色素痣皮损周围正常组织，分别取 2mm 活检，进行 HE 染色、Fontana-Masson 染色、Verhoeff-van Gieson 染色，HMB45、NKI/beteb 免疫组织化学及透射电子显微镜观察。结果黄褐斑组织病理表现为以基底层、棘层为主的黑素颗粒增多，黑素细胞仅存在于表皮层，较正常皮肤黑素细胞数量无增加，但表皮层黑素细胞体积增大，染色强度增加，树突增多（图 4-15）。8 例患者中仅有表皮型和混合型（表皮真皮型），无单纯真皮型黄褐斑。

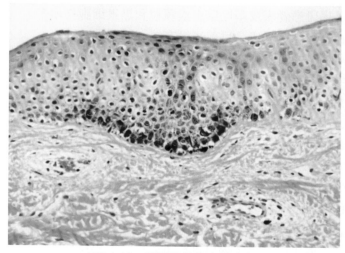

图 4-13　黄褐斑组织病理改变
表皮基底细胞层黑素细胞功能活跃，黑色素增加，真皮无黑素颗粒

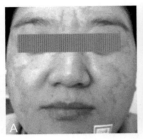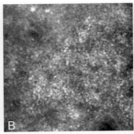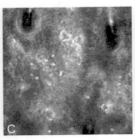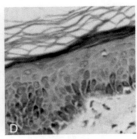

图 4-14　黄褐斑组织病理学表现（一）

A. 面部黄褐斑病变；B. 黄褐斑病变基底细胞层黑色素增加；C. 真皮表层黑色素增加；D. HE 染色显示黄褐斑真表皮黑色素增加

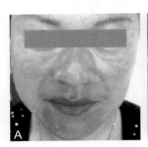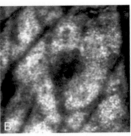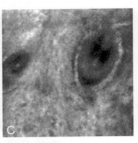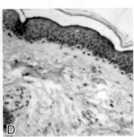

图 4-15　黄褐斑组织病理学表现（二）

A. 面部黄褐斑病变；B. 表皮基底层黑色素增加；C. 真皮浅层没有黑色素增加；D. 在 HE 切片中，黄褐斑皮肤表皮层的黑色素含量显著增加，而真皮中没有黑色素

　　对于黄褐斑皮损区的色素增加，是因为表皮黑素细胞数目增加还是黑素细胞功能亢进，还存在一定的争议。Kang 等对 56 名韩国的面部黄褐斑患者的皮损区和正常皮肤进行活组织检查，应用 Fontana-Masson 染色和 NKI/beteb 免疫组织化学，发现 84% 的黄褐斑患者皮损区黑素细胞数目增加，黑素细胞与角质形成细胞的比值增加 33%。何黎教授的研究也发现黄褐斑患者表皮基底层黑素颗粒和黑素细胞均增多。

　　对于是否存在真皮型黄褐斑，目前还没有统一的观点。

　　Grimes 等在研究中发现，黄褐斑皮损区和周围正常皮肤中均有噬黑素细胞，两者数量之间没有统计学差异。他认为虽然正常皮肤中也有噬黑素细胞，但是皮损区噬黑素细胞的增加更加明显，提示真皮型黄褐斑的存在。Kang 等研究发现，在 59% 的患者皮损区和周围正常皮肤中均没有发现黑素颗粒，在 36% 的患者皮损区和周围正常皮肤的真皮中均含有噬黑素细胞。所以，他们认为噬黑素细胞不能作为诊断真皮型黄褐斑的依据，从而认为真皮型黄褐斑不存在。何黎等应用 HMB45 免疫染色，发现黄褐斑患者的真皮浅层中含黑色素的细胞 HMB45 表达阴性，证明这些细胞为噬黑素细胞。

　　对于黄褐斑的组织病理检查，虽然可视为分型诊断的金标准，但对于以美容目的求医的黄褐斑患者，在临床上难以作为常规检测手段。因此，需要探索一种与组织学检查相一致的无创在体检测手段来对黄褐斑进行更能反映黄褐斑特点的分类。

　　近年来，随着皮肤无创技术的开发应用，对黄褐斑的认识也有了更新和进展。如足够放大倍数（20 倍）的皮肤镜，可以观察到色斑颜色和边缘与正常皮肤的过渡情况，以及血管的多少及管径的大小。反射式共聚焦显微镜（reflection confocal microscope，RCM），可以观察树突状细胞的形态和折光度，有学者已通过电镜和免疫组织化学证实这个树突状细胞即为活化的黑素细胞，国内学者通过 RCM 对树突状黑素细胞形态及折光度进行评估，发现不同时期黄褐斑皮损处的树突状黑素细胞形态有差异，故应用 RCM 检测黄褐斑皮损处树突状黑素细胞形态可作为判断活动期和稳定期的参考指标，相当于在体的光活检技术，取代不易被接受的面部组织活检。目前较多地利用这些客观检测手段对黄褐斑进行分型、分期的研究，以期指导临床治疗方案的选择，并进行预后的判断。

（1）共聚焦显微镜研究：Liu 等探讨黄褐斑的组织学分类与反射式共聚焦显微镜分类的关系，收集了黄褐斑患者 210 例，对其中 10 例进行活组织切片检查，并在 RCM 下观察色素分布，并与组织病理学结果进行比较。其他病例只做 RCM 扫描。结果显示，10 例 RCM 扫描加活组织检查，与皮损周围正常皮肤相比，RCM 下所有皮损表皮黑色素含量增加，3 例真皮中也发现黑色素，与组织病理学检查结果具有很好的相关性，7 例归类为表皮型，3 例为混合型。其他 200 例患者中，143 例（71.5%）为表皮型，57 例（28.5%）为混合型。结论认为 RCM 在体检测与组织病理学检查结果高度一致，可作为黄褐斑分类的替代方法。

根据 RCM 成像结果，黄褐斑可分为两种主要类型，即表皮型和混合型，仍无单纯的真皮型。

（2）皮肤镜检测研究：有学者通过皮肤镜来观察黄褐斑皮损处血管改变。血管形态评分标准：无血管，0 分；点状细线状且无分支，1 分；线状血管有分支但未交织成网，2 分；线状血管交织成网，3 分。

（3）VISIA 皮肤图像检测研究：患者在暗室内进行检测，摄正侧、左侧 45° 和右侧 45° 的图像并行自动软件分析。用 VISIA 图像检测主要看棕色斑及紫外光照片，有学者引用亚临床黄褐斑概念，即在 VISIA 图像的棕色斑或紫外光照片显示，色素斑面积大于肉眼所见的色斑面积，或肉眼未发现色素斑，称为亚临床黄褐斑。如果色斑在 VISIA 棕色斑及紫外光照片看到的面积等于肉眼所见，则为非亚临床黄褐斑，这个表现提示激光治疗参数不过于激烈，以免深层的色素细胞更为活跃或在激光治疗后需要联合酪氨酸酶抑制剂的中胚层疗法。

二、黄褐斑临床分期

黄褐斑临床分为活动期和稳定期。

1.活动期　近期（3 个月内）有皮损面积扩大，颜色加深，皮损泛红，搔抓后皮损发红，玻片压诊大部分褪色，反射式共聚焦显微镜（reflectance confocal microscopy，RCM）下见表皮基底层较多高折光的、树突多且长的树枝状及星爆状黑素细胞，真皮浅层可见数量不等的中等折光的单核细胞浸润，部分可见高折光的噬黑素细胞，皮肤镜血管评分为 2～3 分。对于活动期的黄褐斑宜采取温和的治疗手段，强度较大的治疗手段易激惹黄褐斑使皮损加重、出现色素沉着等不良反应。

2. **稳定期**　近期皮损面积无扩大，颜色无加深，皮损无泛红，搔抓后皮损不发红，玻片压诊大部分不褪色，RCM 下见表皮基底层较少的树枝状黑素细胞，树突较活动期黑素细胞缩短，星爆状黑素细胞较罕见，真皮浅层浸润的单核细胞减少，皮肤镜血管评分为 0 ～ 1 分。

三、其他临床分型

1. **根据皮肤物理方法及血液流变学分型**　何黎等通过皮肤物理方法及血液流变学检查把黄褐斑分为色素型、血管型、色素优势型及血管优势型 4 种类型。该分型可用于指导治疗。

2. **根据血管参与情况分型**　①单纯色素型（melanized type，M 型）：玻片压诊皮损不褪色，Wood 灯下皮损区与非皮损区颜色对比度增加；②色素合并血管型（melanized with vascularized type，M ＋ V 型）：玻片压诊皮损部分褪色，Wood 灯下皮损区与非皮损区颜色对比度增加不明显。该分型对治疗药物及方法的选择有指导意义。

3. **根据色素所在位置分型**　分为表皮型（表皮色素增多）和混合型（表皮色素增多 ＋ 真皮浅层噬黑素细胞）。该分型对治疗效果判定有指导意义。

4. **中医辨证分型**　分为肝郁气滞型、气滞血瘀型、脾虚湿阻型及肝肾阴虚型。临床上根据分型辨证施治。

5. **黄褐斑的地域特征**　不同地域的黄褐斑也有不同的特点，如以广东地区为主的华南斑，高原地区的高原斑，最南端沿海地区的海南斑，均各有其临床特点，如华南斑的特点为皮肤暗沉，色素呈均匀性增多（图 4-16），没有明显的斑的边界，正所谓民间称为的"黄气"。如果用激光或强脉冲光治疗易将色素激惹，使色素分布不均匀（图 4-17）。华南斑的特点与其形成原因有一定的相关性。广东地处亚热带，常年日照时间长、雨量大，在这种湿热的气候下，广东人多有痰湿体质，痰湿阻肤，气血瘀滞，导致皮肤晦暗不明，整体面部出现肤色暗沉，而致广东特有的黄褐斑。而在高原地区，则因海拔较高、气压低缺氧，同时日照强烈，所以高原斑所表现的是面部对称性的红斑及皮肤粗糙、松弛、皱纹、毛孔粗大等光老化现象，在此基础上出现以两颧部为主的色素增加（图 4-18）。

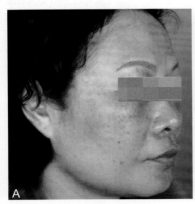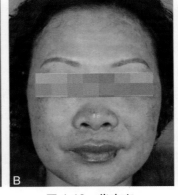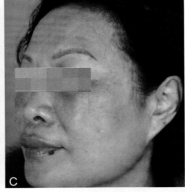

图 4-16　华南斑

而沿海地区的黄褐斑，则与紫外线损伤以及海风使皮肤的水分蒸发增加相关，皮肤缺水代谢缓慢，色素细胞代偿性活跃，致色素增多，即使大光斑低能量的治疗，也容易激惹活跃的色素屏障，出现特有的色素沉着，称为海南斑（图 4-19）。

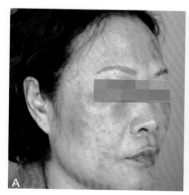
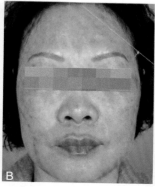
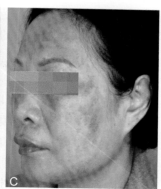

图 4-17　华南斑被强脉冲光激惹后色素不均匀

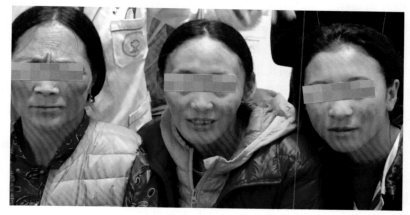

图 4-18　高原斑

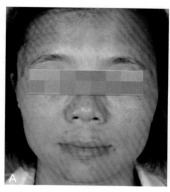
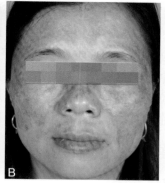

图 4-19　海南斑

（苑凯华　曾维惠）

第三节　黄褐斑治疗概述

黄褐斑是难治性色素性皮肤病之一，病因病机非常复杂，单一的治疗方法疗效欠佳，治疗后容易出现色素沉着、色素减退、皮肤敏感等不良反应，且易复发。因此，黄褐斑宜采取多种方法、多种手段的整合治疗。

一、黄褐斑难治的原因

（一）病因病机复杂，难以治本

黄褐斑的病因病机非常复杂，且通常是多因素共同作用的结果，这显著增加治疗的难度。对于黄褐斑，很大程度上只能进行对症治疗，要彻底治愈非常困难，如达到色素斑尽可能地淡化改善且能长期维持已是比较理想的效果。

（二）治疗心切过度，欲速不达

黄褐斑治疗困难的另一个原因是，在分解破坏色素进行治疗的同时，可能也会对皮肤造成一定程度的创伤，如创伤过大则可继发皮肤的炎症反应，从而导致黑素细胞酪氨酸酶活性显著增高，造成黄褐斑加重和炎症后黑变病，即会呈现"越祛越黑"的表现，结果可谓适得其反；另外，如果患者治斑心切，两次强度较大的治疗间隔过近，每次治疗后皮肤没有进行及时修复，则皮肤始终处于脆弱、敏感和炎症反应状态，会呈现"越祛越红"的表现，后续也会出现色素沉着，结果是欲速则不达；还有人为追求"绝斑"效果，强度较大的治疗次数过多、黑素细胞受损严重，会造成色素减退或脱失而呈现黑白相间"越祛越花"的表现，结果得不偿失。

因此，黄褐斑的治疗宜采用温和的方法，一方面要较快速分解破坏色素颗粒或采取促进色素代谢的措施，另一方面要注意治疗强度的控制，须如"妙手神偷"般地偷走黑素颗粒，同时尽量不惊动黑素细胞这个"主人"，从而避免色素沉着、色素减退、色素脱失等不良反应的发生，尤其是后者，一旦出现则极难恢复，应重在预防。

（三）防晒养护不当，反复加重

黄褐斑可谓"三分治疗、七分养护"，防晒和护理保养不当非常容易导致色斑加重或使治疗前功尽弃。严格防晒非常关键，除了正确使用防晒霜防止紫外线损伤外，还需外用抗氧化剂等以预防和减少可见光和近红外照射产生的自由基以及修复晒伤的细胞。另外，补水、保湿等日常养护皮肤也非常重要，且宜用温和的洁面乳及温水进行洁面，尤其是在颧部骨性高起部位一定要动作轻柔，如果应用洗涤用品及粗暴揉搓则可使屏障功能长期处于破坏和皮肤炎症状态，洁面过度也是黄褐斑的病因和症状反复的原因之一。

二、黄褐斑的整合治疗

（一）横向整合

横向整合即采取联合治疗的手段，包括以下 4 个方面。

1. 促进黑色素分解和代谢　即采用激光、强脉冲光、美塑疗法、化学焕肤等手段较快速分解或还原色素、促进色素的代谢，祛黑是黄褐斑治疗的重要环节，但祛黑治疗时务必要控制好治疗强度，即采用温和治疗的方式，条件允许下尽量使用分解色素效率高且刺激性小的"妙手神偷"的治疗模式和进行联合治疗。

目前可高效和高安全性分解破坏色素方面的光疗方面的"妙手神偷"主要有皮秒激光、调 Q 点阵激光、调 Q 激光 PTP 模式、非剥脱性和微剥脱性点阵激光（包括 1540nm、1565nm、1927nm 等点阵激光）、准长脉冲或长脉冲激光、强脉冲光等。

2. 减少黑色素合成和传输　即从源头上控制色素的产生。黄褐斑的治疗，分解破坏色素的环节固然重要，但如何防止新生色素产生，即减少色素合成的环节则更为重要，如果不能有效抑制色素的合成代谢，那么色素就会源源不断产生从而"取之不绝"，这一环节控制不好，任何分解色素的治疗都可能只是暂时效果，因此，实际上包括皮秒激光在内的所有爆破分解色素的单一设备和手段均非黄褐斑的"终结者"。

减少色素合成和传输的方法包括：① 全身疗法，如口服氨甲环酸片、水晶番茄片及中医中药治疗等。② 美塑疗法，包括微针、水光、手工注射、纳米微晶导入等。目前美塑疗法也已成为黄褐斑治疗的一大"利器"。③ 外用疗法，如外用医学护肤品和中药倒模面膜等。

3. 减轻炎症和修复屏障　强度较大的治疗术后须马上启动皮肤创面的镇静、舒缓、消炎、保湿等措施，以尽快减轻和消除皮肤炎症、促使创面和皮肤屏障功能修复。术后皮肤炎症反应的程度越重和持续时间越长、屏障功能破坏越重和持续时间越长则色素沉着不良反应的发生率越高。减轻术后炎症反应和修复屏障的措施包括红光或黄光照射、强脉冲光照射、舒敏治疗、中胚层疗法、中医药治疗和外用医学护肤品等。

4. 改善皮肤和全身状态　皮肤结构和功能是否健全、有无全身相关疾病也与黄褐斑的疗效和复发有关。如果皮肤的结构和细胞功能不正常，如屏障功能破坏、皮肤敏感、基底膜带损伤、皮肤炎症、真皮胶原老化变性等均可使黑素细胞酪氨酸酶的活性增高。美塑疗法（微针、水光、手工注射）、点阵激光、微针射频、单极或双极射频、强脉冲光等可促使皮肤结构功能和代谢的正常化，因此从长远考虑要多结合此类治疗。此外，黄褐斑治疗前应了解患者的全身状况，如有无内分泌失调、妇科和消化系统等慢性疾病、有无口服避孕药等，如有这些问题，应在黄褐斑治疗的同时或提前进行相关疾病的治疗、口服中药调节内分泌、注射药物调整性激素水平等，尽可能去除全身的相关致病因素。

（二）纵向整合

纵向整合即是将治疗和护理等措施进行无缝链接，对患者全程关爱。

1. 皮损评估和准备　除检查全身情况和进行相应的调治外，黄褐斑患者治疗前须详细检查和评估皮肤状况，如发现皮肤有屏障受损、皮肤敏感、皮肤炎症、血管增生扩张等现象，则在分解破坏色素治疗前需先进行修复屏障、消除炎症、封闭血管、活血化瘀等治疗，即需将修复措施前置，遵循先修复、后治疗，然后边治疗、边修复、再养护的原则。

另外，在治疗前要注意患者近期有无阳光暴晒史，如有应暂缓治疗，先行补水保湿、防晒等处理一段时间。为稳妥起见，在实施激光光子等治疗前，最好先行抗酪氨酸酶治疗，如前置进行中胚层疗法、口服中药或氨甲环酸片、外用医学护肤品等，有良好的皮肤准备后再做激光光子等治疗时皮肤就能较好地耐受治疗强度，这样不仅可以提高疗效，而且能减少不良反应的发生率。

2. 创面修复和护理　术后即刻启动创面的修复和护理程序，还可以采取医学遮瑕和化妆手段以掩盖皮肤红肿和色斑。

3. 日常防晒和养护　强度较大的治疗术后应严格防晒，日常温和清洁、注意补水保湿养护。

4. 心理疏导和沟通　许多患者通常对长疗程不能理解和接受，需向患者耐心解释并做好心理疏导和沟通，黄褐斑需要"治疗＋修复＋保养"三位一体，须做好打持久战的思想准备。部分黄褐斑患者有一定的心理障碍，程度严重时需请心理专家协助治疗。

（孙林潮）

参 考 文 献

[1] 陈德宇.中西医结合皮肤性病学.2版.北京：中国中医药出版社，2012: 310.

[2] 陈荣，许爱娥.不同时期黄褐斑皮损三种皮肤影像的形态学分析.中华皮肤科杂志，2019,52(2):103-106.

[3] 葛西健一郎.色斑的治疗.吴溯帆，译.杭州：浙江科学技术出版社，2011: 15-17, 114-116.

[4] 杨敏，鲍迎秋，高小曼，等.Civatte皮肤异色病.临床皮肤科杂志，2011,40(4): 191-192.

[5] 张学军.皮肤性病学高级教程.北京：人民军医出版社，2014: 317-318.

[6] 中国中西医结合学会皮肤性病专业委员会色素病学组，中华医学会皮肤性病学分会白癜风研究中心，中国医师协会皮肤科医师分会色素病工作组.中国黄褐斑诊疗专家共识(2021版).中华皮肤科杂志，2021, 54(2): 110-115.

[7] 中国中西医结合学会皮肤性病专业委员会色素病学组.黄褐斑的临床诊断和疗效标准(2003年修订稿).中华皮肤科杂志，2004, 3(1): 66.

[8] 中华中医药学会皮肤科分会，中国医师协会皮肤科医师分会中西医结合专业委员会.黄褐斑中医治疗专家共识.中国中西医结合皮肤性病学杂志，2019, 18(4):372-374. DOI:10.3969/j.issn.1672-0709.2019.04.031.

[9] 朱丽萍，庞勤，吕乐春，等.黄褐斑患者组织病理特征分析.中华皮肤科杂志，2016, 49(10):706-711.

[10] 崔诗悦，牛军州，李慧琼，等.长脉冲800nm半导体激光治疗黄褐斑的临床疗效观察.中国美容医学，2015, 24(5):62-64.

[11] 韩长元，宋为民.黄褐斑的组织病理学研究进展.中国中西医结合皮肤病学杂志，2008, 7(1):64-66.

[12] 何黎，王朝凤，王家翠.黄褐斑的临床分型及实验研究.中华医学美容杂志，1997, 3(2):72-74.

[13] 何黎，邹勇莉，张林，等.颧部褐青色痣与黄褐斑和太田痣的临床、组织学初探.中国皮肤性病学杂志，2003, 17(1):25-29.

[14] 杨鹏，麦跃，李娟，等.1540nm非剥脱点阵铒玻璃激光治疗黄褐斑的疗效观察.中国美容医学，2011, 20(12):1929-1932.

[15] 杨鹏，麦跃，李娟，等.长脉宽1064nm Nd:YAG激光治疗黄褐斑疗效观察.中国美容医学，2011, 20(7):1118-1120.

[16] Chalermchai T, Rummaneethorn P. Effects of a fractional picosecond 1064 nm laser for the treatment of dermal and mixed type melasma. J Cosmet Laser Ther, 2018, 20(3):134-139.

[17] Geddes ER, Stout AB, Friedman PM. Retrospective analysis of the treatment of melasma lesions

exhibiting increased vascularity with the 595-nm pulsed dye laser combined with the 1927-nm fractional low-powered diode laser. Lasers Surg Med, 2017, 49(1):20-26.

[18] Grimes PE, Yamada N, Bhawan J. Light microscopic, immunohistochemical, and ultrastructural alterations in patients with melasma. Am J Dermatopathol, 2005, 27:96-101.

[19] Hilton S, Heise H, Buhren BA, et al. Treatment of melasma in Caucasian patients using a novel 694-nm Q-switched ruby fractional laser. Eur J Med Res, 2013, 14(18): 43.

[20] Ho SG, Yeung CK, Chan NP, et al. A retrospective study of the management of Chinese melasma patients using a 1927 nm fractional thulium fiber laser. J Cosmet Laser Ther, 2013, 15(4):200-206.

[21] Hong SP, Han SS, Choi SJ, et al. Split-face comparative study of 1550 nm fractional photothermolysis and trichloroacetic acid 15% chemical peeling for facial melasma in Asian skin. J Cosmet Laser Ther, 2012, 14(2):81-86.

[22] Kang HY, Bahadoran P, Suzuki I, et al. In vivu reflectance confocal microscopy detects pigmentary changes in melasma at a cellular level resolution. Exp Dermatol, 2010, 19(8):228-233.

[23] Kang WH, Voon KH, Lee ES, et al. Malasma histopathological characteristics in 56 Korean patiects. Br J Dermatol, 2002, 146:228-237.

[24] Lee YJ, Shin HJ, Noh TK, et al. Treatment of melasma and post-inflammatory hyperpigmentation by a picosecond 755-nm alexandrite laser in Asian patients. Ann Dermatol, 2017, 29(6):779-781.

[25] Liu HX, Lin Y, Nie XJ, et al. Histological classification of melasma with reflectance confocal microscopy: a pilot study in Chinese patients. Skin Research and Technology, 2011, 17: 398-403.

[26] Na JI, Choi SY, Yang SH, et al. Effect of tranexamic acid on melasma: a clinical trial with histological evaluation. J Eur Acad Dermatol Venereol, 2013, 27(8):1035-1039.

[27] Niwa Massaki AB, Eimpunth S, Fabi SG, et al. Treatment of melasma with the 1, 927-nm fractional thulium fiber laser: a retrospective analysis of 20 cases with long-term follow-up. Lasers Surg Med, 2013, 45(2):95-101.

[28] Ohkuma M. Presence of melanophages in the normal Japanese skin. J Am Acad Dermatol, 1991, 13: 32-37.

[29] Passeron T, Picardo M. Melasma, a photoaging disorder. Pigment Cell Melanoma Res,2018,31(4):461-465.doi:10.1111/pcmr.12684.

下　篇

临　床　篇

第 5 章

黄褐斑临床检测方法

第一节 概 述

皮肤是人体最表面的器官,当皮肤出现各种问题时,其临床表现是显而易见的。然而皮肤疾病又是错综复杂的,如各种炎症、肿瘤、免疫性疾病及影响美容的各种色斑、血管病变、屏障改变、皮脂腺炎症及各种光老化表现等,仅通过皮肤科医师的肉眼和普通照片观察和评估仍存在很大的局限性。其局限性主要表现为:① 不能全方位立体客观了解病变的程度,更难以进行定量化分析;② 皮肤虽然是薄层的表面结构,但其显微结构同样也复杂,涉及的问题也很广泛;③ 肉眼所见的临床表现,也是一个由皮肤深层逐渐发展的过程,如果能在表象出现之前就能了解到深层结构的早期变化,则更有利于对皮肤问题的早期预防和治疗;④ 虽然皮肤的病理诊断是金标准,但对于暴露部位影响外观的面部皮肤,活组织检查难以在临床上实施。由于美容原因,活检通常不是一个常规选择,而且黑色素分布不均,病理活检需要多个采样点,存在一定的创伤、遗留瘢痕等限制了它的应用。因此,作为活检的非侵入性替代光学成像技术的最新进展有可能提高黄褐斑诊断的准确性并影响其治疗,非侵入性检测技术可帮助其诊断和监测治疗反应。随着光学技术和计算机技术的不断发展,越来越多的光学诊断技术应用于皮肤科,如各种足够放大倍数的皮肤镜(dermoscope)、皮肤超声成像(ultrasonic imaging)、反射式激光扫描共聚焦显微镜(reflection laser scanning confocal microscope),以及各种光学成像技术,如偏振激光散斑成像(polarized laser speckle imaging)、拉曼光谱成像(Raman spectral imaging)、高光谱成像(hyperspectral imaging)、漫反射成像(diffuse reflection imaging)、光声成像(photoacoustic imaging)等,也可能在不久的将来在皮肤科得以应用,实现皮肤疾病的在体、无创、实时的"光活检"诊断,同时也为探索皮肤更微观的领域提供可能。皮肤科医师也开发了一些直观的定量半定量评估方法,如黄褐斑面积和严重程度指数(melasma area severity index,MASI 评分)(表 5-1)、黄褐斑生活质量评分量表(表 5-2),方便临床疗效的定量评估和案例的总结交流。

表 5-1 黄褐斑面积和严重程度指数（MASI）

MASI 用于评价黄褐斑的严重程度，评分方法如下。

临床指标		评 分						
		0	1	2	3	4	5	6
严重程度	颜色深度：D	无	轻微	轻度	中度	重度		
	均一性：H	无	轻微	轻度	显著	最大		
面积：A	%	0	< 10	10 ~ 29	30 ~ 49	50 ~ 69	70 ~ 89	> 90

注：黄褐斑面积和严重指数（melasma area and severity index，MASI）评分是根据 Kimbrough-Green 等人制定的规则来评定的，按黄褐斑的面积、颜色深度和颜色均匀性进行定量。整个面部分前额、右面颊、左面颊、下颌 4 个区域，分别赋予 30%、30%、30% 和 10% 的权重。依色素斑累及这 4 个区域面积的百分比，分别计分（A）：1 分为 < 10%，2 分为 10% ~ 29%，3 分为 30% ~ 49%，4 分 50% ~ 69%，5 分为 70% ~ 89%，6 分为 > 90%。颜色深度（D）评分：0 分为无，1 分为轻微，2 分为轻度，3 分为中度，4 分为重度。均匀性（H）评分：0 分为无，1 分为轻微，2 分为中度，3 分为显著，4 分为最大限度。MASI = 前额 [0.3A（D＋H）] + 右面颊 [0.3A（D＋H）] + 左面颊 [0.3A（D＋H）] + 下颌 [0.1A（D＋H）]。最大为 48 分，最小为 0 分

前额评分 = 0.3 ×（D＋H）× A
右面颊评分 = 0.3 ×（D＋H）× A
左面颊评分 = 0.3 ×（D＋H）× A
颏部评分 = 0.1 ×（D＋H）× A
MASI 总分 = 以上分值总和

疗效评定：参照 MASI 评分下降率（%）。基本治愈，MASI 评分下降率 ≥ 80%；显效，MASI 评分下降率为 50% ~ 79%；好转，MASI 评分下降率为 20% ~ 49%；无效，MASI 评分下降率 < 20%。治疗有效率 =（基本治愈例数 + 显效例数）/ 总例数 ×100%

表 5-2 中文版黄褐斑生活质量评分量表（Ch-MELASQOL）

按照从 1 分（从未困扰）到 7 分（一直困扰）的等级，您需要依据自己的感受做出评分

1. 您的皮肤状态的外观
2. 对您的皮肤状态感到沮丧
3. 对您的皮肤状态感到尴尬
4. 对您的皮肤状态感到抑郁
5. 皮肤状态影响您与其他人交流（如家人、朋友、亲密关系等）
6. 您的皮肤状态影响您与他人共处的愿望
7. 皮肤状态使您难以向他人表达情感
8. 皮肤颜色的变化使您感觉自己没有魅力
9. 皮肤颜色的变化使您感觉自己缺乏生机、没有活力
10. 皮肤颜色的变化使您感到不自在

1 分，从未困扰；2 分，极少困扰；3 分，较少困扰；4 分，中间水平；5 分，有时困扰；6 分，几乎总是困扰；7 分，一直困扰

黄褐斑生活质量评分范围为 10 ~ 70 分，评分越高，表明健康相关的生活质量越差，疾病负担越重

Wood 灯是 1903 年由美国物理学家 Robert Williams Wood（1868－1953）所发明。Wood 灯是以高压汞灯作为发射光源，通过含有 9% 镍氧化物的钡硅酸滤片（Wood 滤片）而发出 320 ~ 400nm 波长的光波，其波峰在 365nm，输出功率一般为 1mW/cm^2。表皮和真皮的黑色素及真皮的胶原在吸收这一波长后可发出以蓝光为主的荧光，但不具特征性。组织自身荧光主要取决于弹性纤维、胶原纤维（荧光体为吡啶交链）、芳香氨基酸

（荧光体以色氨酸及其氧化产物为主）、烟酰胺腺嘌呤二核苷酸和黑色素前体及其产物的组成。当 Wood 灯发出的光线照射到富含黑色素的表皮上时大部分被吸收，而照射到相邻含黑色素较少的皮肤上时则被散射和反射，这就在二者交界处形成明显的分界线。因此，可以应用 Wood 灯帮助判断色素沉着的细微区别，临床上已用于对黄褐斑进行分型。①表皮型：黄褐斑在 Wood 灯检查时颜色加深；②真皮型：黄褐斑在自然光下显示淡蓝色，而在 Wood 灯检查时颜色并不加深；③混合型：患者表现部分皮损颜色加深，而其余部分皮损颜色则不加深；④肤色较黑的黄褐斑患者的皮损在可见光下比紫外线下更明显，因此称 Wood 灯不显形。此外，Wood 灯也可作为黄褐斑观察疗效和预后的有效方法。但目前部分研究发现，Wood 灯分型与相应的组织病理学表现缺乏一致性，如 Wood 灯"表皮型"黄褐斑在组织病理学检查发现真皮内也存在少量噬黑素细胞，同时部分学者质疑是否存在真正的基于 Wood 灯的"真皮型"黄褐斑。

（苑凯华　冯星龙）

第二节　皮　肤　镜

皮肤影像技术是皮肤病诊断发展较迅速的一个领域，其通过对皮损组织进行在体、无创、实时、动态观察，且皮肤镜图像采集及保存方便，可帮助医护人员进行疾病诊断和病情严重程度的评估和长期随访观察，有助于多维、立体化把握病变的性状，诊断准确率高，在皮肤病特别是色素性皮肤病的临床诊断、鉴别诊断、评价疗效、判断预后等方面具有非常重要的价值，被称为"皮肤科医师的听诊器"，在皮肤影像技术中应用最为广泛，发展也较为成熟。以前皮肤镜检查主要用于黑色素瘤及其前体的早期诊断；近年来，皮肤镜检查已被证明是一种有用的非侵入性工具，可帮助黄褐斑（图 5-1）的诊断、鉴别诊断、预后和评估治疗效果。

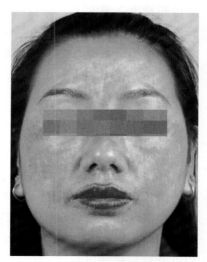

图 5-1　面颊、鼻子和上唇区域中央面部黄褐斑的浅至深棕色斑（标准光）

一、技术原理

皮肤镜作为皮肤表面透光式显微镜，其技术原理是透过一定的液体（一般为矿物油、乙醇、水等），使得皮肤表面的光线反射消失从而角质层变得半透明，之后再借助于皮肤镜的放大作用，肉眼即能看到表皮内、表皮-真皮交界处及真皮浅层的色素性结构，有时甚至真皮浅层血管的形态也能识别。其诊断原理是将色素性皮肤损害放大 20 ～ 150 倍或更大倍数，无论皮损大小、数目多少，均能从水平方向进行全方位的观察，而且深度可达表皮、表皮-真皮交界处，甚至真皮上层；并能根据不同的色素排列特征，为不同的色素性皮肤疾病做出较准确的诊断及鉴别诊断。皮肤镜较 Wood 灯的优势在于能观察到黄褐斑皮损处增生扩张的毛细血管成分，有利于黄褐斑机制进一步研究及精准治疗方案的制订。

近年发展起来的偏振光技术皮肤镜，通过用偏振滤光片滤掉皮肤表面的漫反射光线，选择性收集透射光，不需要在皮肤表面应用相关的液体即可观察到表皮下面的细微结构。现有皮肤镜浸润法与皮肤镜偏振法两种，有效地排除了皮肤表面反射光的干扰，可直接从水平面对皮肤表面进行二维图像观察，其模拟肉眼观察模式，获得许多肉眼无法看到的形态特征，不但观察视野大，且能连续变倍放大，还可反映出在皮表中的病理影像全貌。

二、皮肤镜的诊断思路和方法

皮肤镜的诊断思路是根据镜下结构特征判断是色素细胞类疾病还是非色素细胞类疾病，如果考虑是非色素细胞类疾病，则根据各个疾病的判断标准和特点分别考虑是哪一种疾病；如果怀疑是色素细胞类疾病，则判断是恶性黑色素瘤还是色素痣类疾病。

皮肤镜提供亚宏观层面的额外信息，可以帮助皮肤科医师区分黄褐斑和其他肉眼难以辨别的疾病。使用皮肤镜检查时要考虑以下标准：①血管结构的形态或排列；②色素深度和排列；③特定线索。皮肤镜检查结果必须在患者的整体临床环境中推断（个人／家族史，数量、位置、形态和病变分布等），因为只有这些数据之间的组合才能真正提高诊断精度。事实上，即使已经证明存在一些"特定"的皮肤镜标准，有时只是"非特异性"发现，只有在结合适当和准确的临床及病史信息时才可能被认为是有用的。

常用的诊断色素类疾病的方法有模式分析法、ABCD 法则、Menzies 法、七点核对法等，以及近年来提出的三点核对法、CASH 诊断法，可为应用皮肤镜诊断和鉴别诊断色素类皮肤疾病提供标准和依据。

三、皮肤镜常用参数

皮肤镜常用参数即为基本名称术语，主要包括颜色和结构。皮肤镜下颜色取决于黑色素在皮肤中的位置，常见颜色有褐色、黑色、蓝色、蓝灰色、红色、黄色和白色等。不同颜色表示皮肤组织不同结构及黑色素在不同位置（图 5-2）。大致上黑色表示角质层，黄褐色表示表皮，蓝灰色表示真皮浅层，蓝色表示真皮中层。常见的结构主要有色素网状结构、点状结构、球状结构、分支条纹结构、辐射状结构、蓝白色"面纱"、血管结构以及粉刺样开口等。

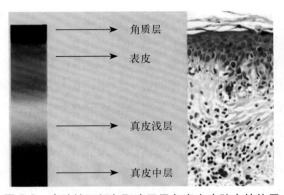

图 5-2　皮肤镜下颜色取决于黑色素在皮肤中的位置

四、皮肤镜用于黄褐斑诊断

黄褐斑皮肤病理表现为表皮层黑色素含量增加，黑素细胞数目及密度增加。皮肤镜可以直接观察黄褐斑的色素结构，并能够根据色素的颜色判断色素的深度，表皮色素的颜色较深，真皮色素的颜色较浅。除此以外，皮肤镜较 Wood 灯的优势在于能观察到黄褐斑皮损处增生扩张的毛细血管成分，并能量化毛细血管数量。因此可以观察到黄褐斑的 4 种分型为色素型（melanin，M）、血管型（vessel，V）、色素优势型（M ＞ V）、血管优势型（V ＞ M），有利于黄褐斑机制的进一步研究及精准治疗方案的制订。该分型对治疗效果判定有指导意义。

黄褐斑皮肤镜下最显著的特征是均匀一致的淡黄褐色斑片。常分布于毛囊周围，呈不规则形、网状或蜂窝状，还可见树枝状及球状。Hermawan 等应用皮肤镜观察黄褐斑患者皮损，认为毛细血管扩张与黄褐斑之间存在明显的正相关性，且色素越深，毛细血管扩张越严重。进展期和稳定期患者血管数量有差异。血管数量增多从另一个角度提示黄褐斑病情活动，并可作为黄褐斑活动期参考指标（图 5-3 ～图 5-7）。

尽管临床上不同，黄褐斑可能与其他面部黑色素病混淆，包括扁平苔藓、里尔黑变病、太田痣、毛刺痣、外源性黄褐斑（EO）和色素分界线。面部活检经常被患者拒绝。因此，皮肤镜检查是非侵入性的，在区分黄褐斑与其临床差异（尤其是 EO）方面非常有用，并且还可能有助于在疑似病例中选择合适的活检部位（表 5-3）。

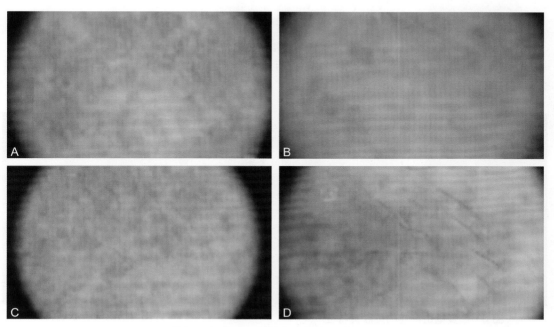

图 5-3　黄褐斑在皮肤镜下的背景颜色分布模式（× 20）

A. 淡黄褐色均匀一致的斑片呈蜂窝状或网状分布；B. 斑片呈分枝状分布；C. 斑片融合成不规则形；D. 斑片呈球状分布

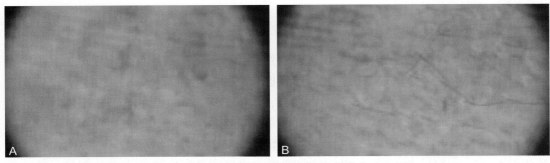

图 5-4　黄褐斑皮肤镜下毛细血管分布模式（×20）

A. 边界不清的淡红色斑片及树枝状分布的毛细血管网；B. 网状分布的毛细血管网

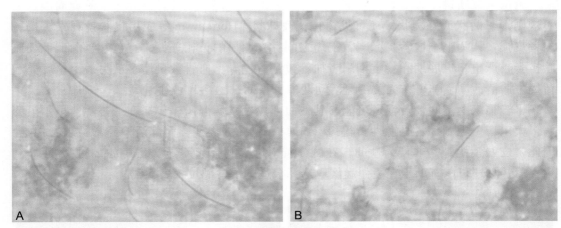

图 5-5　皮肤镜下黄褐斑皮损特点（×20）

A. 稳定期患者淡黄色、深褐色不规则形斑片，无明显血管结构；B. 进展期患者褐色网状斑片，伴有粗大树枝状血管结构

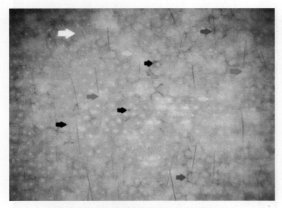

图 5-6　黄褐斑病变的皮肤镜特征

检查显示弥漫性浅至深棕色(白色箭头)假网状结构、多个棕色点、颗粒和球状物（黑色箭头）、弓状和环状结构（蓝色箭头），滤泡周围区域保留（绿色箭头），汗腺开口周围（黄色箭头）（偏振模式，×20）

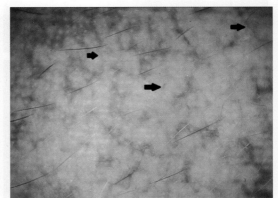

图 5-7　另一黄褐斑病变的皮肤镜特征

检查显示，除了图 5-6 所示的特征外，血管增多和毛细血管扩张（黑色箭头）（偏振模式，×20）

表 5-3　各种色素性疾病中的皮肤镜特征

	色素性扁平苔藓	里尔黑变病	黄褐斑	外源性黄褐斑
底色	微弱的色素沉着，有时轻度红斑（活动性 LPP）	红斑	深色色素沉着	深色色素沉着
网状结构	严重——一致/不一致	假网状结构	网状或树枝状或斑片状结构	网状或球状或斑片状结构
色素沉积-灰色至棕色点和小球	大体上均匀分布（与灰色皮肤病相比较小）	色素点聚集不均匀	还可见深褐色小球/点/斑点	蓝灰色圆点和球状物，具有鱼子酱般的外观
特殊特征	典型病例中的下摆样图案，尤其是在非面部病变中	无高度变异性；经常通过局部治疗进行调整	色素沉着模式变为假网状，弥漫性深棕色至灰色色素沉着，并累及毛囊开口	毛囊开口闭塞。细长和弯曲的蠕虫状结构以网状模式连接在一起

五、皮肤镜的应用前景

　　皮肤镜是一项非侵袭性、简便的诊断技术。它使肉眼看不见的形态学特征得以显现，从而将宏观临床皮肤病学与微观临床皮肤病理学紧密联系起来。由于发展时间短，皮肤镜对各种皮肤病的诊断还处于探索阶段，其实用性还需通过大规模临床试验进一步证实。随着技术进步和理论完善，不论是在色素性疾病，还是在非色素性疾病，皮肤镜将成为诊断皮肤疾病的有力武器。

（苑凯华　冯星龙）

第三节　面部皮肤图像分析系统

　　目前在临床上广泛使用的是 VISIA 面部皮肤成像分析系统，这个既有二维图像又有数字定量分析功能的系统，能为临床医师制订治疗方案提供客观依据，又能方便临床医师与患者的沟通。该系统通过获取面部皮肤图像，通过计算机图像分析软件，与同龄人或同类型的人群做比较，生成数据报告，便于统计分析和比较，同时显示 8 种不同层面的皮肤图像。其优势在于如下 4 个方面①数据化：指导临床医师科学地分析面部皮肤问题，制订有效的治疗手段和美容方案；②可视化：通过图像可以让受检者对自身的皮肤状况一目了然，便于交流达成共识，并积极配合治疗；③了解皮肤深层次的问题，对尚未出现的皮肤问题，给予积极的预防措施；④针对个体差异可提供细致的报告并自动生成详细的护肤建议。

一、检测原理

VISIA®是面部图像数据统计及智能分析系统，由面部图像采集系统和定量成像分析软件组成。VISIA®系统使用的是标准光、交叉偏振光和紫外光3种光谱，拍摄面部高清晰度的图像，并记录测量皮肤各层次的问题。其中标准白光用于定量分析斑点、纹理、皱纹和毛孔，紫外光用于分析紫外线斑和皮脂腺内的卟啉代谢产物，交叉偏振光则用于检测皮肤深层的色斑。

其具体的检测仪成像原理是：VISIA数字皮肤分析仪由专利的RBX技术将拍摄的红绿蓝（RGB）颜色皮肤图像转换成红棕色彩空间（RBX），红色和棕色分别代表血红蛋白和黑色素，可精确观察面部色素血管结构，分析疾病在皮肤的深浅程度，传统的皮肤成像技术无法实现这一水平的皮肤分析。拍照时，分辨率为1500万以上像素的相机可以自动对焦，可在几秒内生成一系列高分辨率图像，快速确定整体皮肤状况。

标准白光即正常光线，分析肉眼所见的皮肤表皮层情况；偏振光用于探测皮肤表面和皮下的变化，它自动过滤因外界色差阴影、面部油脂与反射光带来的干扰，准确显示皮肤基本结构；UV光（紫外光）是系统发射的微量紫外光，测得皮肤深层的皮肤问题。通过以上3种光源，将人体皮肤清晰、准确地进行图像收集。

采用RBX技术的VISIA肤色分析系统（图5-8）。能自动对焦，自动进行白平衡校正高质量图像，轻松捕捉高质量、标准化的面部图像。测试者只需把面部放置于固定的下颌托（无须来回调整坐姿和方向），它会围绕着面部左右33°及正面捕获图像。

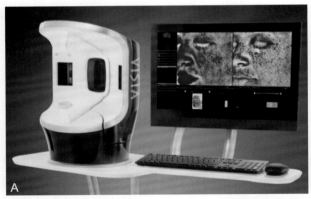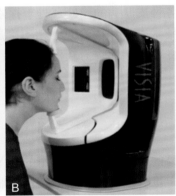

图 5-8　VISIA 肤色分析系统

RBX®技术可以根据黑色素和血红蛋白成分来表示皮肤图像。就原色特征红色和棕色分别表示血红蛋白和黑色素成分而言，该颜色空间称为红色/棕色/X，由专有名称RBX标识。数码相机捕获的皮肤图像由红色（R）、绿色（G）和蓝色（B）通道组成，并呈现在相机的原生RGB空间中。RBX将此RGB图像转换为RBX颜色空间，其中红色和棕色通道分别代表血红蛋白和黑色素分布（图5-9）。

RBX色彩空间设计基于从具有不同皮肤类型的大量患者中选择的面部皮肤图像的

随机抽样。该颜色模型基于皮肤的光传输模型，如图 5-10 所示。根据该模型，影响反射光（即皮肤颜色）的主要发色团主要是黑色素和血红蛋白。

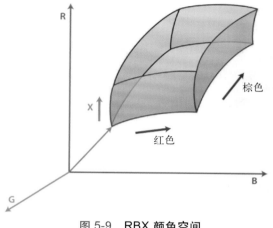

图 5-9　RBX 颜色空间

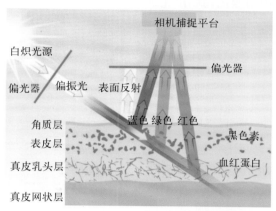

图 5-10　正常皮肤的结构和光的示意图

（一）定量分析功能

VISIA 拥有强大的图像采集功能，它通过一次拍摄可得到 8 个皮肤指标，即斑点、皱纹、纹理、毛孔、紫外线色斑、棕色斑、血管及卟啉油脂，用特征计数、分值、百分位数等数值定量显示皮肤表面和皮下的真实状况。百分位数就是受检者的皮肤特征情况与数据库中同年龄、同性别、同种族的人进行比较并排序。特征计数代表同一分析区域内 VISIA 检测计算出来的某个指标（VISIA 的八大指标）的个数；绝对分值代表选定区域里皮肤指标的面积和强度。对于肉眼观察无法判断的色素性疾病或炎症性疾病，还可通过 VISIA 分析判断色素的深浅及皮肤深层血管的分布情况，从而指导治疗方案。

（二）数据比对功能

VISIA 拥有庞大的数据储存系统，可比对同一患者治疗前后的 8 项指标、表皮层与真皮层、左脸、右脸、正面等，还能进行同龄人皮肤斑点、血管性病变、皱纹、质地和油脂分泌等指标比较，判断与同龄人相比的皮肤状况。

VISIA 可以通过检测患者面部肌肤的质地，判断测试者的肌肤年龄，了解肌肤状况与实际岁数是否相符合。还可以根据患者目前的皮肤表面和皮下状况，进行 3 ～ 5 年的皮肤状况模拟，引起患者对肌肤保护的重视。

二、检测结果临床分析

通过 VISIA 采用的 3 个光源（标准白光 + 偏振光 + 紫外光）成像结果进行临床分析。

1. 标准白光　即白炽光，可分析肉眼所见的皮肤表层情况，如斑点、皱纹、纹理、毛孔。

（1）斑点（图 5-11 和图 5-12）：VISIA 下表面斑点通常是棕色或红色的改变，包括色素问题（如色素痣、雀斑、雀斑样痣、日光性黑子、爆炸性文身等）、瘢痕（如小的萎缩性瘢痕、水痘瘢痕、痤疮凹陷性瘢痕等）以及浅表的血管病变，可通过其独特的颜色和与背景肤色的对比来区分。它们的大小和形状各不相同，通常肉眼可见，但通过软件圈出来的 70% 是肉眼看不清的，VISIA 通过用标准光源拍摄表面斑点，并在遮罩区域内用蓝色勾勒出轮廓，通常会比我们肉眼所见的要多。

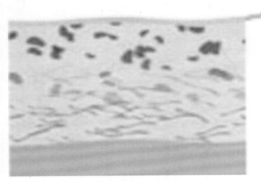

表面斑点

图 5-11　斑点

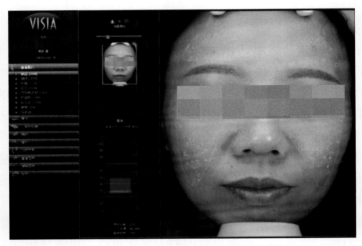

图 5-12　VISIA 斑点显像

（2）皱纹（图 5-13）：显示的是面部皮肤的静态皱纹、细纹和特定原因形成的褶皱或折痕（如外伤后等），图像可以识别这种长而窄的形状。这些面部特征的形成与皮肤光老化和自然老化造成的胶原蛋白（弹性蛋白）流失、变性，以及某些外伤因素有关。检测时让被检者放松面部，在表情自然状态下（因为面部紧张以及做各种表情，图像上会有很大的变化，影响检测结果的真实性）。用标准光源白光拍摄，深绿色代表最明显或更深、更粗的皱纹，浅绿色代表更细的皱纹。

（3）纹理（图 5-14）：纹理主要是反映皮肤平滑度和饱满感的分析。纹理通过识别周围肤色的颜色梯度，以及皮肤表面的凸出和凹陷来测量皮肤颜色和平滑度，这些凸出和凹陷表示皮肤表面的变化。纹理用标准光源白光拍摄，凸起区域用黄色表示，凹陷区域用蓝色表示。对图像的遮罩区域进行处理，以增强皮肤表面的可视化效果。

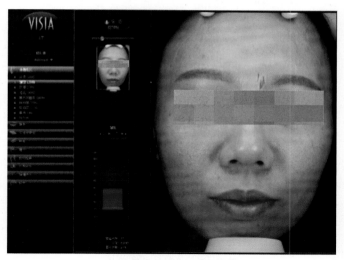

图 5-13　VISIA 皱纹显像

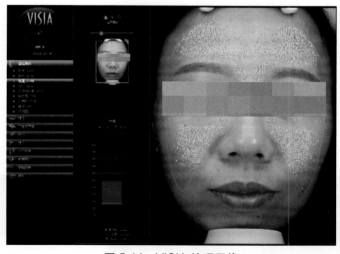

图 5-14　VISIA 纹理显像

（4）毛孔（图 5-15）：毛孔是汗腺导管的圆形表面开口。由于阴影的存在，毛孔看起来比周围肤色更暗，并通过其较暗的颜色和圆形来识别。VISIA 系统根据大小区分毛孔和斑点；根据定义，孔隙的面积比斑点小得多。用标准光源拍摄毛孔，每个毛孔用深蓝色圆圈表示，圆的大小与孔的大小相对应。反映皮脂腺开孔的分布情况、扩张度及平整度。

2. 偏振光　用于探测皮肤表面和皮下的变化，其自动过滤因外界色差阴影、面部油脂与反射光带来的干扰，准确显示皮肤基本结构。

（1）紫外线色斑（图 5-16 和图 5-17）：黑色素在表皮下凝集就会出现紫外线色斑，是皮肤受太阳光损伤的结果。由于在正常光照条件下，紫外线色斑可能不可见，因此使用紫外照射对其进行拍摄。表皮黑色素对紫外光的选择性吸收增强 VISIA 对紫外光的显示和检测。紫外线色斑由黄色圆圈勾勒出来。图像被处理为黑白色，以增强紫外线色斑和周围皮肤之间的对比度。客观反映皮肤基底层潜在的色斑。

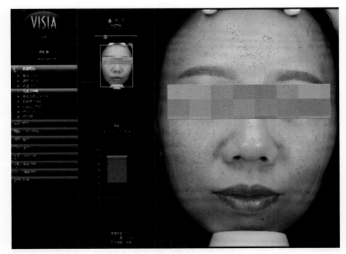

图 5-15　VISIA 毛孔显像

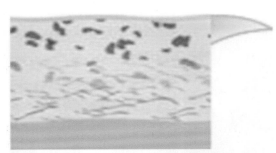

UV 斑点
紫外线色斑

图 5-16　紫外线色斑示意图

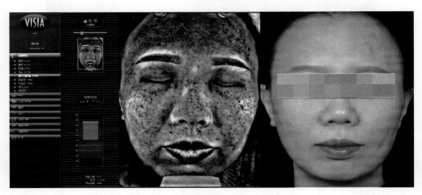

图 5-17　VISIA 紫外线色斑显像

　　(2) 棕色斑 (图 5-18 和图 5-19)：棕色斑点是表皮层或真皮浅层的病变，正常有色人种会有一定的黑色素存在，但当黑色素过量时会出现棕色斑点，如炎症后黑变病、雀斑、皮疹和黄褐斑。它们使皮肤产生不均匀的外观。黑色素由皮肤基底层的黑素细胞产生，通常的光检测不能达到基底层，通过 RBX® 特有交叉偏振成像可以在 VISIA 中检测到此层的棕色斑点，并用黄色勾勒出来。整个图像处理使用 Canfield 的 RBX 特有技术，以提供一个清晰的、可视化的色素沉着。

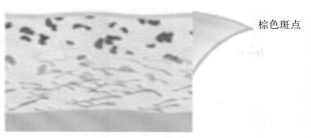

棕色斑点

图 5-18　棕色斑示意图

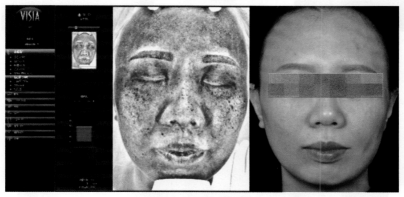

图 5-19　VISIA 棕色斑显像

（3）红色区（图 5-20 和图 5-21）：红色区域可以代表各种情况，如痤疮、炎症、酒渣鼻或蜘蛛静脉。真皮乳头状层（皮肤的一个亚层）中的血管和血红蛋白使这些结构呈现红色，VISIA 的 RBX 技术可以检测到这种红色。痤疮斑点和炎症的大小不一，但通常是圆形的形状。酒渣鼻通常比痤疮更大、更弥散，蜘蛛静脉通常又短又细，可以紧密相连。红色区域用交叉偏振光拍摄，用浅蓝色区域表示。整个图像使用 RBX 进行处理，以提供血管的清晰可视化。

3. UV 光（紫外光）　是系统发射的微量紫外光（波峰为 365nm），测得皮肤深层的皮肤问题，称为紫质，又称卟啉油脂，卟啉是细菌的代谢物，会滞留在毛孔中，堵塞毛孔引起皮脂腺炎症。它们在紫外光下发出特有的砖红色荧光，并表现为红色圆点的特征（图 5-22）。因此，可以使用 VISIA 检测，观察卟啉变化来评价痤疮治疗的效果。也可以监测面部残留的荧光剂，常作为化妆品中荧光剂的检测方法之一（图 5-23）。也可对亚临床黄褐斑的诊断提供有利信息（图 5-24）。

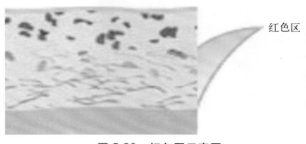

红色区

图 5-20　红色区示意图

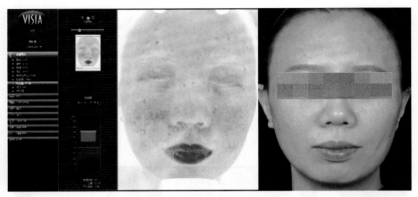

图 5-21　VISIA 红色区显像

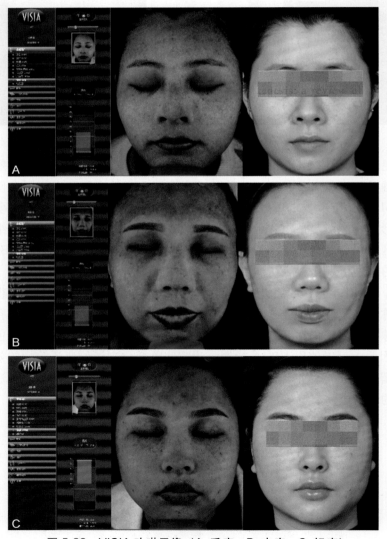

图 5-22　VISIA 卟啉显像（A. 重度；B. 中度；C. 轻度）

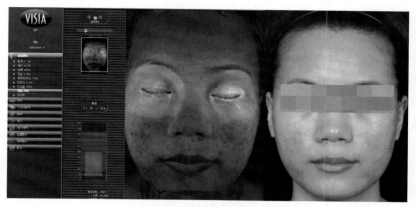

图 5-23　眼周的荧光剂残留图

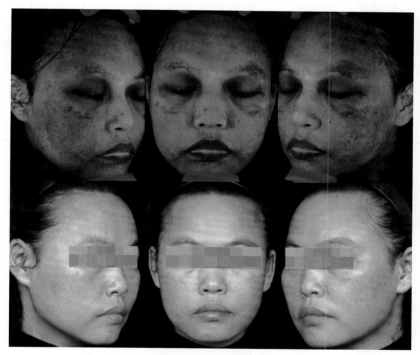

图 5-24　亚临床型黄褐斑紫质模块显像

三、VISIA 检测在黄褐斑治疗中的应用

　　VISIA 皮肤检测仪作为一个可以定量分析面部皮肤问题的设备，因其强大的图像采集功能与数据分析能力，已在临床广泛应用。由于 Wood 灯可显示表皮内色素沉着，而真皮的色素增加（蒙古斑、炎症后黑变病等）则不太明显或没有变化。Wood 灯不能准确评估黄褐斑患者黑色素水平或色素沉着的深度。VISIA 检测仪在色素性疾病治疗中，除具备 Wood 灯相应检测功能外，还具有定量分析功能及直接观察紫外线区和棕色区色素的深浅。通过 VISIA 皮肤仪检测，Wang Q 等对黄褐斑患者和一般人群的皮肤斑点、皱纹、纹理、毛孔、紫外线斑点、卟啉斑点、棕色斑点、红色斑点的绝对评分和年龄差

异进行分析。与一般人群相比，黄褐斑患者的皮肤出现斑点、皱纹较少，皮肤光滑度较差，看起来更显老。陈荣等运用反射式共聚焦显微镜（RCM）、VISIA 皮肤图像检测仪、皮肤镜探究女性黄褐斑不同时期皮损的形态，该研究认为 VISIA 图像分析系统可客观评估黄褐斑的严重程度，通过观察棕色斑，可发现肉眼看不到的黑色素，即可观察到亚临床黄褐斑（肉眼观察不到的皮肤色素增加，表现为紫外线或 VISIA 棕色斑模式下，色素沉着面积大于肉眼所见的色素沉着面积）。根据黄褐斑的组织病理学可将其分为表皮型和真 - 表皮型两大类。利用紫外光拍摄可观察到肉眼观察不明显、表皮下潜在的色素斑；利用偏振光拍摄可观察到更为深层的色斑。Chen YT 等使用 VISIA 成像系统评价皮秒紫翠宝石激光衍射透镜阵列治疗亚洲黄褐斑患者的疗效和安全性，通过使用 VISIA 图像系统，皮秒 755nm 紫翠宝石激光改善黄褐斑引起的潜在光损伤老化皮肤色素沉着，减少炎症血管，而且修复表皮和真皮。另外，有研究表明黄褐斑皮损处存在血管异常的现象，偏振光拍摄可检测皮肤血管的数量及容量，同时也可检测是否存在炎症反应。VISIA 皮肤检测仪对黄褐斑患者不同皮肤特征的定量分析，可以作为黄褐斑治疗效果的定量衡量标准，对黄褐斑诊断、治疗方法的指导及临床疗效评估均有一定意义。具体在黄褐斑治疗中的指导临床意义见表 5-4。

表 5-4 VISIA 临床意义

指标	光源 / 技术	检测层次	临床意义
表面斑点	标准光源（白炽光）	表皮层	1. 评估黄褐斑治疗的临床疗效，并指导治疗 2. 明确定位激光治疗的重点色斑部位及层次 3. 动态了解激光治疗后的色素变化 4. 观察色素沉着区的深浅
紫外线色斑	紫外光	表皮层	
棕色斑	RBX 技术交叉偏振成像	表皮层 真皮浅层	
皱纹	标准光源（白炽光）	皮肤表面	评估补水保湿类、补充营养类、胶原蛋白类及面部紧致提升类项目的治疗效果
纹理	标准光源（白炽光）	皮肤表面	评估补水保湿、补充胶原蛋白治疗项目的效果
毛孔	标准光源（白炽光）	皮肤表面	1. 评估清洁毛孔、收缩毛孔类及去痘控油类等治疗项目的效果 2. 评估抑制痤疮丙酸杆菌的药物和光电治疗的效果等
红色区	RBX 技术交叉偏振成像	真皮乳头状层	1. 验证抗敏治疗、修复类中胚层等产品的效果 2. 验证激光、光子等设备的治疗效果 3. 控制剥脱类或磨削类化妆品和治疗的程度

续表

指标	光源／技术	检测层次	临床意义
紫质（或卟啉油脂）	紫外光	皮肤浅层及深层	1. 评估控油治疗的效果 2. 评估清洁毛孔、收缩毛孔治疗项目的效果 3. 评估抑制痤疮丙酸杆菌的药物、酸类和光电治疗的效果 4. 监测荧光剂在面部皮肤的残留

1. "斑点"（表面斑点、UV斑点、棕色斑点）的主要意义

（1）评估黄褐斑治疗的临床疗效，并在治疗过程中指导调整治疗方案。

（2）明确定位激光治疗的重点色斑部位层次，调整激光参数，如光斑大小及能量密度等。

（3）动态了解激光治疗后的色素变化，及时预防色素加深。

2. "皱纹"的主要意义

（1）对干性皮肤的黄褐斑，补水保湿治疗尤为重要，此图像数据可以验证补水保湿类治疗项目的效果，如水光针、离子导入、超声导入保湿产品等。

（2）验证补充营养类、胶原蛋白类治疗项目的效果。

（3）对于有初步光老化的患者，可以同步进行面部紧致提升类设备治疗，如超声刀、各类射频治疗（如热玛吉、热拉提等）及填充注射等治疗，在此图像显示出改善的数据。

3. "纹理"的主要意义

（1）验证补水保湿类化妆品及治疗项目的效果，如水光针、离子导入、超声导入等。

（2）评估补充胶原蛋白类化妆品及治疗项目的效果，如口服类、外涂类、离子导入、超声导入等。

4. "毛孔"的主要意义　对于黄褐斑合并痤疮患者，需对痤疮进行治疗，以防炎症后黑变病，加重黄褐斑的程度。此图像的意义：①评估清洁毛孔、收缩毛孔类治疗项目的效果；②评估去痘控油类治疗的效果；③评估抑制痤疮丙酸杆菌的药物和光电治疗的效果等。

5. "红色区"的主要意义　对于敏感皮肤的黄褐斑及皮肤屏障破坏的类型，此区检测的意义尤为重要，例如，①验证抗敏治疗的效果：口服药、外用膏霜类等；②验证修复类中胚层产品的效果：修护面膜、舒缓类护肤产品等；③控制剥脱类或磨削类化妆品和治疗的程度，如果酸焕肤、去角质治疗等；④验证激光、光子等设备的效果（如祛红治疗、光子嫩肤等治疗）。

6. "卟啉"的主要意义

（1）评估控油治疗的效果。

（2）评估清洁毛孔、收缩毛孔治疗项目的效果。

（3）评估抑制痤疮丙酸杆菌的药物、酸类和光电治疗的效果。

（4）监测荧光剂在面部皮肤的残留。

评估 VISIA 检测在面部皮损方面的应用：一些面部皮损如炎症后色素沉着、玫瑰痤疮、激素依赖性皮炎、脂溢性皮炎等，也可应用 VISIA 检测其皮损程度和深度，制订治疗方案，预测治疗效果。对于面部色斑，若肉眼观察其色素较浅，但经 VISIA 检测后可以通过紫外线、棕色区观察色素分布情况，若皮损在较深部位，则治疗策略及疗效预估等均会发生改变。Canfield 成像系统 RBX 技术的发展将为皮肤疾病诊疗提供更广泛的临床信息，大大提高皮肤科专业医护人员的诊疗水平。

（苑凯华　冯星龙）

第四节　反射式共聚焦显微镜

反射式共聚焦显微镜应用 830nm 等近红外波长激光进行探测与显微成像，对于皮肤是一种无创的由表皮到真皮乳头层，组织细胞形态成像的设备。与常规的 HE 染色组织切片、病理光学显微镜检测不同。激光共聚焦显微镜，无法提供组织纵向剖面的结构信息。RCM 是一种由浅至深的渐进式平面扫描，同时只能显示黑白的成像。由于没有特别的 HE 染色等帮助，不能清晰地显示细胞之间的清晰结构。但它用于检测黄褐斑患者时，可以看到非常明显的环状基底膜，以及在基底膜层面的白色高光均匀的色素颗粒密集团块。同时，它能显示皮肤角质层、毛囊、毛发、皮脂腺、色素痣、毛细血管、汗腺、树突状色素细胞、炎性细胞、基底膜及真皮浅层胶原的排列情况等，是观察皮肤屏障结构的较佳手段（图 5-25 ～图 5-28）。

1. 黄褐斑在皮肤反射式共聚焦显微镜下的表现　一般采用患者正常侧皮肤进行对照检测。结果镜像的阳性显示是皮肤从角质层到基底膜深层之间具有丰富的、白色高光色素颗粒团块，而树突状细胞未见显影。部分黄褐斑患者可伴有皮肤毛细血管增生，也有部分患者未见血管异常改变（图 5-25）。基底膜完整，真皮层结构致密，未有明显异常。而伴有皮肤屏障结构不良的患者，则表现为表皮层及基底膜与真皮浅层之间毛细血管增多。基底膜结构不够完整，表现为丝状或玻璃样模糊基底膜结构部分显影。真皮层均未见黑素细胞增多或黑素颗粒密集。

2. 褐青色痣、太田痣在反射式共聚焦显微镜下的表现　从表皮角质层一直到基底膜，未见色素异常。基底膜下方可见局灶性、密集的黑素颗粒团块。毛细血管条状分布，真皮胶原结构排列正常（图 5-26）。

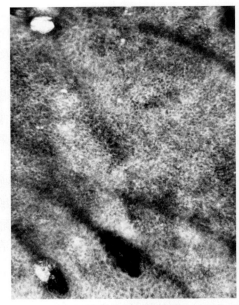

图 5-25　反射式共聚焦显微镜显示基底膜浅层毛细血管增多，白色高光黑素颗粒浓集

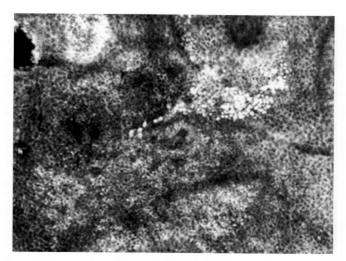

图 5-26　褐青色痣在 RCM 下，真皮乳头层分布局灶样圆形、椭圆形较大的白色高光团块影，而角质层至基底膜之间没有异常显影

3. 咖啡斑在反射式共聚焦显微镜下的表现　可见基底膜周围高光密集的黑素颗粒融合团块，而在病损周围同样层面结构呈现暗色背景，零星可见黑素颗粒，与非斑区正常皮肤呈灰黑色均匀背景反差明显（图 5-27）。

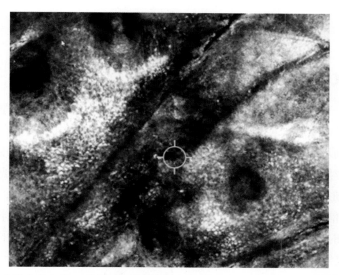

图 5-27　咖啡斑在反射式共聚焦显微镜下可见基底膜周围高光密集的黑素颗粒融合团块，而在病损周围同样层面结构呈现出暗色背景，零星可见黑素颗粒

4. 里尔黑变病在反射式共聚焦显微镜下的表现　RCM 下可见角质层零星分布，白色高光色素小体团块，毛细血管增多。部分区域可见基底膜不完整，基底膜下方真皮浅层有不规则、虫蚀样稀疏破坏。可见树突状黑素细胞增多，同时树突状黑素细胞周围有密集的色素颗粒。真皮层毛细血管增多，可见炎症细胞浸润（图 5-28）。

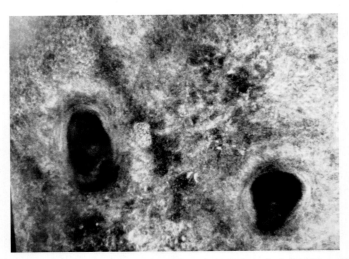

图 5-28　里尔黑变病在 RCM 下可见角质层零星分布，白色高光色素小体团块，毛细血管增多。部分区域可见基底膜不完整，基底膜下方真皮浅层有不规则、虫蚀样稀疏破坏。可见树突状黑素细胞增多，同时树突状黑素细胞周围有密集的色素颗粒

（周国瑜）

第五节　光声皮肤成像

一、光声成像临床进展概况

光声成像是一种无损、无标记的新兴医学成像技术，它结合了光学成像高分辨率和超声成像深穿透性的优势，可以在深层生物组织（毫米级）内实现高分辨率、高对比度成像。随着光声成像技术在生物医学研究领域中的发展，光声成像在皮肤学、血管生物学、肿瘤学、神经学及眼科学等都取得了进展：在血管生物学方面，光声成像技术可以获取血管网络的形态特征，并监测血流动力学活动；在肿瘤治疗方面，光声成像技术可以获取肿瘤边界信息和测量体积等定量参数来引导光热治疗；在神经学领域，光声成像技术可以通过实时成像血红蛋白并监测血氧饱和度的变化来了解神经的活动情况；在眼科学领域，光声成像技术可以可视化脉络膜、视网膜血管及视网膜色素上皮层的色素分布，用以诊断包括黄斑病变、糖尿病视网膜病变等眼科疾病。

特别的，光声成像技术用于皮肤疾病的检测已成为国际光学和生物医学成像方法的医学转化热点，其突出优势在于：不需要任何外源性造影剂就可以对皮下光吸收物质进行定量评估，在鲜红斑痣、黑色素瘤、鳞状细胞癌、基底细胞癌及硬皮病等疾病的研究上都有应用。例如，对于鲜红斑痣（局部异常增生的血管使皮肤呈红色至紫红色斑片及斑块的血管畸形病），利用光声成像对血红蛋白的高选择性，可获取真皮层血管密度、深度和直径等定量化信息，观察鲜红斑痣治疗前后血管的变化就能确定下一步的治疗方

生激惹反应。治疗后炎症反应轻，恢复期短，缓解期长，成为黄褐斑治疗的新选择。红宝石点阵激光在治疗色斑的同时还有美白嫩肤、改善皮肤晦暗的作用。

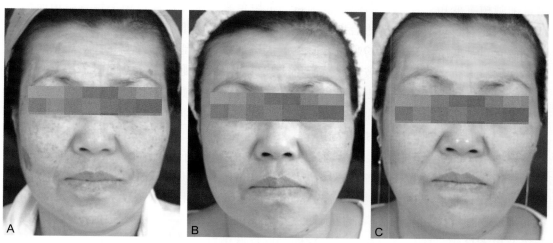

图 6-24　15 例韩国黄褐斑患者经调 Q 红宝石点阵激光治疗后 MASI 评分从（15.1±3.3）分下降到（10.6±3.9）分。最后一次治疗后第 16 周 MASI 评分改善 30%

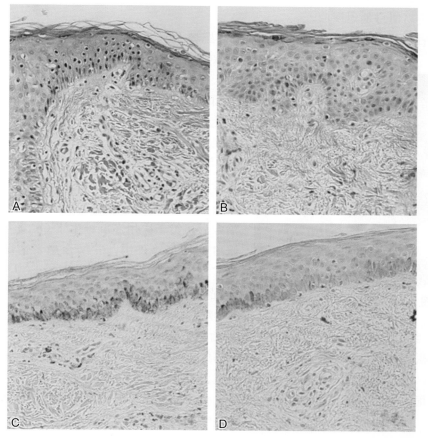

图 6-25　治疗前（A、C）和最后一次治疗后 4 周（B、D），治疗后基底层黑色素明显减少

Hilton S 等认为 Q 开关红宝石点阵激光治疗黄褐斑的可能机制为：当弱激光打到皮肤上时，由于其能量温和，在产生微爆破效应、击碎黑素体的同时，可通过光调作用让黑素细胞树突变短。所以，即使黑素细胞产生黑色素，也无法通过树突传导给角质形成细胞，因此对色斑具有一定的治疗作用。由于黄褐斑色素细胞功能活跃，为了最大限度减少激光对基底层黑素细胞的刺激，避免黄褐斑加重，在能量选择上只针对黑素细胞内的黑素颗粒进行选择性光爆破，尽量避免或减少对黑素细胞的激活。同时，黑素颗粒的多次光爆破，可使黑素颗粒更微小化，更有利于被巨噬细胞吞噬排出；此外，通过小剂量多次光调作用使黑素细胞轴突变短，使黑色素传输受阻即 Toning 效应。

（一）红宝石点阵激光治疗黄褐斑

根据患者的病史、临床表现准确诊断，分析病情，做好患者的筛选，选择屏障完整、无明显炎症反应的黄褐斑患者。根据患者的皮肤情况、皮损深浅、部位特点、皮损发展情况个性化选择合适的治疗参数，光斑 5mm×5mm 者选用能量密度为 $2.6 \sim 3.2J/cm^2$，全面部或皮损部位扫描 1 次，治疗前注意光斑测试、光斑不要重叠、边治疗边观察皮肤变化及患者反应。注重终点反应，治疗即刻以皮肤微红、患者有可耐受的热感而无明显水肿、刺痛为度。治疗后局部无明显反应者可适当降低能量再加强扫描 1 次。敏感性皮肤、肤色或皮损色泽较深、黄褐斑进展期者，以及患者的眼周、额部等部位能量需适当降低。肤色深者还需留意延迟反应。

治疗后一般患者皮肤微红，会有短暂热感，无明显疼痛，可给予医用玻尿酸面膜冷湿敷及表皮生长因子凝胶外涂进行舒缓。治疗后当天皮肤可用冷水清洗，以后可用温水及温和洁面剂清洁，但不要过度清洁。注意防晒，最好使用物理防晒。加强修复期观察、随访，了解患者皮肤恢复情况及反应。一般黄褐斑治疗后不会有明显的结痂过程。色泽较深的黄褐斑治疗后色素会有轻度加深，7～10 天后会逐渐变浅。而色泽浅的黄褐斑治疗后色泽可逐渐变浅。治疗后可给予医用左旋维生素 C、氨甲环酸、谷胱甘肽精华等外用，并结合患者情况口服维生素 C、氨甲环酸等药物配合治疗。定期复查，按疗程治疗。一般间隔 4 周治疗 1 次，4～5 次为 1 个疗程（图 6-26～图 6-30）。

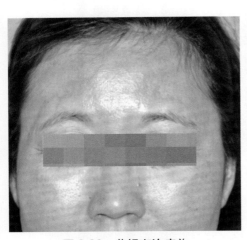

图 6-26 黄褐斑治疗前

（二）红宝石激光治疗合并黄褐斑的复合色素疾病

在黄褐斑与其他色素皮损不相重叠的部位，可分别应用红宝石激光点阵模式治疗黄褐斑部位，以及用红宝石激光普通调 Q 模式治疗雀斑、脂溢性角化病、褐青色痣等其他色素性皮损。在黄褐斑与其他色素皮损相重叠的部位，一般先用红宝石激光点阵模式治疗黄褐斑。待黄褐斑变浅消退以后，再用红宝石激光普通调 Q 模式治疗雀斑、脂溢性角化病、褐青色痣等其他色素性皮损。

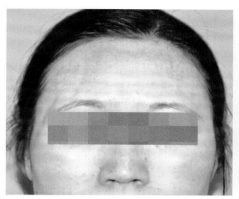

图 6-27　红宝石点阵激光治疗 1 次后

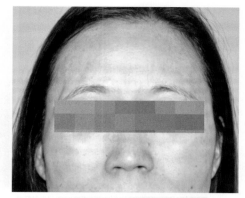

图 6-28　红宝石点阵激光治疗 2 次后

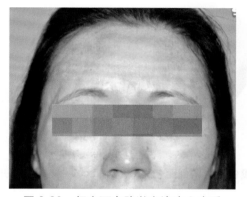

图 6-29　红宝石点阵激光治疗 3 次后

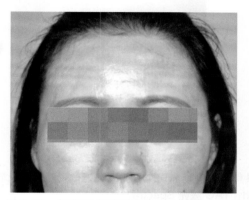

图 6-30　红宝石点阵激光治疗 4 次后 3 个月

　　平帽式光斑　Q 开关设备的光斑模式，决定了治疗的效果和不良反应风险，以及术后恢复时间。老款的调 Q 开关设备，能量以高斯模式输出，光斑形状为"锥形"，容易产生能量尖峰，如操作不当很容易造成皮肤烫伤、敏感、炎症后黑变病，甚至更严重的造成色素脱失等不良反应。新一代的调 Q 设备，将匀质光斑整形成能量高度均匀一致的平帽式光斑（图 6-31），有效地避免了高斯光斑的"热点"问题（图 6-32），可以大大降低由于局部能量过高而带来的色素改变的风险，使治疗更加安全。均匀的平帽式光斑，使得只需要传统 Q 开关设备 50% 的治疗能量就可以取得更好的治疗效果，并能延长设备使用寿命（图 6-33）。

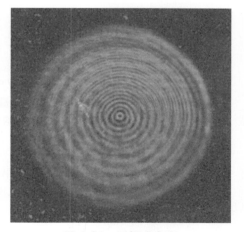

图 6-31　平帽式光斑

激光能量分布更均匀，优化治疗，提高治疗的安全性（设备使用路创丽公司 Lutronic. corp 双脉宽 Q 开关 Nd：YAG 激光 Spectra）

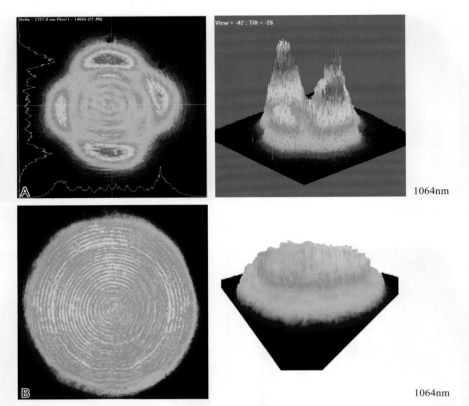

图 6-32　高斯光斑与平帽式光斑的能量分布比较（设备使用路创丽公司 Lutronic.corp 双脉宽 Q 开关 Nd：YAG 激光 Spectra）

A. 高斯光斑；B. 平帽式光斑

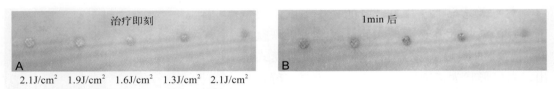

图 6-33　使用 2.6mm 光斑，检查不同能量密度的 532nm 光束，Ⅳ型皮肤的皮肤反应。治疗后均匀变白，1min 后，能量均匀散开，有轻微且均匀的红斑（设备使用路创丽公司 Lutronic.corp 双脉宽 Q 开关 Nd：YAG 激光 Spectra）

　　虽然平帽式光斑的能量输出非常均匀、安全性更好，但由于黄褐斑的成因机制非常复杂，故依然要进行全面的评估后再选择合适的治疗方案。并且注意术后即刻降温、补水，以及后期的防晒和保湿护理。

（李东霓　冯星龙）

三、皮秒激光治疗黄褐斑

　　皮秒激光即为激光输出脉宽在皮秒级别的激光，目前应用于皮肤科治疗的均为数百皮秒，主要采用 532nm、755nm 及 1064nm 3 种工作波长。由于脉宽极短，皮秒激光可在瞬间实现极高的峰值功率，从而对靶色基产生光声作用（或光机械作用），使用较低的能量密度就能把角质形成细胞或黑素细胞中的黑素颗粒粉碎得更细小，而炎症反应更轻。推测皮秒激光对黄褐斑的治疗仍然是通过亚细胞选择性光热及光声作用，既低能量的激光可以使成熟的Ⅳ型黑素体选择性分解，减少黑素体数量，使其更易随着表皮的更新而被代谢或被巨噬细胞清除。在破坏黑素体和黑素颗粒的同时，保持细胞核和细胞膜的完整性，从而避免黑素细胞损伤。

目前 1064nm 皮秒 Nd：YAG 激光和 755nm 皮秒紫翠玉激光均已较多用于黄褐斑的治疗。临床上有的采用大光斑平扫模式，有的采用聚焦点阵模式，也有的将两者联合。但相关高质量研究仍较少，且病例数有限。一项针对泰国女性的研究比较 755nm 皮秒紫翠玉激光点阵模式和大光斑平扫模式对黄褐斑的疗效，其中 19 例用平镜（3 ～ 4mm，$1.2 ～ 2 J/cm^2$），41 例用 Focus 透镜（8mm，$0.40 J/cm^2$），每 2 周治疗 1 次，共治疗 6 次。结果显示 Focus 组 MASI 评分改善 75.7%，平镜组改善 57.2%，停止治疗后 6 个月随访，Focus 组有 5% 的患者复发，平镜组 16% 的患者复发。但该研究中两组患者人数差异较明显，其研究结果尚需进一步验证。另一项包括 12 例患者的研究以双侧面部自身对照比较 1064nm 调 Q Nd：YAG 激光和 755nm 皮秒激光的疗效。患者每个月治疗 1 次，共接受 4 次治疗，同时每日 3 次口服氨甲环酸 250mg，晚上在斑局部外用 3% 氨甲环酸美白精华。结果显示，应用 755nm 皮秒激光侧黄褐斑清除率达 60% ～ 80%，而 1064nm 调 Q Nd：YAG 侧的清除率则为 40% ～ 60%，且皮秒激光起效更快。另有 2 个研究显示，1064nm 皮秒激光和 2% 或 4% 的氢醌乳膏联合治疗，其疗效优于单纯的氢醌乳膏治疗侧。

皮秒激光治疗黄褐斑，应选择角质层屏障功能良好并处在稳定期的患者。黄褐斑稳定期的定义为近 3 个月内皮损面积无扩大，颜色无加深；VISIA 图像上棕色斑／紫外光照片显示的皮损面积与肉眼所见皮损面积一致；皮肤共聚焦显微镜下见表皮基底层较少的树枝状黑素细胞，树突较活动期黑素细胞缩短，星爆状黑素细胞较罕见。皮秒激光目前尚没有较为统一的治疗参数和方案，多采取 3 ～ 6 次治疗，间隔 1 ～ 4 周，以 4 周较常见。如同大光斑低能量的调 Q Nd：YAG 激光，皮秒激光治疗黄褐斑时能量应偏低，治疗时疼痛非常轻微，VAS 评分一般在 1 ～ 3 分，治疗后可以完全没有即刻的终点反应或仅有一些轻微红斑。

总的来说，目前皮秒激光治疗黄褐斑的相关临床研究质量参差不齐，很多结论尚不明确。很多研究设计存在缺陷，随访时间也较短，还有部分临床研究结果显示疗效有限。基于以上结果，皮秒激光可作为治疗黄褐斑有效的辅助手段，不能作为维持治疗的手段。黄褐斑发病因素和诱因的复杂性也决定了皮秒激光还不宜作为单一治疗手段，从已有的研究显示皮秒激光和口服或外用药物联合使用可以提高疗效。几个重要的临床问题仍需要深入地研究和探讨，包括点阵模式皮秒激光及非点阵模式皮秒激光的疗效和安全性、最佳治疗参数、复发风险。

（严淑贤　卢　忠）

第三节 准长脉冲激光和长脉冲激光

基于选择性光热作用的理论的诞生，Q 开关激光治疗色素性疾病已取得了巨大进展，以往应用 Q 开关激光器进行破坏色素颗粒治疗时，但对周围组织有一定的损伤，伴随色素沉着、色素减退和复发等不良反应较多。

Altshuler 等提出了扩展的选择性光热分解作用理论，在一个激光脉宽较宽的范围内，黑素颗粒、黑素体、黑素细胞、噬黑素细胞等都可以吸收激光的能量，并引发光热分解作用，这一理论为长脉冲激光在色素性皮肤病的应用提供了理论依据。

Chan 等将长脉冲 532nm、Q 开关 532nm、Q 开关 694nm 和 595nm 脉冲染料激光治疗亚洲人色素性疾病的安全性和疗效进行对比，结果显示长脉冲激光疗效更确切，安全性更高，不良反应更轻微。

一、长脉冲 1064nm 激光

1064nm 激光因其波段的特殊性，可被水和血红蛋白、黑色素同时吸收，因而在临床上被广泛地用于治疗色素性、血管性疾病。1064nm 激光避免了短波长激光因表皮色素吸收能量过多加重皮肤炎症反应的缺点，且长脉冲激光与 Q 开关激光相比，作用更温和，不良反应更少，可以使用较高能量和较大光斑来弥补黑色素吸收少的不足。因此，黄褐斑可选择柔和的长脉冲 1064nm Nd：YAG 激光治疗。由于 1064nm 激光也可被水和血红蛋白吸收，穿透也较深，因此可同时起到嫩肤、减轻血管炎症和改善皮肤细胞微环境的作用。

杨鹏等观察长脉冲 1064nm Nd：YAG 激光治疗黄褐斑的疗效，光斑直径为 5mm，脉宽 0.3 ～ 0.4ms，能量密度为 13 ～ 15J/cm^2，频率为 7 ～ 10Hz，全面部每次扫描 6000 ～ 12 000 个脉冲，共治疗 10 次，每 2 周 1 次，结果显示 80% 以上的患者表示满意，无一例出现严重不良反应。

谷晓广等采用准长脉冲和 Q 开关 1064nm Nd：YAG 激光联合超分子水杨酸治疗黄褐斑患者，其中长脉冲激光的治疗参数为：脉宽 0.3ms，光斑直径 4mm，能量密度为 9 ～ 10J/cm^2，每个月 1 次，激光治疗共 5 次，两次激光治疗中间应用超分子水杨酸治疗。结果发现联合治疗组有效率大大提高，达到 90%，且不良反应轻微。

Choi 等对比观察单用 Q 开关激光以及联用 Q 开关激光和准长脉冲 1064nm 激光治疗亚洲黄褐斑患者，Q 开关激光参数（光斑直径 6mm，能量密度为 2.5 ～ 3.0J/cm^2），准长脉冲激光参数（脉宽 0.3ms，光斑直径 7mm，能量密度为 15 ～ 17J/cm^2），治疗间隔时间为 1 周，共治疗 10 次。结果发现联合治疗比单独 Q 开关治疗效果更好，不良反应的发生率大大降低，眶周黄褐斑不良反应的发生率从 23.9% 下降到 2.9%，其他部位不良反应的发生率从 5.7% 降为 0。

最近，Greywal 等观察 0.65ms 准长脉冲 1064nm 激光治疗黄褐斑的疗效，治疗间隔为 2 ～ 4 周，治疗 2 次后，大多数患者即取得 25% 以上的改善，治疗 3 次后，疗效更为明显，治疗过程中患者无明显疼痛或不适。

二、长脉冲 595nm 激光

血管增生扩张、密度和管径增大在黄褐斑的皮损中是常见的病理改变，血管靶向治疗已被证实能改善黄褐斑皮损且能减少复发率，以往采用 511nm 和 578nm 溴化铜激光治疗后发现血管数量和管径减少、VEGF 表达降低，红斑减轻的同时黄褐斑皮损也减轻。然而，这种方法有明显的色素沉着风险。

Passeron 等进行一项治疗黄褐斑半面部对照观察，即应用脉冲染料激光和标准三联霜（4% 氢醌、0.05% 维甲酸、0.01% 氟轻松）联合治疗与应用三联霜单独治疗进行对比。应用脉冲染料激光治疗共 3 次，治疗时用玻片压迫手具针对色素进行治疗，再用常规手具针对血管进行治疗。发现联合治疗组的效果优于单独治疗组。17 例患者中有 3 例（均为 Fitzpatrick 皮肤Ⅳ型）出现炎症后黑变病，Passeron 等分析可能为脉冲染料激光靶向黑色素治疗后的继发性色素沉着。研究结束 3 年后，有一名受试者复诊时发现有黄褐斑复发，但之前脉冲染料激光治疗过的部位完全没有复发，这表明靶向血管治疗可以防止黄褐斑复发。

Geddes 等采用脉冲染料激光和 1927nm 点阵激光成功治疗 1 名难治性黄褐斑患者，该患者 27 岁，女性，4 年前曾经过一系列的 1550nm 点阵激光和外用美白制剂治疗后皮损有一些改善。VISIA 检测发现色素斑区域内有明显红区。患者进行过 3 次全面部脉冲染料激光治疗，治疗间隔为 6 ~ 8 周，脉冲染料激光波长为 595nm，光斑直径为 10mm，脉宽 20ms，能量密度为 7.5 ~ 8J/cm^2，动态冷喷设置 30/30，脉冲染料激光治疗结束后即刻再用低能量的 1927nm 点阵激光扫描 6 遍，治疗终点为轻度红斑反应。术后严格防晒，外用修丽可 CE 复合精华及抗氧化剂。经过 3 次治疗后随访 2 个月，黄褐斑皮损改善超过 75%，红区评分从 20% 提高到 75%。未发现炎症后黑变病和复发现象。

三、长脉冲 532nm 激光

波长 1064nm Nd：YAG 激光穿过钛酰磷酸钾（potassium titanyl phosphate，KTP）晶体后频率增加 1 倍即转变为波长为 532nm 的绿色激光，532nm 波长的激光能同时被黑色素及血红蛋白较好地吸收。易水桃等观察脉宽 532nm KTP 激光治疗黄褐斑的临床疗效和安全性。使用参数为光斑直径 10mm，脉宽 15ms，先从较低能量 6 ~ 6.5J/cm^2 开始，根据治疗反应可调高至 7 ~ 7.5J/cm^2，治疗头轻贴皮肤，光斑间重叠 5%～10%，扫描次数为 2 ~ 3 次，以皮损处微红为治疗终点。共治疗 4 次，每 4 周 1 次。结果 40 例黄褐斑患者经过 4 次治疗均得到不同程度的改善，其中 12 例（30%）达到痊愈（改善率 75%），17 例（42.5%）达到显著改善（改善率 50%），血管型黄褐斑较单纯色素型黄褐斑疗效更好。除 2 例发生色素沉着外没有色素减退等严重不良反应。

四、长脉冲 800nm 激光

崔诗悦等采用长脉冲 800nm 半导体激光治疗黄褐斑，使用 9mm×9mm 光斑治疗手具，脉宽采用 Auto 模式或 30ms，能量密度为 15 ~ 30J/cm^2，治疗头紧贴皮损，垂直发射光斑，治疗后如有明显红肿反应者可予以冷敷。每2周或4周治疗1次，10次为1个疗程。54.9%的患者改善率超过50%。患者满意度达到75.1%。无一例出现色素减退、色素脱失等严重不良反应，仅有5例（1.9%）出现轻度暂时性色素沉着。

综上所述，准长脉冲激光和长脉冲激光作用更温和，在保证有效性的同时可降低不良反应和复发率，且同时起到嫩肤、减轻血管炎症和改善皮肤微环境的作用，尤其适用于深肤色黄褐斑患者的治疗。

（孙林潮）

第四节 点阵激光

最初的点阵激光主要以水为吸收介质，所以主要适应证是嫩肤除皱、外伤性瘢痕、痤疮凹陷性瘢痕等。随后发现点阵激光对某些色素性疾病也有一定效果，但具体机制尚未完全明了，一些学者推测可能是点阵激光加速黑色素的经表皮清除，另外，对于真皮型黄褐斑的作用机制可能是点阵激光使真皮浅层的噬黑素细胞崩解，促其释放黑素体至真皮层中，从而有外观上的改善。近来Q开关激光和皮秒激光都有带点阵模式手具，也相继用于黄褐斑的治疗。目前可用于治疗黄褐斑的点阵激光包括Q开关点阵激光、非剥脱点阵激光（1550nm点阵激光、1540nm点阵激光、1410nm点阵激光）、剥脱性点阵激光（2940nm铒点阵激光、10 600nm CO_2 点阵激光）及皮秒激光的点阵模式等。其中有几种点阵激光还可以辅助药物传输的方式治疗黄褐斑。

一、Q开关点阵激光

（一）波长694nm的红宝石Q开关点阵激光

红宝石点阵激光波长694nm，穿透深度可达真皮层，可用于表皮和真皮色素性疾病的治疗。其优势在于黑色素吸收率高，约是波长755nm激光的1.5倍，是波长1064nm激光的6～8倍，同时竞争性吸收，如对于血红蛋白的吸收要远低于相邻波长（如532nm激光）。点阵模式的Q开关红宝石激光有效治疗黄褐斑的机制可能是结合了点阵激光和低能量大光斑多次扫描的治疗方法的优势，并且相对于1064nm的Q开关Nd：YAG激光，694nm的激光更易被黑素颗粒吸收。

Jang等报道应用点阵模式的Q开关红宝石激光治疗15例韩国女性黄褐斑患者，能量密度为2～3J/cm²，覆盖率27.7%，扫描3遍，治疗间隔2周，在完成6次治疗后16周，黄褐斑MASI评分从15.1下降到10.6。

Zhou应用Q开关红宝石点阵激光联合左旋维生素C超声促渗治疗，共纳入26例患者，接受4～6次点阵红宝石激光治疗（能量密度为2.4～4 J/cm²），联合左旋维生素C超声促渗治疗，每2周1次。治疗后3个月，平均MASI评分从（15.51±3.0）分降至（10.02±4.4）分，不良反应轻微且持续时间短。根据Zhou治疗经验，红宝石点阵激光作用均匀分散，可温和、高效地破坏黑素颗粒，同时最大限度地避免对黑素细胞产生激惹反应，具有术后炎症反应轻、恢复期短、缓解期长的特点，具有很好的应用潜力。

王春花等观察 694nm Q 开关红宝石点阵激光联合无针水光治疗黄褐斑的临床疗效。将 50 例黄褐斑患者随机分为治疗组和对照组，每组各 25 例。治疗组应用 RubyStar 694nm Q 开关红宝石点阵激光的点阵模式（能量密度为 $2.5 \sim .5J/cm^2$，频率为 1.5Hz，光斑大小为 7mm×7mm）共治疗 6 次，每次间隔 4 周，应用激光治疗 1 周后采用无针水光（维生素 C 注射液 3.0ml，氨甲环酸 3.0ml 和玻尿酸 2.0ml）共治疗 6 次，每次间隔 4 周；对照组仅用 Q 开关红宝石点阵激光的点阵模式（治疗参数同治疗组）共治疗 6 次，每次间隔 4 周。结果：经过 6 个月的治疗，治疗组总有效率为 80.0%，对照组总有效率为 52.0%，两组均未见明显不良反应。联合治疗组效果明显优于单用激光治疗组，不仅色素淡化明显，而且患者的肤质也得到很大程度的改善。

鲍琳琳等认为在应用红宝石点阵激光治疗黄褐斑时，应谨慎调节能量密度，尽量从最小能量开始治疗，治疗终点以皮肤微微泛红即可。对于患者的选择也应慎重，表皮型黄褐斑是最佳适应证，真表混合型、色斑较重及黑素细胞较活跃的黄褐斑患者应慎用红宝石点阵激光治疗。应用激光治疗后一定要注意皮肤护理，加强术后防晒，建议使用的防晒霜防晒系数（SPF）≥ 30。为尽可能减少色素沉着不良反应的发生，张振等认为对于以Ⅲ～Ⅳ型为主的国内患者，Q 开关点阵红宝石激光使用低能量密度（$2.5 \sim 3J/cm^2$）是安全的。

（二）波长 755nm 准长脉冲翠绿宝石点阵激光

Lee 等观察波长 755nm 准长脉冲翠绿宝石点阵激光（Noblex，FineMEC，韩国）治疗黄褐斑的疗效和不良反应，激光脉宽为 $0.5 \sim 1ms$，光斑直径为 15mm，每个光斑内含 130 个小点，每个小点直径为 400μm，激光能量密度为 $60 \sim 80J/cm^2$，48 例黄褐斑患者接受 $2 \sim 4$ 次激光治疗，每次间隔 $2 \sim 3$ 周。末次治疗后 2 个月黄褐斑平均 MASI 评分降低 30.5%。41.7% 的患者达到 51%～75% 的改善，31.3% 的患者达到 26%～50% 的改善。表皮型黄褐斑患者比真皮型黄褐斑患者效果更佳。未见色素沉着或瘢痕形成等不良反应。

（三）波长 1064nm Nd：YAG Q 开关点阵激光

Q 开关 1064nm 激光点阵模式结合调 Q 技术与聚焦点阵技术，产生阵列样排列的微小光束作用于皮肤。光斑能量均匀，治疗时覆盖部分皮肤组织，黑素颗粒吸收的累积能量较低，可减少色素脱失等不良反应的发生。大光斑、低能量的治疗模式能够针对黑素细胞内或细胞间的黑素颗粒进行选择性爆破，低能量、多次爆破使黑素细胞功能失活或抑制。

Yue 等采用 Q 开关 1064nm 激光点阵模式对 27 例黄褐斑患者进行治疗，共治疗 8 次，每次间隔 $2 \sim 3$ 周，结果提示治疗后 70% 的患者得到良好改善。Kim 等、Chan 等应用 Q 开关 1064nm 点阵激光低能量模式治疗黄褐斑，发现部分患者出现黄褐斑复发、皮损颜色反弹性加深及点状色素脱失等现象，具体机制尚不明确。

屈欢欢等观察 Q 开关 1064nm 点阵激光联合氨甲环酸口服治疗中、重度黄褐斑的有效性及安全性，收集中、重度黄褐斑患者 60 例，分为口服氨甲环酸联合 Q 开关 1064nm 点阵激光组、口服氨甲环酸联合 Q 开关 1064nm 激光组、Q 开关 1064nm 点阵激光组、

Q 开关 1064nm 激光组，每组各 15 例。Q 开关 1064nm 点阵激光治疗采用 Fotona Q 开关激光仪的 FS20 点阵手具，光斑大小为 10mm×10mm，能量密度为 1.2～1.8J/cm^2，光斑无重叠，单次全面部扫描，终点反应为皮肤轻度潮红伴微红出血点，无渗液或大面积渗血。激光治疗每个月 1 次，共 5 次。口服氨甲环酸剂量为 250mg，每日 2 次，服用 4 个月。Q 开关点阵激光联合口服药物治疗组黄褐斑 MASI 评分从治疗前的 28.08 分降到 2.05 分，疗效非常显著且明显优于其他治疗组。治疗过程中均未发生严重不良反应。

二、非剥脱性点阵激光

（一）波长 1550nm 的点阵激光

2005 年，Rokhsar 和 Fitzpatrick 进行了一项前瞻性研究，用 1550nm 点阵激光治疗 10 例女性难治性黄褐斑患者，经过 4～6 次治疗，60% 的患者达到 75%～100% 的改善率，30% 患者改善率＜25%，首次提出 1550nm 点阵激光治疗黄褐斑有效且不良反应少。之后陆续有各种研究来检验点阵激光治疗效果。

Goldberg 等通过比较 1550nm 点阵激光治疗前后的皮肤病理表现，光学显微镜显示，应用激光治疗后组织内色素细胞数量相对减少，电子显微镜显示在角质形成细胞周围色素细胞数量减少及色素颗粒相对减少，从超微结构上的改善可以解释临床效果，就此提出"黑色素穿梭功能（melanin shuttle function）"和"黄褐斑皮下异常真皮结构重建"理论。黑色素穿梭现象是指应用激光治疗后，黑色素与一些真皮组织及坏死的细小表皮结合在一起，黑色素通过表皮经角质层代谢，同时热刺激也可以加速表皮的更替时间，从而增加色素的转运，达到治疗目的；另外，1550nm 点阵激光靶色基为水，由于局灶性光热作用在激光微损伤柱的路径上，组织产生凋亡，在凋亡过程中会释放众多细胞因子，从而启动整个区域皮肤的修复与再生，在此过程中也会将过度产生的色素团块代谢掉，大部分细胞碎片被巨噬细胞吞噬后沿淋巴或血液循环代谢。鉴于上述的作用机制，2005 年非剥脱性 1550nm 点阵激光获得美国 FDA 批准用于黄褐斑的治疗。

鲍琳琳等研究 1550nm 点阵激光治疗黄褐斑的效果及安全性，并将其与红宝石点阵激光进行对比。将 20 例女性黄褐斑患者随机选择半侧面部为非剥脱性 1550nm 点阵激光侧（1550nm 点阵侧），另外半侧为 Q 开关红宝石点阵激光侧（红宝石侧）。1550nm 点阵侧行 5 次 1550nm 点阵激光治疗，光斑直径为 15mm，单点能量为 30～40mJ，扫描密度为 100～200 点 /cm^2，重叠 10%～20%，扫描 2～3 遍；红宝石侧行 10 次 Q 开关红宝石点阵激光治疗，光斑直径为 7mm，能量密度为 2.5～3J/cm^2，不重叠，扫描 1 遍。于特定时间点采用黄褐斑皮损面积和严重程度指数（MASI）评分、激光共聚集显微镜（CLSM）比较治疗前后疗效，并记录不良反应。结果：两侧 MASI 分值于第 4 次治疗后较治疗前显著下降，红宝石激光侧下降较 1550nm 点阵激光侧更快，但于末次治疗后 3 个月分值上升超过 1550nm 点阵激光侧。CLSM 可见末次治疗后 1 个月两治疗侧基底层黑色素均显著减少。红宝石激光侧 3 例出现色素沉着，而 1550nm 点阵激光侧未发生色素沉着。结论：红宝石激光治疗黄褐斑短期内疗效较 1550nm 点阵激光更好，但 1550nm 点阵激光治疗效果更稳定，且安全性更高。1550nm 点阵激光治疗混合型皮损比表皮型皮损更有效，而红宝石激光则相反。分析认为其原因可能是红宝石激光短脉冲对表皮黑色素有一定的爆破效果，但波长较短对皮肤穿透力不够；而 1550nm 点阵激光波长较长，可较强穿透真表皮，但不着重作用于表皮黑色素所造成的。

（二）波长 1540nm 的点阵激光

Barysch 等在 2012 年发表的一项临床观察中，有 14 例患者接受半侧面部 1540nm 点阵激光治疗，热损伤区密度（点密度）设置为 320MTZ/cm^2，脉宽 15 毫秒，治疗时间分别在第 0 周、第 3 ～ 4 周、第 6 ～ 8 周进行，并在第 26 ～ 28 周进行随访。治疗及随访期间医师及患者均对疗效进行评估。在第 26 ～ 28 周随访中，医患评估治疗有效性分别为 83% 和 75%。数码照片及 SIAscope 设备评估改善程度分别为第 1 次治疗后为 54% 和 85%，第 2 次治疗后为 61% 和 85%，第 3 次治疗后为 41% 和 58%，其中肤色较浅的患者疗效更佳，治疗中有 2 例Ⅲ～Ⅳ型皮肤患者出现炎症后黑变病。该观察证实，在局部治疗失败的情况下，可考虑 1540nm 点阵激光作为Ⅰ／Ⅱ型皮肤的替代治疗，而对于肤色较深的Ⅲ／Ⅳ型皮肤，需慎重进行该治疗。

杨鹏等观察 Lux 1540nm 非剥脱点阵铒玻璃激光治疗黄褐斑的临床疗效和安全性。选取 16 例面部黄褐斑患者，采用 1540nm 点阵激光治疗，光斑为 15mm，脉宽 15ms，一般从较低能量 4 ～ 7mJ/mB 开始，根据治疗反应可调高至 8 ～ 10mJ/mB，治疗头紧贴皮损，光斑间重叠 5% ～ 10%，扫描次数为 3 ～ 5 遍，最终密度达 1600 ～ 1920 微治疗区（microscopic treatment zones，MTZ）/cm^2，治疗终点以皮损处微红为宜，共治疗 10 次，每 4 周 1 次，治疗后严格防晒。结果发现 16 例经过 10 次治疗后，黄褐斑均有不同程度的改善，其中 3 例（18.7%）达到 65% 以上的改善率，7 例（43.7%）达到 60% 以上的改善率，总改善率为 58.7%。除 2 例发生色素沉着外无色素减退等严重不良反应。同时发现点阵激光治疗还有收缩毛孔、改善皮肤纹理的作用。结论：1540nm 非剥脱性点阵激光治疗黄褐斑疗效确切，安全性高，无明显不良反应。

雷岱锋等探讨强脉冲光与 1540nm 点阵激光治疗面部黄褐斑的临床疗效。将 62 例女性黄褐斑患者根据治疗方式分成 1540nm 点阵激光治疗组（35 例）和强脉冲光治疗组（27 例）。点阵激光仪器为 Lux1540，波长 1540nm，光斑直径为 15mm，脉宽 15ms，频率 1.0Hz，能量密度设置为 6 ～ 8J/cm^2，扫描次数为 3 ～ 4 次，治疗中每个光斑尽量避免重叠，强度以患者轻微痛感为宜。点阵激光每隔 3 周进行一次，连续治疗 3 次。强脉冲光采用 Lux-G 强脉冲光仪，脉宽为 1 ～ 3ms，能量为 18 ～ 25J/cm^2，波长为 550 ～ 670nm，延迟 20 ～ 30ms，治疗中每个光斑尽量避免重叠，强度以患者轻微痛感为宜。每隔 4 周治疗 1 次，连续治疗 3 次。结果：点阵激光组的临床有效率（97.14%）明显高于强脉冲光组（77.78%）；MASI 评分点阵激光组下降幅度大于强脉冲光组；点阵激光组不良反应发生率（5.71%）明显低于强脉冲光组（29.63%）。结论：1540nm 点阵激光治疗面部黄褐斑效果优于强脉冲光治疗，对患者面部黄褐斑改善情况较好，不良反应较轻。

赵晴等观察 1540nm 非剥脱点阵激光联合氨甲环酸治疗黄褐斑的疗效性和安全性。将入选的 105 例黄褐斑患者随机分为 3 组，每组各 35 例，联合治疗组接受 1540nm 非剥脱点阵激光联合氨甲环酸治疗，激光组仅接受 1540nm 非剥脱点阵激光治疗，药物组仅接受氨甲环酸治疗。Lux 1540nm 非剥脱点阵激光光斑直径为 15mm，脉宽 15ms，能量密度为 $6 \sim 8J/cm^2$，频率为 1.0Hz，重复 $2 \sim 3$ 次。激光治疗每个月 1 次，6 次为 1 个疗程。氨甲环酸片口服，每次 250mg，每天 2 次，6 个月为 1 个疗程。疗程结束后比较 3 组患者的临床疗效及安全性。结果显示，联合治疗组、激光组和药物组治疗有效率分别为 80.00%、47.06% 和 51.52%，联合治疗组与对照组间疗效差异有统计学意义（$P < 0.05$）。结论：1540nm 非剥脱点阵激光联合氨甲环酸治疗黄褐斑可获得较好的疗效和安全性，疗效优于单用 1540nm 非剥脱点阵激光或单用氨甲环酸治疗。

贾华魁等探讨非剥脱性 Lux 1540nm 点阵激光联合氢醌乳膏治疗黄褐斑的临床疗效及复发率。将 74 例女性黄褐斑患者随机分为对照组（34 例）和观察组（40 例）。对照组使用氢醌乳膏治疗，观察组采用非剥脱性点阵激光术联合氢醌乳膏治疗。Lux 1540nm 点阵激光光斑直径为 15mm、传输能量为 $3 \sim 12mJ/mB$、脉冲宽度为 $10 \sim 15ms$。对两组患者治疗结束 4 个月后进行疗效观察，随后随访 1 年，访问并记录两组患者的复发情况。结果显示，治疗后观察组总有效率（100%）显著高于对照组（79.41%），差异具有统计学意义（$P < 0.05$）。随访 1 年内，观察组复发率（7.5%）显著低于对照组（29.63%），差异具有统计学意义（$P < 0.05$）。结论：非剥脱性 Lux 1540nm 点阵激光联合氢醌乳膏治疗黄褐斑疗效显著，复发率低，患者依从性高。

（三）波长 1565nm 的点阵激光

陈之尧等观察 1565nm 非剥脱点阵激光联合丹参注射液在黄褐斑治疗中的临床效果。共收集 63 例黄褐斑患者，应用 1565nm 非剥脱点阵激光联合丹参注射液皮内注射进行治疗。先用 1565nm 点阵激光治疗，能量为 $10 \sim 15mJ/cm^2$，密度为 $150 \sim 250$ 束 / cm^2，方形光斑，边长 12mm，可重叠面积约 10%，沿皮损区域进行治疗。间隔 15 天后将丹参注射液应用生理盐水稀释至 10% $\sim$ 30% 进行术区手工皮内注射，点间距为 0.5cm，单点注射剂量为 $0.02 \sim 0.03ml$，间隔 15 天再次重复 1565nm 点阵激光治疗，再间隔 15 天重复丹参注射液皮内注射治疗。将治疗前后黄褐斑面积严重程度评分（melasma area and severity index，MASI）和 MASI 分值下降率（decline rate of MASI，MDR）作为有效性指标，观察疗效。结果 63 例患者治疗后 MDR 均 $\geq$ 40%，有效率为 100%，其中 26 例（41.3%）MDR $\geq$ 60%。结论：1565nm 非剥脱点阵激光联合丹参注射液在黄褐斑治疗中起效较快，临床改善明显。

（四）波长 1410nm 的点阵激光

泰国学者 Wanitphakdeedecha 等探讨波长 1410nm 点阵激光治疗黄褐斑的临床疗效。入组 30 例黄褐斑患者，每个患者单侧面部能量为 20mJ，覆盖率为 5%；另半侧面部能量为 20mJ，覆盖率为 20%；每个月治疗 1 次，5 次为 1 个疗程。结果显示，末次治疗后 2 个月、3 个月随访时，黑色素指数均明显下降，但治疗后 1 个月随访时变化不明显。覆盖率 20% 时容易出现不良反应（包括红斑干燥、炎症后黑变病）。

（五）波长 1927nm 的点阵激光

1927nm 铥激光的出现，给黄褐斑的非剥脱性点阵治疗带来了新的选择。Polder 等报道 1927nm 波长的点阵激光治疗黄褐斑的临床结果，首次验证 1927nm 铥点阵激光治疗面部黄褐斑安全有效。由于 1927nm 激光对水的吸收要高于 1550nm 激光，因此作用更表浅，主要针对表皮的色素。1927nm 激光的穿透深度为 200μm，而 1550nm 激光可穿透至 1400～1500μm，因此 1927nm 激光更适合表皮色素性疾病的治疗，但需要大规模的随机对照试验来验证其对Ⅲ型以上肤色黄褐斑的疗效和安全性。

在 Lee 等的研究中，黄褐斑患者经过 3 次 1927 nm 铥激光治疗后，2 个月后随访，整体的 MASI 评分获得 33% 的改善。但 6 个月后随访时，改善率下降至 28%。在另一项回顾性分析研究中，对皮肤Ⅱ～Ⅳ型的黄褐斑患者使用高能量、高密度参数设置（能量为 20mJ，覆盖率为 70%）的 1927nm 铥激光治疗，取得了较为持久的疗效，在后期 6～12 个月的随访中，一直保持 53.8% 的 MASI 评分改善率。

Geddes 等回顾 2 年内 11 例血管型黄褐斑患者采用脉冲染料激光联合低能量 1927nm 点阵激光治疗黄褐斑的情况，发现有 54% 的患者黄褐斑改善程度超过 50%，入组患者面部红斑改善情况与黄褐斑改善情况类似。在观察过程中，未见患者病情反弹或加重，未见严重不良反应发生。因此，对于血管型黄褐斑，无论是轻微还是亚临床毛细血管扩张，可考虑血管治疗型激光与低能量非剥脱点阵激光联合治疗，可取得较好的效果及较高的患者满意度。

1927nm 点阵激光介于非剥脱性点阵激光和微剥脱性点阵激光之间，还可以在表皮层形成密集的细小空泡，因此可以作为辅助药物传输来治疗黄褐斑。

三、剥脱性点阵激光

常见的剥脱性点阵激光包括 CO_2 点阵激光及 2940nm Er：YAG 点阵激光，在临床中，由于剥脱性点阵激光对皮肤损伤较大，易造成炎症后黑变病或黄褐斑加重，故一般较少用于黄褐斑的治疗，尤其是活动期的黄褐斑。对于活动期、炎症性黄褐斑宜先采取控制炎症、修复屏障、降低黑素细胞活性等措施后再进行剥脱性点阵激光治疗，能量也宜循序渐进。由于黄褐斑和光老化高度相关，所以剥脱性点阵激光还可以从改善光老化、改善皮肤结构和皮肤细胞微环境的角度来改善黄褐斑和减少复发率。此外，剥脱性点阵激光还可以辅助药物传输来治疗黄褐斑。

（一）波长 2940nm 铒点阵激光

Tian 等报道 2 例Ⅲ型的中国女性黄褐斑患者应用 2940nm 剥脱性点阵激光及 Q 开关 1064nm 激光联合治疗黄褐斑的案例。点阵激光能量为 $0.7J/cm^2$，光斑直径为 12mm，频率为 15Hz，治疗至皮损发白，继而采用调 Q 开关激光，能量为 $2.0J/cm^2$，光斑直径为 10mm，频率为 12Hz，治疗至出现红斑，在其后的 3 周内，每周进行 1 次 Q 开关 1064nm 激光治疗。治疗后 1 个月，2 例患者皮损均得到显著改善，治疗后 6 个月随访，患者均未出现炎症后黑变病或皮损加重等不良反应。2940nm 点阵激光对于表皮的剥脱作用或许有助于其后的 Q 开关 1064nm 激光破坏更深层次的色素颗粒，从而增强其疗效。但此类治疗对于能量的控制仍非常关键，否则易导致不良反应的发生。

Alavi 等观察 Q 开关 Nd：YAG 激光联合点阵铒激光治疗黄褐斑的效果，在 Kligman

配方治疗（0.1% 维甲酸 + 5.0% 氢醌霜 + 0.1% 地塞米松）的基础上，21 例患者接受 Nd：YAG 激光 + 点阵铒激光治疗，20 例患者仅接受 Nd：YAG 激光治疗。结果发现两组患者色斑均有减淡，但 Nd：YAG 激光联合点阵铒激光治疗的效果要优于 Nd：YAG 激光单独治疗。

（二）波长 10 600nm CO_2 点阵激光

Jalaly 等对 40 例面部对称性黄褐斑患者进行随机单侧面部对照研究，即一侧面部应用低能量 CO_2 点阵激光治疗（能量为 1W，覆盖率为 0.7），而另一侧面部应用 Q 开关 Nd：YAG 激光治疗，每 3 周治疗 1 次，治疗连续 5 次，最后一次治疗后 2 个月随访。结果显示，与治疗前基线相比，两组治疗的黑色素指数和 MASI 评分均有改善，且两组间比较，CO_2 点阵激光组较 Q 开关 1064nm 组有更明显的改善（$P < 0.001$），因此，低能量 CO_2 点阵激光可作为治疗黄褐斑的一种有效治疗手段。

2019 年一项研究对 11 例黄褐斑患者进行两次点阵 CO_2 激光治疗，通过对治疗前后的皮损组织进行光学显微镜和电子显微镜观察，显示黑素细胞数量减少、体积缩小，角质形成细胞周围的黑素颗粒明显消失，提示 CO_2 点阵激光可以对黑素细胞造成损伤以达到持久的治疗效果。

Tawfic 等比较低能量 CO_2 点阵激光单独治疗与联合局部氨甲环酸治疗黄褐斑的疗效。该试验采用随机半侧面部对照的方式，纳入 30 例女性黄褐斑患者，所有患者全面部采用低能量 CO_2 点阵激光治疗（能量为 12W），随机一侧治疗后外用氨甲环酸或激光治疗前显微注射氨甲环酸，该治疗每 4 ~ 6 周 1 次，共治疗 5 次，采用平均 MASI 评分、黑色素指数（MI）、红斑指数（EI）在治疗前及最后一次治疗结束后 2 周进行评估。治疗后患者面部双侧皮损均得到显著改善，平均 MASI 评分、MI 较治疗前显著下降，EI 仅在 CO_2 点阵激光侧改善明显。在对照的半侧面部，平均 MASI 评分改善程度 CO_2 点阵激光侧优于联合治疗侧，MI 两者无显著性差异。治疗中出现的不良反应主要为轻微的疼痛感。结论：低能量 CO_2 点阵激光治疗黄褐斑安全有效，外用及显微注射氨甲环酸对于黄褐斑的疗效仍有待于进一步研究。然而，对于亚洲有色人种来说，采用此类激光治疗黄褐斑仍然要慎之又慎。

四、点阵激光辅助药物传输

外用药物如氢醌霜、氨甲环酸、左旋维生素 C 等在黄褐斑治疗中具有重要作用，但由于其渗透深度的限制，对于色素颗粒位置较深的真皮型黄褐斑，治疗效果欠佳。采用点阵激光作用的方法对黄褐斑皮肤进行预处理，随后给予外用药物治疗，可以辅助药物渗透，提升治疗效果，已成为近年来的研究热点之一。此外，本来需要微针、水光等方法进行导入的美塑产品也可以借助点阵激光进行辅助导入，从而实现 1 + 1 > 2 的效果。

1927nm 的点阵铥激光、2940nm 的点阵 Er：YAG 激光、10 600nm 的点阵 CO_2 激光等可以安全可控地破坏角质层，促进外用药物经皮吸收，可作为黄褐斑治疗的有效手段。

Wanitphakdeedecha 等通过半侧面部随机对照试验证明波长 1927nm 点阵铥激光联合外用氨甲环酸治疗黄褐斑，治疗间隔时间为 1 周，连续治疗 4 次，疗效显著。与生理盐水对照组比较，治疗后 6 个月淡斑效果仍有统计学差异。Wang 等进行一项前瞻性初步研究，评估低能量、低密度 1927nm 点阵铥激光联合局部氨甲环酸治疗黄褐斑的有效性和安全性。共纳入 10 名受试者。每个人的面部接受 5 次激光治疗，每次治疗后立即局部应用氨甲环酸，并指导受试者每日外涂氨甲环酸 2 次，连续 7 天。在随访第 30、第 90 天和第 180 天时，黄褐斑 MASI 评分的平均改善分别为 1.1 分、3.5 分和 2.5 分，最大改善发生在第 90 天随访时。黄褐斑生活质量量表（MELASQOL）评分平均改善 9.6 分。除了色素改善外，研究对象还认为他们的皮肤纹理和肤色都有所改善，看起来更容光焕发。

Namazi 等通过半侧面部对照前瞻性试验来验证 Er：YAG 点阵激光联合 4% 氢醌乳膏与 4% 氢醌乳膏单独外用比较，激光治疗每个月 1 次，连续治疗 3 次。结果发现联合治疗效果更佳。Badawi 等研究也证实点阵 Er：YAG 激光辅助氢醌乳膏透皮给药较单独外用氢醌乳膏具有更好的疗效，且不良反应非常少、安全性非常好。Abdel-Raouf Mohamed 等使用点阵铒激光联合外用糖皮质激素治疗黄褐斑患者，显示与单独应用点阵铒激光相比，联合治疗组 MASI 评分改善更为显著，且对于 Fitzpatrick Ⅲ 型皮肤患者的治疗效果要优于Ⅳ型皮肤。

Mekawy 等进行微针及点阵 CO_2 激光辅助氨甲环酸外用治疗黄褐斑的对比研究，共纳入 30 例双侧面部黄褐斑患者，对一侧面部进行微针治疗，另一侧面部进行点阵 CO_2 激光治疗，随后立即局部涂抹氨甲环酸溶液。在经过 6 次治疗后，微针治疗侧与点阵 CO_2 激光治疗侧 MASI 评分与治疗前相比均有明显下降，且两种方法间比较差异无统计学意义。

（孙林潮）

第五节　强脉冲光

黄褐斑是一种常见的、获得性的、难治性的黑色素代谢障碍所致色素沉着过多的皮肤病，其特征是面部出现不规则对称的浅棕色至深棕色斑疹，约 90% 的患者为女性。紫外线在疾病的发展中起着关键作用。此外，口服避孕药、雌激素水平过高、某些药物和自身免疫性甲状腺疾病等疾病都可能诱发或加速黄褐斑的发展。由于黄褐斑治愈率低且极易复发，很难管理，对皮肤科医师的治疗是一个挑战。黄褐斑的治疗方法包括外用药物、口服药物、富含血小板血浆、化学焕肤和激光光电治疗等。近几十年来，以设备为基础的激光或光电疗法已得到很大普及，激光和光电疗法常用于那些对药物治疗抵抗或希望更快出现疗效的患者。强脉冲光（intense pulsed light，IPL）是由特定波长的强光发射，经过聚焦和滤过后形成的一种宽光谱光。强脉冲光本质上是一种非相干性的多色光源，而不是激光，其光谱范围一般在 500 ~ 1200nm。其特定的波长能穿透皮肤并被相应波长的发色团吸收，转化为热能，既能广泛作用于皮肤组织中的黑色素，又能破坏增生的血管，从而达到相应的治疗效果，且无严重的不良反应。

一项基于强脉冲光联合治疗黄褐斑的荟萃分析显示，强脉冲光综合治疗后，MASI评分显著下降。对于黄褐斑的治疗，主要解决的是皮肤色斑的颜色和面积，用强脉冲光对患者进行综合治疗比其他单一形式的治疗效果更好。IPL治疗黄褐斑比激光更有优势，因为它使用宽光谱光，可以穿透皮肤的不同层次，能同时针对表皮和真皮部位的黑色素。此外，其脉冲持续时间在毫秒范围内，热量更容易扩散，可以减少炎症后黑变病的发生率。另外，IPL治疗头的面积比激光治疗手具的光斑面积大，可以提高治疗的速度，缩短治疗的时间。尽管IPL治疗黄褐斑的疗效已经得到肯定，但在选择能量时仍需谨慎，因为能量过低没有效果，能量过大又会增加色素沉着的风险。黄褐斑皮损中的黑素细胞非常活跃，如果光介导的刺激太强烈，它会诱导酪氨酸酶活性，并导致色素沉着。因此，治疗时需要掌握好强脉冲光的合适能量，并辅以其他治疗方法，减少黄褐斑治疗后出现色素沉着或加重的风险。总的来说，基于IPL的联合治疗不良反应或并发症较少，常见的不良反应包括轻微的红斑和刺痛，通常在治疗后不久或1天内消失。少数患者可能因能量过高而出现轻度烫伤的情况，1周后可以完全恢复，严重者也有可能导致色素沉着或色素减退，则需要更久的恢复时间。

目前，市场上应用的强脉冲光技术主要包括优化脉冲技术、窄谱强脉冲光技术（DPL）、点阵脉冲光技术、光电一体Elos技术等，分述如下。

一、优化脉冲技术

优化脉冲技术为黄褐斑的治疗带来了新的尝试，其代表设备为美国科医人公司生产的光子嫩肤治疗仪（Lumenis M22），其发射的是优化脉冲波形，脉冲能量控制均匀，无能量尖峰与衰减，作用更加温和，且可以根据病变特点个性化地选择治疗参数，优化治疗方案，4次治疗就能使患者面部的色斑颜色变浅、面积变小，76.6%的患者能获得超过50%的改善。在治疗黄褐斑过程中，应根据患者的皮肤颜色、近期是否接受日晒、护肤与防晒习惯、皮肤对光的反应、黄褐斑的分型等诸多因素选择治疗参数。一般选择一步法或两步法，一步法常用590nm滤光片，能量密度为13～20J/cm^2，双脉冲模式，单脉宽4～6ms，单脉冲延迟30～40ms。两步法先用640nm滤光片，能量密度为12～15J/cm^2，三脉冲模式，单脉宽4～6ms，脉冲延迟30～50ms，再用640nm滤光片，能量密度为12～14J/cm^2，三脉冲模式，单脉宽3～5ms，脉冲延迟40～50ms。治疗的终点反应为皮肤微红或无反应，能量不可过高，切勿使皮损处色斑颜色明显加深或皮肤烫伤等，否则治疗后皮损可能会加重。眼周、口周及额部等皮肤较薄或毳毛较多处可适当降低能量密度。4～6次为1个疗程，每次间隔3～4周。

二、窄谱脉冲光技术

窄谱脉冲光（DPL）技术是采用特制的晶体激发出高能黄绿光谱，再经过超窄带滤光片滤去部分光谱，精确输出100～300nm的精准光。与传统的脉冲强光相比，能更有效地滤过两端无效光谱，使治疗能量更加集中。DPL作为窄谱强脉冲光，同样通过选择性光热作用针对黄褐斑中的黑素颗粒，由于只是温和地破坏黑素颗粒，尽量避免或减少对黑素细胞的激活，所以能有效地减少色素沉着或复发的风险。根据 DPL 设备的不同，其治疗参数也不完全相同，常用治疗模式和参数为：滑动模式，起始能量密度为 1.6 ～ 2.6J/cm^2，单侧面颊，累计能量为 1.4 ～ 2.2kJ；定点模式，能量密度为 5.0 ～ 6.8J/cm^2，终点反应为皮肤微红，微热。3 ～ 4 次为 1 个疗程，每次间隔 1 个月。在一项使用 570 ～ 950nm DPL 手具治疗黄褐斑的临床研究中，使用的光斑大小为 10mm×30mm，能量密度为 14.0 ～ 19.0J/cm^2，脉冲宽度为 10 ～ 15ms。1 个月治疗 1 次，共治疗 4 次，每次调整 1 ～ 2J/cm^2，以照射后皮肤微红为治疗终点。治疗后黄褐斑皮损面积及严重程度评分（MASI）分值下降率（MDR）为 51.41%±19.36%，经 3 ～ 12 个月的随访，复发率为 12.5%。

三、点阵脉冲光技术

点阵脉冲光所使用的细胞光（cell light technology，CLT）专利技术，是一种经过改进和优化的强脉冲光技术，其导光晶体表面被分隔成点阵模式的小方格，通过点阵的方式优化强光的光源，提高治疗的安全性。其波长范围为 415 ～ 950nm、560 ～ 950nm、590 ～ 950nm、640 ～ 1200nm、695 ～ 1200nm，脉宽范围为 500.0μs 至 35.0ms，脉冲间隔 3.0 ～ 60.0ms，光斑面积 10.0mm×34.0mm，脉冲个数为 1 ～ 3 个、10 个，频率为 0.5Hz、1Hz、10Hz，能量密度范围为 5 ～ 40J/cm^2、5 ～ 35J/cm^2、10 ～ 40J/cm^2。推荐治疗参数为：560nm 或 590nm 滤波片，能量密度为 12 ～ 18J/cm^2，治疗中每个光斑尽量避免重叠，强度以患者有热感、无痛感且色素无凸出、术后无灼热感为宜。每隔 4 周治疗 1 次，5 次为 1 个疗程。在一项用点阵脉冲光治疗黄褐斑的临床研究中，治疗波长为 560 ～ 640nm，脉宽 3 ～ 6ms，每个光斑 2 ～ 3 个脉冲，能量密度为 12 ～ 16J/cm^2。治疗后 VISIA 色斑绝对分值由（122.7±18.5）分下降至（82.5±17.4）分，平均 MASI 评分由治疗前的（9.32±0.86）分下降为（6.17±0.64）分，差异均具有统计学意义。

四、光电一体 Elos 技术

光电一体 Elos 技术是将强脉冲光（IPL 580 ～ 980nm）与双极射频（RF）巧妙地结合，其治疗头能同时发射强脉冲光和双极射频，光电协同是其特点。Elos 技术原理为：① 5℃表皮冷却，降低表皮温度，提高表皮阻抗；② IPL 使真皮组织加热升温，降低真皮阻抗；③ RF 的特性是从阻抗高的地方流向阻抗低的地方，因此会从表皮流向真皮，与 IPL 产生 1+1 > 2 的协同作用，共同加热组织。Elos 技术利用表皮冷却的推动和 IPL 加热真皮组织的引导，双重作用使射频向深部传导，当 IPL 与射频结合，能使低能量密度的 IPL 超过高能量密度的 IPL 的升温和加热范围，而更低能量的 IPL 的使用，意味着对表皮刺激更小，既产生热作用，又降低不良反应发生风险，治疗更安全。治疗操作界面选择"LONG"治疗模式，强脉冲光选择 8 ～ 12J/cm^2，射频选择 16 ～ 20J/cm^2，终点反应为皮肤微微发热，有斑的区域轻微加深即可，每 4 周治疗 1 次，3 ～ 5 次为 1 个疗程。

五、强脉冲光技术治疗黄褐斑

（一）优化脉冲技术的强脉冲光治疗

优化脉冲技术是指在经典 IPL 墙垛式光的基础上升级的强脉冲光完美脉冲技术。美国科医人激光公司十多年前发明和推出的 OPT 技术，发出的 IPL 脉冲为均匀方波，能量可控，治疗过程柔和、舒适，提高了 IPL 的安全性。后期又推出了升级版的 A-OPT 模式，每个子脉冲的脉宽和能量都能做到个性化调整，并且也引入了新型的 Vascular 血管双波段滤光片。由于 OPT 为代表的强脉冲光技术，在治疗参数和操作手法上与其他的 IPL 具有较大的区别，因此本章对 OPT-IPL 操作黄褐斑的治疗技巧和参数选择进行单独的论述。

强脉冲光技术治疗黄褐斑，在皮肤科临床和医疗美容临床上需要和治疗个体的皮肤光反应类型、黄褐斑的临床分型、皮疹的含水量、皮肤的屏障功能等密切相关。笔者参考中国黄褐斑诊疗专家共识（2021 版）的分型推荐，结合多光谱数字图像皮肤分析软件（如 CSKIN 或 VISIA），根据色素和色素下方的炎性红色区和毛细血管网情况，分两型进行 OPT-IPL 的参数调整和手法操作，分别是：①单纯色素型（M 型，玻片压诊皮损不褪色），CSKIN 检测或 VISIA 的灰色图层的表皮色斑显示皮损区与非皮损区颜色对比度增加十分明显，红色图层显示皮损区与非皮损区颜色对比度增加不明显；②色素合并血管型（M＋V 型，玻片压诊皮损部分褪色），灰色图层的表皮色斑显示皮损区与非皮损区颜色对比度增加十分明显，棕色图层的色斑显示皮损区与非皮损区颜色对比度增加十分明显，红色图层显示皮损区与非皮损区颜色对比度增加比较明显。两种黄褐斑类型说明了不同的病理分型基础、不同的血管内皮增生和炎症情况、不同的皮肤屏障状态和合并的皮肤光老化状态，因此，黄褐斑的分型对选择 OPT 强脉冲光治疗的方法选择具有重要的指导意义。

李远宏报道对 256 例黄褐斑患者接受 4 次 OPT 强脉冲光治疗，78.9% 的患者获得超过 50% 的改善，71.1% 的患者对治疗效果满意或非常满意；不良反应主要为轻微的一过性红斑和炎症后黑变病。结论是 OPT 强脉冲光技术可以有效地治疗黄褐斑，不良反应非常轻微。

尽管强脉冲光 IPL 治疗损容性皮肤病（包括毛细血管扩张症、痤疮、雀斑）和面部年轻化方面获得了很好的改善效果，但是临床上强脉冲光治疗黄褐斑对临床皮肤科医师来说还是一个艰巨的挑战，尤其是 IPL 容易在操作中灼伤表皮并刺激黑素细胞，形成黄褐斑的反弹性加深或形成强脉冲光灼伤性的皮肤烫伤和炎症后黑变病。这种黄褐斑临床治疗的不确定性，使得一些皮肤科医师和激光科医师甚至提出避免在黄褐斑中使用强脉冲光或激光治疗。因此，在临床上如何科学评估黄褐斑、如何精准地操控 OPT 强脉冲光技术，做到靶组织和周围正常表皮的冷热平衡，才能更好地诊断和治疗黄褐斑。

OPT 技术的强脉冲光在针对黄褐斑色素的同时可改善毛细血管增生，也能光调修护，因此治疗建议每次用 2 ～ 3 个滤波片精细治疗，分别针对黄褐斑的光老化问题、表皮色素、真皮噬黑色素或毛细血管扩张的靶色基及皮肤屏障的光调修复。一般每个月 1 次，4 ～ 6 次为 1 个疗程，通常会联合美塑疗法或化学焕肤疗法，或联合口服药物氨甲环酸及中西医结合方法。

黄褐斑的临床类型、OPT 治疗参数选择和操作技巧手法的关系见表 6-3。

表 6-3　黄褐斑的临床类型、OPT 治疗参数选择和操作技巧手法的关系

黄褐斑类型	单纯色素型	色素合并血管型
主要针对的靶基	表皮黑色素＋屏障修护	真皮毛细血管扩张＋改善炎症
推荐滤波片（nm）	560	590 或 615
推荐子脉冲数（个）	2	2 ～ 3
推荐脉冲延时（ms）	20 ～ 30	25 ～ 35
推荐总能量（J/cm^2）	14 ～ 18	14 ～ 21
其他参数设置要点	在骨性突出部位能量下降 10%	在红色区突出部位能量下降 10%
蓝宝石冷却	开	开
导胶厚薄	薄	中到厚
前压迫手法	重压	轻压或不压
后压迫手法	保持重压 2s	保持重压 2s
前冷却手法	保持冷却 2 ～ 3s	无
后冷却手法	保持冷却 2s	保持冷却 2 ～ 3s
即刻联合 590 光调修护	5 ～ 10min	10 ～ 15min
治疗终点	轻度红斑、微灰变、可有微结痂	轻度红斑、部分血管变模糊
治疗感受	无痛或微刺痛	微痛或接近中度疼痛
正常反应	轻度红斑、不肿胀、可微结痂	轻度红斑、不肿胀或轻度肿胀
避免反应	中、重度疼痛，水疱和中、重度红肿	中、重度疼痛，任何结痂，水疱和中、重度红肿
整合护肤产品	抗氧化、保湿、修复	DXM 外涂加抗氧化、保湿、修复
后期红斑消退时间	12h 内	3h 内
合并色素位置混合型	建议联合果酸疗法	建议联合美塑疗法

（二）强脉冲光 OPT 治疗黄褐斑

强脉冲光 OPT 治疗黄褐斑，具体操作原则及参数选择如下。

1. 色素型黄褐斑

（1）方案一：AOPT 平台治疗参数见表 6-4，图 6-34。

表 6-4　AOPT 平台治疗参数（Fitzpatrick 分型 IV - V 型皮肤）

波长（nm）	脉冲（个）	脉宽（ms）	延迟（ms）	能量（J/cm²）
640	2～3	6～8	35～45	16～18
590	2～3	4～6	30～40	14～16

说明：深色皮肤终点反应不明显，易出现延迟反应，应根据皮肤情况适当减少叠加滤波片及降低总剂量。黄褐斑稳定期色斑终点反应可为轻度加深。

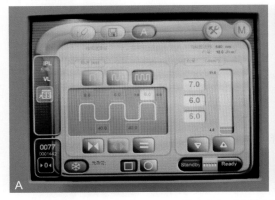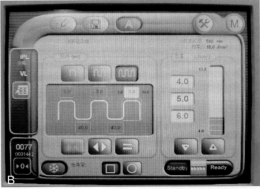

图 6-34　AOPT 平台治疗参数界面

（2）方案二：Resurfx 1565nm 非剥脱点阵光纤激光的光热对皮肤的热凝固效应可加快皮肤代谢色素的能力，110μm 微型光束孔可加快色素的排出。建议使用 Resurfx 六边形 18mm 大光斑低密度、低能量温和多次治疗，可局部或全面部使用，避免高密度光束造成皮下热损伤带的过度交叉。Resurfx 平台治疗参数见表 6-5，图 6-35。

表 6-5　Resurfx 平台治疗参数

波长（nm）	形状	密度（spots/cm²）	能量（mJ）
1565	根据需要选择	100～150	10～15

治疗结束后即刻有温热和轻微发红，建议使用冷敷袋局部冷敷 10min 来降低表皮温度，缓解不适感，同时应使用保湿乳霜、修复精华、防晒霜及时涂抹于面部。

说明：Resurfx 治疗黄褐斑后，红斑在冷敷后可快速缓解，无明显风团，3～5 天表皮可能出现轻微磨砂颗粒感，此阶段为色素排出正常反应，无须特殊处理，一般 3 天左右可自行脱落，做好日常保湿即可。

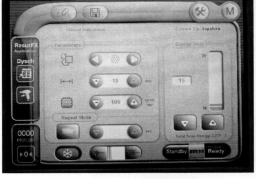

图 6-35　Resurfx 治疗参数界面

2.血管优势型黄褐斑

（1）方案一：以血管扩张为主的黄褐斑患者均存在表皮屏障差及耐受度差，在

OPT/AOPT 推荐使用长波段滤波片以减少对表皮的刺激。OPT 平台治疗参数见表 6-6，图 6-36 和图 6-37。

表 6-6　OPT 平台治疗参数

波长（nm）	脉冲（个）	脉宽（ms）	延迟（ms）	能量（J/cm²）
640	3	6～8	35～45	14～16
530～650、900～1200（VASCULAR）	3	4～5	30～40	10～13

说明：AOPT 系统起始能量为 15J/cm²，OPT 系统起始能量为 10J/cm²。可在患者第 1 次治疗后每个月逐渐增加总剂量，缓慢建立耐受，增幅为 1～2J/cm²，每个月 1 次，应用 2～3 次为 1 个观察周期（图 6-36，图 6-38）。

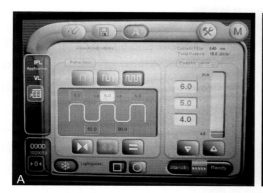
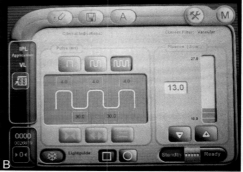

图 6-36　OPT/AOPT 治疗参数界面

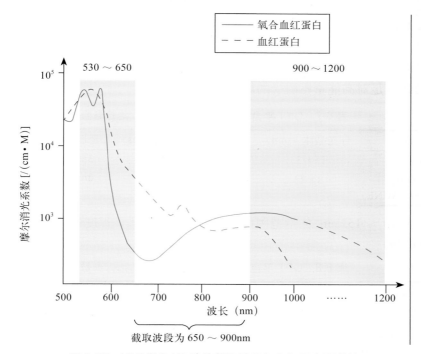

图 6-37　VASCULAR 波片截取波长与血红蛋白吸收峰

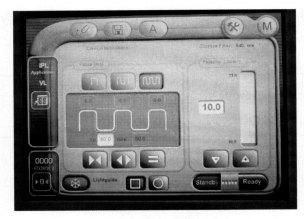

图 6-38　治疗参数界面

(2) 方案二：在 AOPT 推荐使用长波段滤波片来减少对表皮的刺激，使用超光子分层打法时的原则同上述 640nm 波段嫩肤一样。极度敏感皮肤可在第二步骤使用 590nm 或 640nm 波段长脉宽、低剂量、长冷却时间进行光调作用，原理是低功率脉冲光照射皮肤组织时，不对组织直接造成损伤，而是通过加强血液循环、调整功能、促进细胞生长和组织修复等作用达到治疗疾病的目的。

说明：亚洲人皮肤类型Ⅲ～Ⅴ型均可使用以上参数全面部施打一遍，光调治疗可较常规治疗适当缩短治疗间隔，每 15 ～ 20 天 1 次。

3. 黄褐斑合并炎性痤疮　黄褐斑合并炎性期痤疮多伴有肤色深、皮肤局部炎症区域敏感现象同时存在，皮肤耐受度较正常皮肤弱，使用 AOPT-ACNE 避免大光斑（OPT 平台治疗参数见表 6-7，表 6-8），根据 ACNE 滤波片的特性（图 6-39），连接 8mm × 15mm 导光晶体局部治疗炎性痤疮区域（图 6-40），尽量避开色素沉着区域，如果有极端案例黄褐斑与痤疮完全交叉，可以先光调联合消炎药物，避免风险。OPT 系统内最低能量为 10J/cm^2，可以满足对高能量不耐受的患者（图 6-41）。

表 6-7　OPT 平台（痤疮与斑区无重叠）治疗参数

波长（nm）	导光晶体（mm）	脉冲（个）	脉宽（ms）	延迟（ms）	能量（J/cm^2）
640	15×35	3	6 ～ 8	35 ～ 45	14 ～ 16
400 ～ 600、800 ～ 1200（ACNE）	8×15	3	4 ～ 5	40 ～ 50	10 ～ 15

说明：在 10 ～ 15J/cm^2 能量范围内可根据痤疮分级严重程度逐渐增加能量，增幅为 1J/cm^2（图 6-39）。

表 6-8　OPT 平台（痤疮与斑区有重叠）治疗参数

波长（nm）	导光晶体（mm）	脉冲（个）	脉宽（ms）	延迟（ms）	能量（J/cm^2）
640	15×35	3	6 ～ 8	35 ～ 45	10 ～ 14
400 ～ 600、800 ～ 1200nm（ACNE）	8×15	3	4 ～ 5	40 ～ 50	10

说明：ACNE 波片切记使用最低能量，否则容易激惹底层色素。使用 4℃的蓝宝石导光晶体分别在治疗前、治疗中、治疗后冷却的手法可大大提升舒适度（图 6-39）。

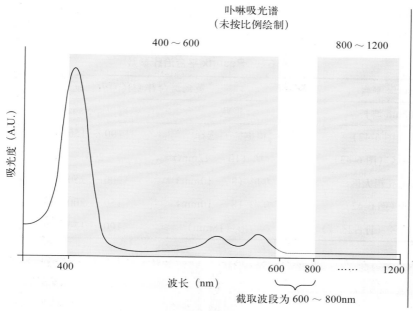

图 6-39 ACNE 滤波器原理

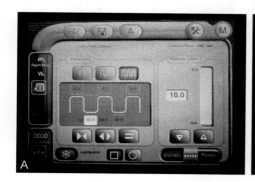

A   15mm × 35mm

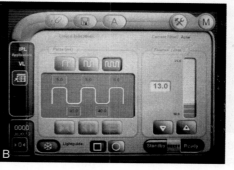

B   8mm × 15mm

图 6-40 蓝宝石导光晶体

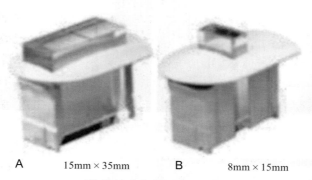

图 6-41 痤疮治疗界面及 640nm 光调界面

4. 黄褐斑合并光老化　当患者黄褐斑同时伴有明显光老化症状时，使用 M22Resurfx 模块可以更好地改善光老化，Resurfx 是唯一拥有独特波长的非入侵性、无开放性伤口的非剥脱点阵式激光技术（表 6-9）。

在全面部按以上顺序施打结束之后可观察终点反应，通常 3 ～ 5min 开始出现红斑、水肿、风团（表 6-9，图 6-42 ～ 图 6-44）。

表 6-9　Resurfx 平台治疗参数

Resurfx 平台	黄褐斑合并毛孔粗大、眶周细纹		
1565nm 波长	形状	密度（spots/cm^2）	能量（mJ）
斑区（图 6-42）	根据需要选择	100 ～ 150	10 ～ 15
眶周细纹区（图 6-43）	长方形（10 ～ 12mm）	200	20 ～ 25
鼻部毛孔粗大区	正方形（8 ～ 10mm）	200 ～ 250	30 ～ 35
面中部（图 6-42）	正方形（8 ～ 10mm）	150 ～ 200	20 ～ 25
额部和下颌区（骨性区域）	六边形（18mm）	100 ～ 150	20 ～ 25

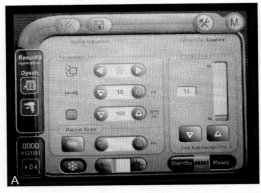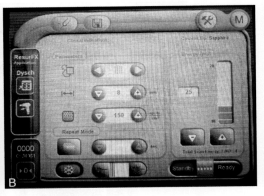

图 6-42　1565nm 波长激光治疗全面部的参数界面

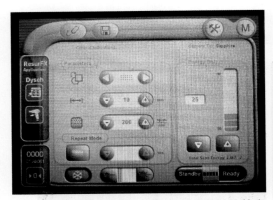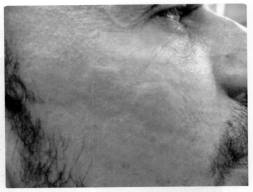

图 6-43　1565nm 波长激光治疗眶周细纹的参数界面

图 6-44　Resurfx 术后即刻反应

说明：①上、下眼睑治疗时需要注意不可直接用手具垂直贴合眼球操作，医师可戴无菌手套，用手将下眼睑拨至眶骨下缘上进行施打，方为安全操作。上眼睑同理。太过接近睫毛处不建议治疗，在治疗前用无菌纱布蘸生理盐水，双层遮盖于患者眼裂处，保护好患者眼球。② Resurfx 所有的治疗均为 1 遍，光斑之间无须重叠，以免局部皮下热损伤带交叉过度造成色素沉着。

Resurfx 术后护理如下。

（1）减轻皮肤反应（冷敷、冷喷、湿敷）：可用胶原蛋白敷料贴外敷、雅漾活肤水、理肤泉舒缓喷雾，外用左旋维生素 C 精华液湿敷。

（2）缓解疼痛、缩短红斑反应期：冷敷（持续 30 ～ 60min）；应用胶原蛋白敷料贴外敷、舒缓喷雾湿敷（15min 左右）。

（3）促进皮肤快速修复：应用重组人碱性成纤维细胞生长因子（rh-bFGF）冻干重组人表皮生长因子（rhEGF）、人表皮生长因子（EGF）。

（4）视情况外用左旋维生素 C（22%）（术后 1 个月）。

（5）治疗后当晚可以清水洗脸，请勿用热水洁面，次日可以使用温和洁面乳清洁。

（6）做好治疗区域防晒、保湿，请勿长期待在高温环境中。

5. 黄褐斑皮肤屏障受损　出现皮肤屏障受损的各种表现时，可用 640nm 波长的脉冲光修复，继而用 590nm 波长的脉冲光进一步分解色素。OPT 平台治疗黄褐斑皮肤屏障受损治疗参数见表 6-10，图 6-45。

表 6-10　OPT 平台治疗黄褐斑皮肤屏障受损治疗参数

波长（nm）	脉冲（个）	脉宽（ms）	延迟（ms）	能量（J/cm^2）
640（图 6-45）	3	5 ～ 6	30 ～ 50	10 ～ 12
590（图 6-45）	3	4 ～ 5	30 ～ 50	10

说明：初次就诊的患者建议选用一个对应的滤波器即可，待治疗 2 ～ 3 次皮肤耐受度增加后再逐渐考虑增加其他滤波器。因为是低剂量，所以全面部统一剂量即可。

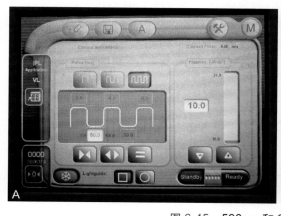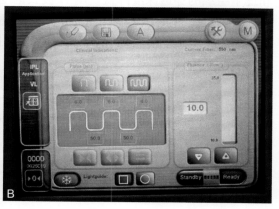

图 6-45　590nm 和 640nm 光调参数界面

6. 黄褐斑活动期 活动期黄褐斑不建议使用光电干预，避免激惹黑素细胞，应先选择配合系统药物治疗（详见第 8 章第一节、第二节）。

（夏志宽　宋为民　苑凯华）

第六节　近红外光

电磁波谱分为不同的光谱区域，如 X 射线、紫外线、可见光、红外线、微波、无线电波等。红外线波是从 760nm 到 1mm 的光线，邻近可见光的红光部分，并延伸到微波范围。根据波长分为 IR-A（760 ～ 1400nm）、IR-B（1400 ～ 3000nm）和 IR-C（3000nm 至 1mm），或分为近红外区（near infrared region，NIR）（0.78 ～ 2.5μm）、中红外区（2.5 ～ 25μm）和远红外区（25 ～ 1000μm）。其中近红外光按美国试验和材料检测协会（ASTM）定义是指波长在 780 ～ 2526nm 范围内的电磁波（图 6-46）。不同的文献资料对近红外波段的具体界线划分存在着一定的差异。

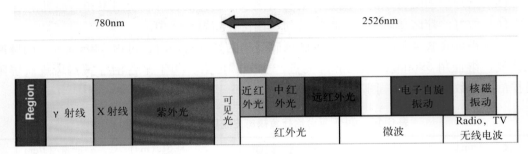

图 6-46　近红外波长≈ 780 ～ 2526nm

太阳辐射到达地球的光谱范围为 0.15 ～ 4μm，分为紫外光 6.8%、可见光 38.9%、近红外光 54.3%。其中红外波长介于 760nm 至 1mm，约占到达地面太阳辐射的 40%。有研究证实，预先的自然阳光中红外线的照射，可以减少中午强烈紫外线照射对皮肤的损害。所以适量的红外线照射对皮肤有益。在红外光谱区域，随着波长的增加，对皮肤和皮下组织的穿透深度降低。IR-A 波长范围内的短波长可到达皮下组织而不会显著提高皮肤表面温度，而 IR-C 波长范围内的短波长可被表皮层完全吸收，导致皮肤温度升高，从而产生从舒适的温暖到热烧伤的热感觉（图 6-47）。

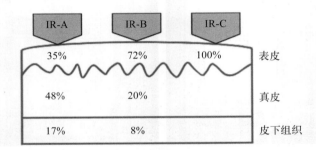

图 6-47　红外线对皮肤组织的穿透深度

目前有的研究报道认为 IR-A 对皮肤有害，有的认为有益，出现这种互相矛盾的研究结果，很可能与众所周知的双相剂量 - 反应曲线有关，在数十个焦耳 / 平方厘米范围内的影响可能对皮肤有保护作用，对皮肤整体有益，而在数百个焦耳 / 平方厘米范围内的影响可能对皮肤有损害作用，对皮肤整体有害。

近年来近红外光在医疗美容中使用广泛，由于这个波段对水的吸收处于中低水平，因此，对皮肤的穿透比较深，如 1410nm、1540nm、1550nm、1927nm 等非剥脱点阵激光在减轻皱纹、消除瘢痕、光泽皮肤方面疗效明显（图 6-48），此类激光已在点阵激光章节描述，本节主要介绍宽谱的近红外光。

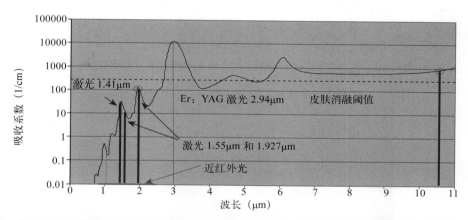

图 6-48　水对近红外光的吸收曲线（光吸收系数等于白光通过玻璃中每厘米路程的内透过率的自然对数的负值）

近红外光对皮肤具有双重的作用：①光调生物作用；②温和的光热作用。近红外光能量的吸收，对于皮肤的调节是一种多类细胞参与的级联反应，可以增加线粒体腺苷三磷酸（adenosine triphosphate，ATP）的生产、细胞信号和生长因子的合成，并减轻氧化应激反应。这一序列的反应可以激活成纤维细胞，促进胶原蛋白新生，调节黑素细胞活性。Yohei Tanaka 等研究证实大鼠正常皮肤经过 3 次近红外光照射（波长 1100 ～ 1800nm，能量密度为 40J/cm^2，每周 1 次，每次 2 遍，连续 3 次）后皮肤 I 型和Ⅲ型胶原蛋白均显著增加，并持续 180 天（该研究观察至 180 天）。而且皮肤经照射后 I 型胶原蛋白的密度显著高于Ⅲ型胶原蛋白，且表皮增厚可维持 30 天，表皮光滑可持续 180 天。由此可见，近红外光照射可提供安全、持久和长期的皮肤年轻化效果。

Titan 是一种采用宽带近红外光源治疗设备，发出的近红外光谱在 1100 ～ 1800nm，滤除 1400 ～ 1500nm 的波长。该段光波主要的靶组织是真皮的水。水在 < 1100nm 处对光的吸收较差，但在 > 1100nm 处吸收（和加热）逐渐增加。为了使真皮在 1 ～ 3mm 深度处获得最大的体积加热，选择 1100 ～ 1800nm 的红外光波段。由于在 1450nm 处存在一个水吸收峰（图 6-49），因此红外光在此峰值周围被过滤，以实现更渐进温和的加热。在这段波长中，黑色素和血红蛋白的吸收程度被降到最低，因此治疗后色素沉着的风险比短波长低。该设备的冷却头也能使表皮的温度降到最低。组织热成像测量显示真皮的体积加热到表皮表面以下 1 ～ 2mm 水平（图 6-50）。

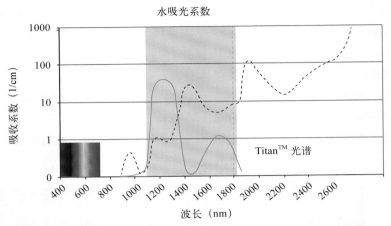

图 6-49 选用 1100 ～ 1800nm 的红外光进行过滤，减少表皮加热

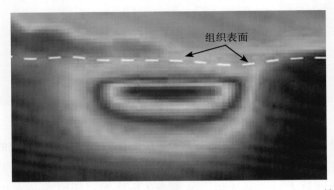

图 6-50 组织模型显示近红外光治疗时皮肤表面以下 1 ～ 2mm 处受热

从理论上讲，适当能量的近红外光照射会使皮肤产生类似伤口修复的反应，导致皮肤成纤维细胞增殖、胶原蛋白生成和组织重塑。在临床中将这一理论用于改善面部皮肤松弛老化确有明显的疗效。

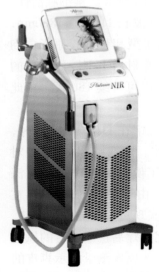

图 6-51 近红外光仪器

近年来，Alma 公司利用航天科技的近红外光为基础进行创新与改进，研发了针对全身皮肤的近红外光美肤设备（铂金牛奶光，Alma）（图 6-51），其红外光源采用顶级特种光源生产商——德国 Heraeus（贺利氏）公司，能量输出稳定，温和持续释放。该设备优选 900 ～ 1800mm 的近红外光谱（波峰 1300nm），作用深度为真皮中层 - 深层，通过光调生物作用促进皮肤线粒体产生 ATP，ATP 是体内组织细胞一切生命活动所需能量的直接来源，可促使机体内细胞修复和再生，促进胶原纤维生物活性增强，加快胶原纤维、弹性纤维的新生和修复，修复受损肌肤，改善皮肤质地。温和的光热作用可增强血管功能，使微血管扩张，血液循环加快，提高血液含氧量，加速代谢产物排除，同时可加快黑色素的分解代谢，排出沉积色素，快速改善肤色暗黄偏黑。

采用 in-motion 专利滑动技术，使皮肤照射更均匀，治疗模式是 Continuous 模式，功率为 22 ～ 25W，适当的治疗参数及专利操作技术使治疗过程体验更舒适，且对皮肤有益。目前该设备可用于全身皮肤美白、紧致、皮肤光调等。

宽带近红外光在皮肤美容的应用主要集中在皮肤松弛、光老化等，并未用于治疗黄褐斑。黄褐斑的治疗具有挑战性，治疗上有很多途径，包括阻碍或阻断色素产生过程、抑制过度活跃的黑素细胞、分解沉积的色素（通过内部清除或外部释放而代谢）、促进细胞的脱落来促进色素代谢，以及减少炎症等。然而在众多治疗手段的临床治疗下，仍有很多患者在治疗后不能达到满意的效果。Barolet、Daniel 的研究证实光生物调节（强脉冲光 940nm）对黄褐斑具有双重作用：显著减少色素、降低色素沉着，并能增强皮肤对紫外线的抵抗力。这为黄褐斑的治疗增加了新的途径。根据目前的基础以及临床研究，可将近红外光对黄褐斑的治疗进行尝试，且黑色素在近红外光的波段吸收较少，这将为深肤色黄褐斑患者提供更有利的途径。

（苑凯华　朱璐璐）

第七节　射　　频

射频（radio frequency，RF），也称为射频电流，是一种介于声频与红外线频谱之间的高频交流电磁波的简称，频率范围在 300kHz 至 30GHz。人体是一个导电体，当射频以振荡电流的形式传输时，组织中带电原子及分子之间发生相互碰撞，产生热能并作用于靶组织，从而达到治疗目的。射频的穿透深度主要取决于输送模式（皮肤表面、针基或探针基）、电极配置（单极或多极）、组织类型（皮肤、脂肪）及电流频率。

目前的射频设备主要包含单极射频、双极射频、三级射频、聚焦射频、点阵射频（又分为非侵入式点阵射频和侵入式点阵射频）。单极射频包含一个电极，使用单极射频治疗时，能量较为集中，穿透较深，疗效较为显著，但疼痛感更为明显。双极射频由两个对称的正、负电极组成，治疗时产生的电流仅作用于两电极之间较短的距离，穿透深度较单极射频浅，不超过两电极间距的一半，因此常用于皮肤薄嫩部位的治疗。而三级射频集合了单极射频和双极射频的效应，可同时作用于深部组织及浅部组织。聚焦射频技术可将能量作用于特定深度的靶组织，并控制作用时间，弥补了上述 3 种射频技术穿透深度及作用时间不可控等不足，使得临床治疗更为精细。点阵射频技术通过阵列式排布双极射频电极产生电流，模拟点阵激光的加热模式，以点阵的模式发出射频，加热局部真皮层，在皮肤上形成热损伤区和非热损伤区相互毗邻的矩阵式微小加热区，具有表皮损伤小、创面愈合快的优势。根据作用机制，点阵射频分为非侵入性点阵射频及侵入性点阵射频（图 6-52）。

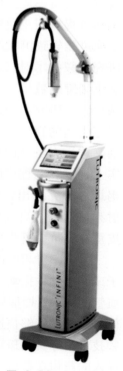

图 6-52　Lutronic. corp 黄金射频点阵微针 INFINI

目前，在皮肤科治疗及美容邻域，射频技术主要用于紧肤除皱、减脂塑形。另外，射频技术在痤疮、瘢痕、皮肤敏感、炎症性皮肤病及黄褐斑等治疗中也有应用。

目前已经使用具有表皮保护作用的非绝缘针（图 6-53），并且已有学者对微针穿刺深度对治疗安全性和效果展开了研究（图 6-54，图 6-55）。Cameli 等在一项非对照前瞻性研究中证明，使用单极射频和 1% 曲酸联合治疗 6 周后，患者 MASI 和红斑显著改善。治疗结束 6 个月后随访，仅有 4% 的患者复发，严重程度低于基线，且未有明显不良反应发生。2021 年，Iranmanesh 等发表的一篇关于黄褐斑治疗的综述指出，点阵微针射频（fractionated microneedle radio frequency，FMRF）是激光治疗黄褐斑的一种新型辅助治疗方法。一项使用微针射频治疗衰老相关色素沉着症的研究表明，与单独使用 QS Nd：YAG 激光治疗（QSNY）相比，FMRF 联合 QSNY 激光治疗黄褐斑的临床疗效更为显著。在黄褐斑的组织病理学分析中，除了表皮色素沉着外，经常观察到细胞外基质异常、基底膜破裂、真皮血管数量增加、肥大细胞及白细胞数量增加等现象。而在上述研究中，与未接受 FMRF 的 UVB 照射组织相比，经 FMRF 处理的 UVB 照射人体皮肤前后的免疫荧光染色显示基底膜中 IV 型胶原的表达显著增加。该研究认为 FMRF 可能不仅在去除促进黑色素生成的衰老角质形成细胞方面发挥作用，而且在修复光老化皮肤的基底膜破裂方面也发挥作用，防止因黑色素沉积真皮而导致的持续色素沉着。黄褐斑的主要病因包括遗传影响、阳光照射和雌激素水平。在阳光照射下，角质形成细胞、成纤维细胞以及血管系统和黑素细胞之间的细胞相互作用，可能在黄褐斑表皮色素沉着的形成中发挥作用。尤其是成纤维细胞的衰老变化及其表型转换可能导致黑素细胞色素沉着增加。在一项使用射频技术干预黄褐斑的初步研究中，研究射频技术对衰老成纤维细胞的影响。结果表明，射频治疗黄褐斑，减少了衰老成纤维细胞的数量，同时增加了前胶原 -1 的表达，研究认为上述改变使得表皮色素沉着减少。该研究认为，衰老成纤维细胞的去除可能是由于射频治疗引起的轻微伤口愈合反应引起的真皮重塑；射频治疗可能增加复制成纤维细胞的百分比，新招募的成纤维细胞产生大量新的胶原，也可能改变皮肤微环境，使其达到平衡的正常色素沉着。事实上，抗衰老程序的皮肤美白效果，包括抗衰老鸡尾酒水疗或微针注射及射频治疗黄褐斑等研究提出，真皮微环境在调节黑素细胞生物活性中具有重要性。有研究表明，射频可通过在真皮中产生电阻产生热效应，从而改善局部微环境，如基底膜收紧、真皮重塑和抗血管生成作用。

另外，射频原理是将电磁波转换为热能，作用于靶组织时，高频的电流会使带电离子或分子发生振动和转动，改变靶组织生物学效应。射频导致的热效应可引起浅表皮肤血管的扩张，增加局部的血液循环，促使细胞代谢加快，加快老化黑素细胞代谢和分解，使黑素颗粒能够快速排出体外，从而达到治疗色斑、提高皮肤美白的效果。使用微针射频技术治疗黄褐斑还可改善角质层的渗透性，从而增强外用药物通过皮肤的渗透性，使导入的药物在靶组织局部获得较高的浓度。

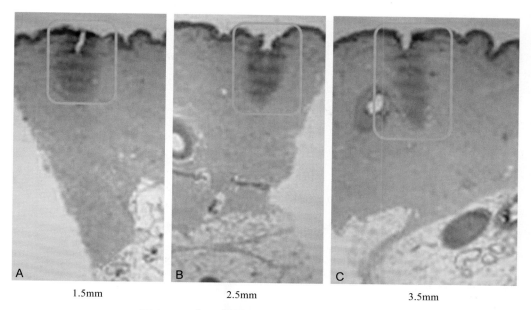

1.5mm　　　　　　2.5mm　　　　　　3.5mm

图 6-53　非绝缘微针表皮组织凝固的预防措施

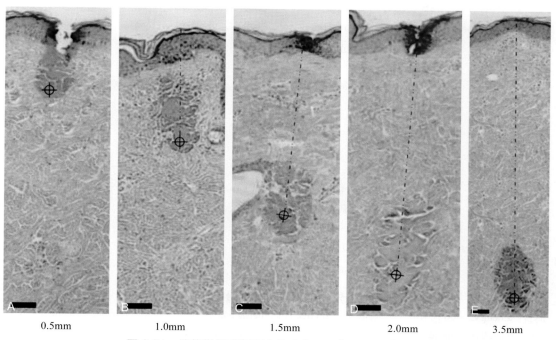

0.5mm　　　　1.0mm　　　　1.5mm　　　　2.0mm　　　　3.5mm

图 6-54　绝缘微针穿透深度从 0.5mm 到 3.5mm 的图示

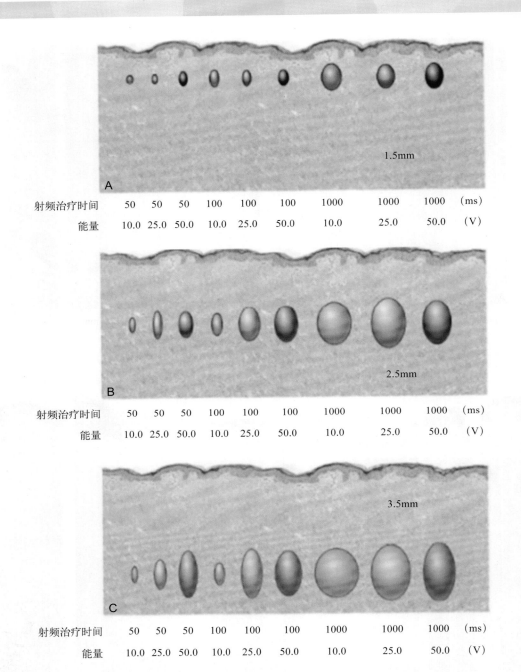

| 射频治疗时间 | 50 | 50 | 50 | 100 | 100 | 100 | 1000 | 1000 | 1000 | (ms) |
| 能量 | 10.0 | 25.0 | 50.0 | 10.0 | 25.0 | 50.0 | 10.0 | 25.0 | 50.0 | (V) |

| 射频治疗时间 | 50 | 50 | 50 | 100 | 100 | 100 | 1000 | 1000 | 1000 | (ms) |
| 能量 | 10.0 | 25.0 | 50.0 | 10.0 | 25.0 | 50.0 | 10.0 | 25.0 | 50.0 | (V) |

| 射频治疗时间 | 50 | 50 | 50 | 100 | 100 | 100 | 1000 | 1000 | 1000 | (ms) |
| 能量 | 10.0 | 25.0 | 50.0 | 10.0 | 25.0 | 50.0 | 10.0 | 25.0 | 50.0 | (V) |

图 6-55　除能量外，针头作用深度／治疗时间均会产生影响

摘自：Zheng Z, Goo B, Kim DY, Kang JS, Cho SB. Histometric analysis of skin-radiofrequency interaction using a fractionated microneedle delivery system. Derm Surg, 2014, 40（2):134-141.

　　虽然越来越多的研究表明，使用射频技术治疗黄褐斑有效可行，但是目前临床并未常规使用射频设备来治疗黄褐斑。同时，射频治疗黄褐斑的具体机制目前尚不完全明确，还有待进一步研究。以下附几例笔者通过射频技术治疗黄褐斑案例，见图 6-56 ～图 6-58。

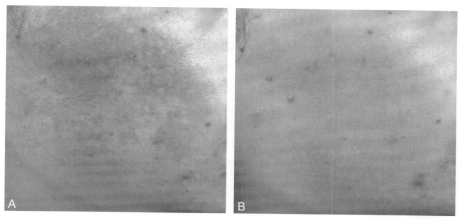

图 6-56　射频技术治疗黄褐斑案例一
A. 治疗前；B.8 次 C10 + 3 次微针射频治疗后

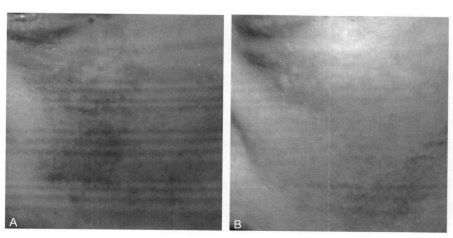

图 6-57　射频技术治疗黄褐斑案例二
A. 治疗前；B.12 次调 Q + 2 次微针射频治疗后

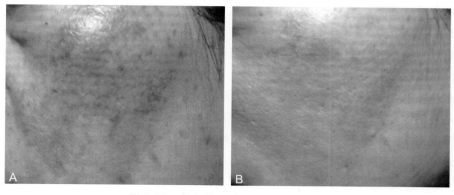

图 6-58　射频技术治疗黄褐斑案例三
A. 治疗前；B. 3 次微针射频治疗后

（苑凯华　蔡　宏）

第八节 修复性光电技术

一、光调作用对黄褐斑的影响

（一）光调作用定义介绍

光能以多种方式用于临床治疗，将组织暴露于无热作用的可见光谱中近红外端的光引起的一系列生理化学反应，称之为光生物调节作用（photobiomodulation，PBM），也称为生物刺激作用（biostimulation）。

光生物调节作用是指波长范围为 600～1000nm 的无创、无热作用、无毒光疗，即光谱中红色 - 近红外区域的光，功率密度为每平方厘米几十至几百毫瓦。

近年已将红色 - 近红外区域的光能用于神经系统、皮肤、关节腔等炎症，可治疗水肿、慢性关节疾病，促进浅表和深层组织的伤口愈合，治疗神经系统损伤和疼痛等，同时在牙周炎、高血压等疾病中也都有应用。光生物调节作用从微观角度出发，在组织分子生物学水平上，在细胞线粒体呼吸、基因表达、细胞信号、生长因子合成和炎症调节中皆有参与。在细胞水平上，对黑素细胞、角质形成细胞、成纤维细胞也有复杂的影响，近年也用于色素性疾病，如黄褐斑的治疗。虽低能量激光疗法（low level laser therapy，LLLT）对生物组织的影响和作用是肯定的，但其作用机制目前尚未完全清楚，可能涉及细胞生理机制的多个层面，还需更多的实验及临床进一步验证。

（二）光调作用分子水平上的作用

1. 光和线粒体活动　细胞色素 C 氧化酶，是线粒体中合成腺苷三磷酸的关键酶，其氧化和还原形态都是低能量红色 - 近红外光的吸收靶色基。发生光化学反应的部位是细胞色素 C 氧化酶的 4 个氧化还原活性金属中心：双核 CuA、CuB、血红素 a 和血红素 a3，所有这些中心在红光到近红外光范围内都具有强吸光性。通过精准波长的光照射，激发细胞色素 C 氧化酶，可增强电子转移，从而增强 ATP 合成（图 6-59）。

2. 光和氧化应激　在受损或缺氧的细胞中，线粒体中一氧化氮（NO）的产生增多，NO 与细胞色素 C 氧化酶结合，置换了 O_2，从而抑制呼吸。该过程可通过 PBM 或 LLLT 照射后减轻，逆转由于过量的 NO 结合而引起的线粒体的呼吸抑制，从而减轻细胞的氧化应激过程（图 6-60）。

3. 光和生长因子释放　LLLT 照射后，细胞内会发生复杂的生长因子变化。

4. 光和炎症调节　细胞内环氧合酶（COX）将花生四烯酸转化为前列腺素。试验发现光能抑制 COX 的表达，从而减少前列腺素的合成。使用 660nm（$7.5J/cm^2$）和 780nm（$2.6J/cm^2$）光照射活化的巨噬细胞表现出 TNF-α 和 COX-2 及 iNOS 的表达降低，而 IL-6 表达上调。在胶原诱导的跟腱炎大鼠模型中，880nm 的 LED 光降低 IL-1β、IL-6 和 TNF-α 及 COX-2 的表达。学者还报道光照后，脂质过氧化和硝基酪氨酸合成减少，以及 SOD 基因表达增加，表明光照射减弱了氧化和氮化应激。

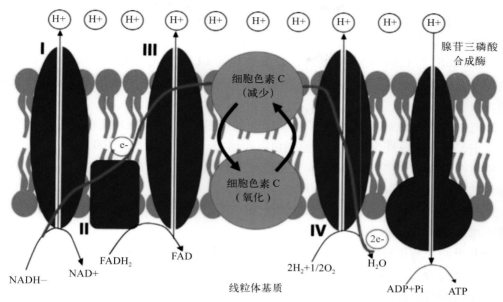

图 6-59 细胞色素 C 氧化酶在电子传递链中与腺苷三磷酸合成的作用

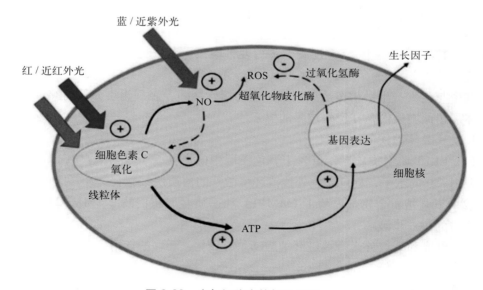

图 6-60 光与细胞内的氧化应激

（三）光调作用细胞水平上的作用

1. 光调作用与细胞增殖、分化、迁移的关系 光生物调节是无创、无毒的光疗，当应用正确的照射参数时，能够刺激细胞活力、增殖、分化和迁移。细胞增殖的刺激取决于激光照射的剂量水平，包括波长（nm）、辐照度（W/cm²）、能量密度（J/cm²）、功率输出（mW）、治疗持续时间（s）、治疗次数和累积剂量（所有个体剂量的总和）。

光调作用与细胞增殖、分化、迁移的总体关系与趋势如下：①蓝光和绿光倾向于抑制人脂肪干细胞（hADSCs）的增殖；②红光和近红外光倾向于促进细胞增殖和分化；

③红光倾向于促进细胞活力；④黄光、橙光、绿光和红光似乎会增加迁移；⑤任何两种波长的组合，通常不如使用单一有效的光源。

AlGhamdi 等（2012）研究发现，较低剂量的 LLLT 治疗可增加细胞增殖和细胞的其他功能，相反，较高剂量的 LLLT 治疗细胞增殖受到抑制，会显著减少细胞计数和生存能力。

2. 光与各类细胞的作用　暴露于 670nm 的镓铝砷（GaAlAs）高功率脉冲激光二极管激光下，观察到成纤维细胞和胶原蛋白沉积增加（Medrado 等，2003）。

使用 $2 \sim 8J/cm^2$ 剂量的 670nm 二极管激光器辐照的人脐静脉内皮细胞（HUVEC），会导致其增殖增加（Schindl 等，2003）。

观察到暴露于 780nm 连续波二极管激光，剂量为 $0 \sim 3.6J/cm^2$，角质形成细胞的增殖速率增加（Grossman 等，1998）。

在人类间充质干细胞（MSC）培养物中，使用 PBM 可加速正常和缺血模拟中皮肤损伤的修复过程，提高 MSC 的活力，并促进正常和缺血器官中细胞因子的释放，同时可以加速组织的愈合。

（四）低能量激光疗法对黄褐斑的影响

黄褐斑近年被认为是光老化的结果，主要病理表现为：角质层菲薄、角质形成细胞中过多的黑素体累积、基底膜带缺损、黑素细胞活跃（体积增大、树突增多）、黑素细胞失禁（存在于真皮中）、真皮胶原蛋白变性断裂、真皮炎性细胞浸润、真皮毛细血管扩张等。

其中与色素产生最相关的黑素细胞生物活性变强，表现为增多的树突、线粒体、高尔基体、粗面内质网，并产生过多的黑素体。

1. 皮肤屏障的恢复

（1）LLLT 照射皮肤后，可先下调角质层中的炎性因子（如 IL-1β、IL-6 和 TNF-α）和上调 IL-10 的水平，稳定受紫外线或环境激惹的角质层细胞。

（2）下调基质金属蛋白酶 1（MMP1）和基质金属蛋白酶 2（MMP2），有助于阻止基底膜带的进一步破坏。

（3）红光和近红外光有促进肝细胞增殖、分化、迁移的作用，有助于角质层的增殖、变厚。

2. 真皮层重塑

（1）LLLT 照射后，有助于 I 型胶原蛋白和弹性蛋白的生成。

（2）能刺激真皮活性细胞的 ATP 合成，同时改善真皮层的氧化应激过程。

（3）在 830nm 低能量红光照射后，与炎症、血管相关的血管内皮生长因子 2（VEGF2）、血清前列腺素 E_2 水平下降，转化生长因子 -β（TGF-β）、成纤维细胞生长因子 2（FGF-2）等皮肤再生因子水平上调，可改善黄褐斑真皮的炎症环境，促进真皮重塑。

（4）在 940nm 处，LLLT 可靶向 *p53* 基因表达，从而减少细胞的凋亡，于近红外灯下的成纤维细胞已通过 p53 受到保护，免受 UVB 的损害，使皮肤更好地抵抗紫外线的伤害。

3. 黑色素生成的变化

（1）红光、近红外光可有效抑制黑色素的生物合成及对黑色素合成的关键酶都有抑制作用，包括酪氨酸酶、酪氨酸酶相关蛋白 1 和小眼畸形相关转录因子。在正常人黑素细胞培养过程中，可有效降低黑色素合成而无细胞毒性作用（940nm，$13.5J/cm^2$）。

（2）在 940nm 处，通过 p53 细胞信号通路，下调活跃的黑素细胞。

二、舒敏之星治疗黄褐斑

"舒敏之星"作为我国生产的仪器，因其在慢性炎症疾病及敏感肌的屏障功能的修复功效，逐渐在美容皮肤科不可或缺，对于黄褐斑患者也可以起到很好的辅助疗效。

（一）三大独特技术

1. 涡旋电场技术　在皮下精准定位，产生 27MHz 的涡旋电场，加热皮肤后刺激成纤维细胞分泌胶原蛋白，同时可以快速的缓解皮肤炎症。

2. 电离技术　①将普通水电离成带电的离子水，活跃的带电性的离子水使水更容易被皮肤所吸收。②通过改变细胞膜表面的电位分布，水通道被打开，补水到皮肤深层。

3. 注氧技术　将纯氧以 2 ～ 3Pa 的压力注入皮肤，使皮肤血氧供给量增加 3 ～ 5 倍，改善肌肤缺氧状态，有助于屏障功能的修复。

（二）原理

1. 舒敏之星杀菌、抗炎原理　舒敏之星通过活氧杀菌技术使活氧在接触肌肤时递进式地释放活氧因子，未分解的活氧分子会停留在皮肤表层进行杀菌、抗炎，同时分解出活氧因子并迅速渗透进入肌肤深层，抑制真皮深层炎症细胞释放炎症因子。

2. 舒敏之星修复皮肤屏障原理　舒敏之星通过超强电离渗透作用，快速补充水分。其电场可修复水脂膜和皮肤角质形成细胞功能、恢复皮肤屏障功能，并刺激皮肤胶原蛋白的新生，增强皮肤对外界刺激的耐受性，从而达到舒敏的效果。

3. 舒敏之星超强电离渗透、快速补水原理　将补充给皮肤的水分电解成离子状态，将电解水离子直接导入皮肤的基底层，补充皮肤细胞缺失的水分，增加 ECM 的活性。

黄褐斑的病理机制除了炎症以外，还包括表皮屏障及基底膜受损、真皮层 ECM 的丢失及降解过度导致的色素代谢等问题，所以舒敏之星的抗炎、补水、修复屏障的功效可针对黄褐斑患者有一定的帮助。

除此之外，我们更加推崇联合治疗，不少研究者将舒敏之星与光电 / 美塑 / 药物联合治疗黄褐斑，都取得了较好的疗效。

三、LED 治疗黄褐斑

（一）LED 的发展

光能以多种方式用于治疗，其中一种是光生物调节作用。PBM 通过线粒体呼吸、基因表达、细胞信号传导、生长因子合成和炎症调节来发挥作用，而基于二极管的设备是其中一种常用的方式。

医用发光二极管（light-emitting diodes，LED）技术自 20 世纪 90 年代推出以来发展迅速。1988 年是 LED 关键的一年，美国国家航空航天局（NASA）空间医学实验室的 Harry Whelan 教授和他的团队开发了新一代的 LED，即 NASA LED。LED 现已被广泛用于医学和美容领域，可用于治疗各种皮肤疾病和皮肤异常，包括痤疮、某些浅表皮肤癌、伤口愈合、皮肤年轻化、光子嫩肤、减少脂肪团、刺激毛发生长、缓解疼痛等。

（二）LED 与激光的区别

LED 是一种准单色、非激光光源，可以无热刺激细胞，具有安全、无痛、无创、无不良反应、价格低廉及操作简单的优势，常作为低能量激光的替代品。激光具有单色（单一波长）、相干（波形相同）、准直（波形彼此平行）和偏振（这是指振荡波的几何方向）的特征。LED 光接近单色，但既不相干、不准直，也不偏振，基于"旁观者效应"的原理。LED 的峰值功率输出（功率密度）明显低于激光器，导致相同波长的光传输较慢，对皮肤的潜在伤害更小。这也意味着更少的生物效应，因此需要多个疗程才能达到临床疗效。

（三）LED 的作用机制总论

LED 光疗具有光生物调节作用，这种非热损伤过程涉及激发内源性发色团来引起光物理和光化学事件。光生物调节的作用机制包括：①激活细胞线粒体呼吸途径，增加 ATP 的产生，调节细胞内氧化应激；②促进生长因子的产生，刺激成纤维细胞增殖及细胞外基质的合成；③刺激血管生成和增加血液流量；④降低促炎细胞因子的表达，减轻炎症反应。然而，不同波长的 LED 光具体作用效果不同。

LED 的生物效应取决于辐照参数，如强度和剂量、能量密度、波长、脉冲或连续模式、治疗持续时间、治疗频率。

（四）LED 的分类

根据半导体的组成，可以产生不同波长的可见光，而 LED 系统可以以连续或脉冲模式传递光。使用的波长范围为 400 ～ 1200nm，包括蓝光（400 ～ 470nm）、黄光（560 ～ 597nm）、红光（630 ～ 700nm）和近红外光（700 ～ 1200nm）。不同的波长穿透深度不同，不同的细胞和组织吸收不同波长的光。

（五）LED 治疗黄褐斑

已有研究表明 LED 治疗黄褐斑有效且安全，并且在治疗深色皮肤类型时不会产生不良反应。LED 中黄光、红光和近红外光可用于治疗黄褐斑。

既往研究，Li C 等在体外实验中证明 LED 585nm 黄光抑制黑色素生成和黑素体成熟，同时增强黑素细胞自噬。Chang TO 等证明在体外和体内研究中 LED 660nm 红光通过下调酪氨酸酶、酪氨酸酶相关蛋白 1（TPR-1）、酪氨酸酶相关蛋白 2（TPR-2）和小眼畸形相关转录因子（MITF）的表达水平，降低酪氨酸酶的活性来抑制 UVB 诱导的黑色素生成。Kim JM 等在体外研究中证明 LED 830nm 近红外光照射也显著降低酪氨酸酶的表达，并通过降低酪氨酸酶家族基因（TPR-1 和 TPR-2 及 MITF）的表达来减少黑色素的产生。Kim SK 等研究结果表明，在 LED 595nm 和 630nm 波长下发射的光在体外同时上调胶原蛋白 I（COL-I）和胶原蛋白Ⅲ（COL-Ⅲ）的表达并下调基质金属蛋白酶 1（MMP-1）和基质金属蛋白酶 2（MMP-2）的表达。根据黄褐斑的病理特征，这些都有助于改善黄褐斑。

根据既往研究结果，推荐 LED 可以作为黄褐斑的辅助治疗。推荐方案：每周 1 ～ 2 次，持续 3 ～ 6 个月观察疗效。

虽然已有临床研究和体外实验研究证明黄光、红光及近红外光对黄褐斑的有效性和机制，但相关研究仍然较少，还需要进一步研究 LED 治疗黄褐斑的功效和机制。

（严　蕾　孙林潮）

第九节　光电术后不良反应及修复护理

基于现代激光和光学系统的发展，反映了临床对有效治疗的需求以及对减少术后恢复期、不良反应和并发症的更安全技术的需求。随着新一代激光和光源的出现，可以实现更具选择性的靶组织破坏，但仍存在不良反应和并发症的风险。如果使用不当，任何光电系统都可能导致组织损伤，形成各种并发症，甚至影响皮肤生理功能。患者的筛选和准备、适当的激光参数和专业技术及治疗后不良反应的早期识别和干预，对于避免并发症和提高患者满意度至关重要。

一、激光治疗对皮肤组织结构的影响

1. **激光对皮脂膜的破坏**　激光的热效应及光化效应可影响糖基化神经酰胺合成酶的活性，影响神经酰胺的生成，保湿功能下降，皮肤易变得干燥、脱屑、敏感；激光还会破坏皮脂膜中的亚油酸、亚麻酸及脂质成分，降低皮肤的抗炎作用，故激光术后易发生感染。

2. **激光对皮肤角质层的破坏**　激光产生的热效应可使角质层中的角蛋白变性，使角质层丧失对皮肤的保护，易形成色素沉着，角质层的保湿、吸收功能下降，经皮水分丢失增多，皮肤易变得干燥、敏感。

3. **激光对皮肤砖墙结构的破坏**　激光的热效应可引起酶蛋白变性，影响酶促反应，导致保湿因子、脂质生成代谢障碍；皮肤屏障"砖墙结构"的破坏，从而降低皮肤对外界刺激的抵御能力，容易受环境因素如紫外线、气候及微生物的影响，出现色素沉着、易感染。

4. **激光对水通道蛋白的破坏**　激光的热效应可使水通道蛋白变性，失去皮肤水合作用，使皮肤干燥、脱屑、敏感。

5. **激光对基底层的破坏**　当激光光束达到皮肤的基底层，使基底层受损的程度超过其自身的修复能力时，可引起瘢痕形成。

6. **激光对皮肤微循环的影响**　皮肤受到激光照射后，由于吸收了激光能量而使被照部位温度升高；当温度达到 43 ～ 44℃时皮下微血管扩张充血，出现红斑；当温度升到 47 ～ 48℃，皮肤真皮血管周围有炎性细胞浸润，表皮出现细胞内及细胞间水肿，产生红斑、肿胀，甚至水疱。

二、常见不良反应

重复或重叠的脉冲、过高的能量等参数设置及不正确的患者选择可能导致激光治疗的不良反应，可能会引起组织损伤、组织结构改变，出现色素沉着或色素脱失等异常、瘢痕等不良反应和并发症。术后不良反应通常是暂时的、预期的，并且在很大程度上是不可避免的，但并发症通常是持续的不良后遗症。术后早期识别和干预不良反应有利于减轻激光治疗相关并发症。光电术后常见不良反应包括以下几种。

1. 疼痛　疼痛是治疗常见伴发的不良反应，患者通常有灼热感或针刺感。疼痛程度存在个体差异，与治疗设备、参数、部位、皮肤类型及技术操作等有一定的相关性。疼痛不适在通过对治疗部位的冷却和使用局部麻醉药物后可得到改善。剧烈的疼痛通常提示可能有不良反应发生。

2. 红斑、水肿　红斑和水肿常见且短暂，通常持续 24～48h，持久性红斑多见于剥脱性治疗术后，有时伴有局部水肿。激光治疗后，皮肤应避免接触可能会引起刺激的产品，以减少红斑期延长或加重红斑的风险。在具有硬结和压痛的红斑病灶部位，表明可能早期瘢痕形成，可以局部使用皮质类固醇和（或）脉冲染料激光（PDL）、强脉冲光等干预。发光二极管（LED）光调节照射治疗也可用于显著减少皮肤红斑、水肿。水肿可在治疗后数分钟内发生，好发于眼周、口周等部位，3～5 天消退。剧烈的红肿通常提示治疗过度，应避免发生。如果红肿明显，也可外用硼酸、硫酸镁溶液外敷。

3. 紫癜　多为细小的血管在激光治疗后破裂导致皮下出血，多发生于治疗后即刻，常持续 5～7 天，之后逐步变淡、消退。

4. 水疱　可于治疗后立即出现或延迟出现，提示为损伤达真皮层的浅二度热损伤。小水疱可自行吸收、大水疱需穿刺引流。局部可使用依沙吖啶溶液湿敷或表皮生长因子、烫伤膏外用。可通过降低能量密度、测试光斑、注意防晒、保护表皮等护理预防水疱的发生。

5. 渗出、结痂　常见于有创激光治疗后，如激光剥脱术、Q 开关激光治疗术等，一般保持创面清洁，渗出会逐渐减轻。2～3 天会结痂，7～10 天脱痂。

6. 接触性皮炎　可表现为全身性或局部的面部红斑和瘙痒，治疗包括使用有效的局部皮质类固醇和口服抗组胺药。在再上皮化完成前的急性恢复期，皮肤屏障功能受损，促进化学物质的刺激作用。术后也可能出现对香料、防腐剂和其他过敏原的敏感性增加。应避免使用"天然"或草药产品，因为它们可能是过敏原的潜在来源，这些成分通常存在于皮肤护理产品和外用抗生素中。也可见于一些皮肤划痕症患者，治疗包括使用有效的局部外用皮质类固醇和（或）口服抗组胺药。

7. 痤疮样疹、粟粒疹　术后早期恢复期使用封闭性软膏和生物合成敷料易导致患者出现痤疮暴发和粟粒疹形成，通常发生在治疗术后的 1～2 周再上皮化阶段，易长寻常痤疮（青春痘）者更容易在治疗后出现粉刺。粟粒疹通常会自发消退，如果持续存在，可以干预处理。

8. 光敏反应　治疗区皮肤出现红斑、水肿、丘疹、脱屑，甚至风团样斑块等表现，可伴瘙痒、刺痛、紧绷感。常见于光敏性皮肤或治疗前服用了光敏性的药物或食物，后期可遗留色素沉着。治疗可局部外用皮质类固醇药物、表皮生长因子凝胶等和（或）口服抗组胺药促进修复。避免日晒及接触光敏物质，停止服用光敏性的药物或食物。

9. **感染**　不常见。当出现大量分泌物或结痂、疼痛、严重红斑和伤口愈合延迟时，应怀疑感染，一般发生于术后 2 ～ 7 天，需及时处理，可口服抗生素或外用杀菌药。有复发性疱疹病史的患者，光电治疗可能诱发本病，可在治疗前预防性口服抗病毒药物 1 ～ 2 周。

10. **色素异常**　炎症后黑变病是皮肤激光最常见的并发症之一。色素沉着常在术后 2 ～ 4 周出现，多见于深色皮肤类型，日晒后加重，会随着时间慢慢消退，可持续数周到数月，但大多数患者寻求积极干预以加速其消退。长期不退的色素沉着可以通过外涂左旋维生素 C、传明酸、氢醌、熊果苷等抗氧化的药物辅助其消退，或通过低能量强脉冲光治疗促进其消退。另外，色素减退和色素脱失，是一种罕见的皮肤激光表面重建并发症，通常发生在术后 6 ～ 12 个月，当个别红斑和色素沉着消退时才出现。色素减退的风险似乎与穿透深度和组织上的热损伤程度直接相关，多由过度治疗造成黑素细胞不可逆损伤引起。可以是表皮损伤导致暂时性的，也可能为永久性的。长期未恢复的色素减退和色素脱失可以使用低能量点阵 CO_2 激光治疗或 308nm 准分子激光治疗，部分患者可使色素恢复。一般色素减退者恢复概率大一些，如果完全色素脱失则恢复较为困难。

11. **瘢痕**　增生性瘢痕和组织结构改变是皮肤激光罕见但严重的并发症。可能由过度治疗所致，提示严重的光电热损伤。常因使用过高的能量密度、治疗层次过深、治疗次数、不恰当的冷却方式、术后感染、扫描叠加和不恰当的术后护理等所致。红斑或硬结增多的局部区域是即将形成瘢痕的最初迹象。在一些更容易形成瘢痕的解剖部位（包括下颌骨、颈部和眶周区域），应使用低能量进行非手术治疗。如果治疗后出现瘢痕并发症，则需按瘢痕的治疗方法来修复，如表浅瘢痕可通过 CO_2 点阵激光、铒点阵激光治疗，增生性瘢痕可通过曲安奈德注射或 CO_2 点阵激光治疗等。

三、光电术后修复

光电治疗技术是治疗黄褐斑的重要方法，治疗的同时也形成不同程度的热损伤。激光通过对皮肤结构、功能的损伤，多方面影响皮肤的保护屏障功能、表皮黑素细胞的防晒功能、皮脂膜的保湿作用以及其他一些类脂的抗炎作用。光电治疗对皮肤的损害启动了皮肤屏障修复过程，皮肤受损后必须迅速启动修复机制，以达到最佳修复效果。治疗后早期干预对于缓解热损伤、加速皮肤再生修复和提高激光疗效尤为重要，加快皮肤组织修复可降低并发症的风险。

理想的激光后局部处理能优化皮肤组织修复，加快恢复过程，同时也有可能提高激光治疗本身的最终美容效果，同时最大限度地提高疗效和患者的依从性。常用的护理方法有以下几种。

1. **冷喷及冷敷**　治疗后及时予以冷喷或冰袋、医用冷敷贴冷敷治疗区域，可减轻术后红斑、水肿等皮肤反应，缓解疼痛，减轻术区残余热损伤。一般为 15 ～ 30min，避免温度过低，冻伤皮肤。若渗液明显，可使用 3% 硼酸溶液湿敷。

2. 预防感染　必要时可给予红霉素软膏、金霉素软膏、莫匹罗星、磺胺嘧啶银等抗菌药物制剂或湿润烧伤膏、三乙醇胺乳膏、夫西地酸乳膏等局部外用，减轻炎症反应。既往有单纯疱疹病史者，可预防性口服伐昔洛韦 2 周或外用阿昔洛韦软膏 2 周等防治病毒感染。

3. 修复皮肤屏障　随着光电技术的广泛应用，各类功能性敷料和活性生物敷料不断出现，目前常用的皮肤屏障修复材料包括各种细胞生长因子、壳聚糖、透明质酸、胶原蛋白、修复多肽、医用修复敷料等，促进皮肤再生与修复。国内学者宋秀祖等的研究提出黑素细胞活化和皮肤屏障破坏可能与激光治疗后黄褐斑的高度复发有关的推论，并认为针对性地恢复皮肤屏障功能对于黄褐斑治疗是有希望的。

4. 预防色素沉着　色素沉着是光电治疗术后常见的并发症。晒黑的患者不应进行激光表面重建。预防措施包括降低激光能量密度，使用辅助冷却，避免过度光斑重叠，以及延长激光治疗间隔（至少 4～6 周）。治疗后应减少户外活动，避免日光及接触光敏物质，适当予以抗炎治疗，同时可局部外用皮肤美白剂（如氢醌、熊果苷、左旋维生素 C、氨甲环酸等）加速色素沉着的消退，但只有在初始愈合阶段（红斑）完成后才可使用。另有研究发现，富血小板血浆 PRP 可减少治疗后经表皮水分丢失（transepidemal water loss，TEWL）、红斑和色素沉着，并认为有希望成为治疗后伤口护理新增标准。

四、光电术后的皮肤护理

光电治疗术后皮肤创面经紫外线照射常导致光敏感、光老化、日晒伤及皮肤黑变等，治疗后患者辅以合理的临床护理及密切的治疗后监督，是减轻治疗后不良反应的重要措施。

1. 防晒　包括严格的光保护和使用广谱防晒霜。光电治疗后皮肤处于高敏状态，要选用安全性高且防晒效果佳的防晒产品，首选医学护肤品的物理防晒剂。除外，恢复期间（3～4 周）尽量减少外出日晒，特别避开紫外线强时外出，如上午 10 点至下午 4 点；必须外出时穿防护衣，打遮阳伞、戴遮阳帽及太阳镜。有时，物理防晒措施比使用防晒霜更为有效。加强治疗后防晒护理可巩固光电治疗效果、减少皮损复发，是预防和减轻黄褐斑的最重要措施之一。对于治疗后色素减退、色素脱失的病例可在愈合后早期适当接触阳光，以刺激皮肤黑色素的生成。

2. 保湿　光电治疗可损伤皮肤的屏障功能，常出现皮肤干燥、脱屑、瘙痒等表现，及时进行补水、保湿修复可减轻不良反应，降低敏感肌的发生。可外用保湿喷雾、保湿面霜、医用冷敷贴、保湿精华液等，以及含胶原蛋白或透明质酸等成分的保湿、补水、修复敷料。

3. 医学护肤品在光电后治疗的应用　医学护肤品是介于药品与化妆品之间的功效性护肤品，有辅助治疗作用。避免使用引起进一步刺激或易引起皮肤屏障损伤的产品，如避免使用含酒精、香精、色素、激素、重金属等添加的产品对减少色素沉着至关重要。创面痂皮脱落后，应指导患者治疗后 3～6 个月使用合适的医学护肤品进行皮肤护理，加强保湿、抗炎、防晒，尽快恢复皮肤的生理功能。

4.饮食　避免进食光敏性食物及辛辣刺激食物，多食富含维生素 C、维生素 A 的食物，修复期间避免剧烈运动，以免造成血管扩张，多饮水，加快皮肤修复进程。

（王玉芝　李东霓）

参 考 文 献

[1] 鲍琳琳，李远宏 . 1550nm 点阵激光与红宝石激光治疗黄褐斑疗效对比 . 实用皮肤病学杂志，2015，8(6):453-456.

[2] 陈之尧，王溪涛，宁波，等 . 1565nm 非剥脱点阵激光联合丹参注射液治疗黄褐斑的临床观察 . 中国医疗美容，2020，10(4):46-49.

[3] 崔诗悦，牛军州，李慧琼，等 . 长脉冲 800nm 半导体激光治疗黄褐斑的临床疗效观察 . 中国美容医学，2015，24(5):62-64.

[4] 谷晓广，刘永生，续言凤，等 . 大光斑低能量 Q 开关、长脉宽 1064nm Nd:YAG 激光联合超分子水杨酸治疗黄褐斑疗效观察 . 中国医疗美容，2020，10(9):100-103.

[5] 黄玉成，许慧，陈晓昱，等 . 氨甲环酸联合窄谱强脉冲光治疗黄褐斑的效果 . 河南医学研究，2021，30(36):6783-6786.

[6] 贾华魁，李琳婕 . 非剥脱性 Lux 1540nm 点阵激光联合氢醌乳膏治疗黄褐斑临床疗效研究 . 中国美容医学，2019，28(1):67-69.

[7] 雷岱锋，雷国庆，徐零卜 . 强脉冲光与 1540nm 点阵激光治疗面部黄褐斑的临床效果研究对比 . 中国医疗美容，2018，8(12):56-59.

[8] 李咏，李利，蒋献，等 . 皮肤激光美容术后患者的防晒护理 . 中华护理杂志，2008，6:575-576.

[9] 李远宏，吴严，刘梅，等 . 新型强脉冲光治疗黄褐斑的临床体会 . 中国美容医学，2008，17(9):1357-1360.

[10] 屈欢欢，高妮，鲁美恒，等 . Q 开关 1064nm 点阵激光联合氨甲环酸治疗中重度黄褐斑临床疗效分析 . 实用皮肤病学杂志，2021，14(4):206-210.

[11] 谭军，李高峰 . 激光创面修复 . 中国烧伤创疡杂志，2008，20(1):30-32.

[12] 王春花，武亦阁，毕晓东 . 694nm 调 Q 红宝石点阵激光联合无针水光治疗黄褐斑的疗效观察 . 皮肤病与性病，2021，43(2):218-219.

[13] 王宗明，何欣翔，孙殿卿 . 实用红外光谱学 . 2 版 . 北京：石油工业出版社，1990.

[14] 肖学敏，谭军，李高峰 . 黄褐斑激光治疗进展 . 现代医药卫生，2011，27(2):242-244.

[15] 谢培煜，李志民，王雅丽 . 舒敏之星联合 ELOS 光电系统治疗黄褐斑的临床疗效分析 . 中国医疗美容，2021，11(5):52-55.

[16] 杨鹏，麦跃，李娟，等 . 1540nm 非剥脱点阵铒玻璃激光治疗黄褐斑的疗效观察 . 中国美容医学，2011，20(12):1929-1932.

[17] 杨鹏，麦跃，李娟，等 . 长脉宽 1064nm Nd:YAG 激光治疗黄褐斑疗效观察 . 中国美容医学，2011，20(7):1118-1120.

[18] 杨蓉娅，尹锐 . 医用射频皮肤美容与治疗专家共识 . 实用皮肤病学杂志，2021，14(4):193-197.

[19] 杨蓉娅，陈瑾 . 黄褐斑光电治疗与修复专家共识 . 实用皮肤病学杂志，2020，13(2):65-69,73.

[20] 杨森 . 光声电治疗术后皮肤黏膜屏障修复专家共识 . 临床皮肤科杂志，2019，48(5):319-322.

[21] 易水桃，朱丽萍，丁冬梅，等 . 长脉宽 532nm KTP 激光治疗黄褐斑临床疗效观察 . 皮肤病与性病，2018，40(2):157-160.

[22] 尹锐 . 重视激光 / 光治疗终点，有效规避不良反应 . 实用皮肤病学杂志，2018，11(3):129-133.

[23] 张振，费烨，刘健航，等.点阵模式 Q- 开关红宝石激光治疗黄褐斑.中华皮肤科杂志，2014，47(2):134-135.

[24] 赵晴，赵广琼.1540 nm 非剥脱点阵激光联合氨甲环酸治疗黄褐斑的临床观察.中国中西医结合皮肤性病学杂志，2018，17(6):500-502.

[25] 中国中西医结合学会皮肤性病专业委员会色素病学组，中华医学会皮肤性病学分会白癜风研究中心，中国医师协会皮肤科医师分会色素病工作组.中国黄褐斑诊疗专家共识 (2021 版).中华皮肤科杂志，2021，54(2):110-115.

[26] 周剑峰，樊昕，刘丽红，等.点阵式强脉冲光治疗黄褐斑和炎症后色素沉着的临床观察.实用皮肤病学杂志，2017，10(4):231-233.

[27] Abdel-Raouf Mohamed H, Ali Nasif G, Saad Abdel-Azim E, et al. Comparative study of fractional Ebium:AG laservs combined therapy with topical steroid as an adjuvant treatment in melasma. J Cosmet Dermatol, 2019, 18(2):517-523.

[28] Alavi S, Abolhasani E, Asadi S, et al. Combination of Q-switched Nd:YAG and fractional erbium:YAG lasers in treatment of melasma:a randomized controlled clinical trial. J Lasers Med Sci, 2017, 8(1):1-6.

[29] Alexiades-Armenakas M. Aging facial skin: infrared broad band light technologies. Facial Plasti Surg Clin of North Am, 2011, 19(2): 361-370.

[30] Alster TS, Khoury RR. Treatment of laser complications. Facial plastic surgery: FPS, 2009, 25(5): 316-323.

[31] Alster TS, Li MK. Dermatologic laser side effects and complications: prevention and management.Am J Clin Dermatol, 2020, 21(5): 711-723.

[32] Alster TS, Lupton JR. An overview of cutaneous laser resurfacing. Clinics in Plastic Surgery, 2001, 28(1): 37-52.

[33] Altshuler GB, Anderson RR, Manstein D, et al.Extended theory of selective photothermolysis. Lasers Surg Med, 2001, 29(5):416-432.

[34] Badawi AM, Osman MA. Fractional erbium-doped yttrium aluminum garnet laser-assisted drug delivery of hydroquinone in the treatment of melasma. Clin Cosmet Investig Dermatol, 2018, 11:13-20.

[35] Barolet D. Dual effect of photobiomodulation on melasma down regulation of hyperpigmentation and enhanced solar resisttance-A pilot study. J Clin Aesthel Dermatol, 2018, 11(4): 28-34.

[36] Barysch MJ, Rümmelein B, Kolm I, et al. Split-face study of melasma patients treated with non-ablative fractionated photothermolysis(1540 nm). J Eur Acad Dermatol Venereol, 2012, 26(4):423-430.

[37] Beasley KL, Weiss RA. Radiofrequency in cosmetic dermatology. Dermatologic clinics, 2014, 32(1):79-90.

[38] Beniamin DG, Chelsey AS, Philip EC, et al. Infrared and skin:friend or foe. Physiology & behavior, 2017, 176(5): 139-148.

[39] Bunin LS, Catniol PJ. Cervical facial skin tightening with an infrared device. Facial Plastic Surgery Clinics of North America, 2007, 15(2): 179-184.

[40] Cameli N, Abril E, Mariano M, et al. Combined use of monopolar radiofrequency and transdermal drug delivery in the treatment of melasma. Dermatol Surg, 2014, 40(7):748-755.

[41] Carruthers J, Fabi S, Weiss R. Monopolar radiofrequency for skin tightening: our experience and a review of the literature. Dermatol Surg, 2014, 40(12):168-173.

[42] Chalermchai T, Rummaneethorn P. Effects of a fractional picosecond 1064nm laser for the treatment of dermal and mixed type melasma. J Cosmet Laser Ther, 2018, 20(3):134-139.

[43] Chan HH, Fung W, Ying S, et al. An in vivo trial comparing the use of different types of 532nm

Neodymium:Yttrium-Aluminum-Garnet(Nd-YAG)lasers in the treatment offacial lentigines in oriental patients. Dermatol Surg, 2000, 26(8):743-749.

[44] Chan NPY, Ho SGY, Shek SYN, et al. A case series of facial depigmentation associated with low fluence Q-switched 1064nm Nd:YAG laser for skin rejuvenation and melasma. Lasers in Surgery and Medicine, 2010, 42(8): 712-719.

[45] Chang TO, Kwon TR, Choi EJ. Inhibitory effect of 660-nm LED on melanin synthesis in in vitro and in vivo. Photodermatol, photoimmunol and photomedicine, 2017, 33(1):49-57.

[46] Choi CP, Yim SM, Seo SH, et al. Retrospective analysis of melasma treatment using a dual mode of low-fluence Q-switched and long-pulse Nd:YAG laser vs. low-fluence Q-switched Nd:YAG laser monotherapy. J Cosmet Laser Ther, 2015, 17(1):2-8.

[47] Choi YJ, Nam JH, Kim JY, et al. Efficacy and safety of a novel picosecond laser using combination of 1064 and 595nm on patients with melasma: A prospective, randomized, multicenter, split - face, 2% hydroquinone cream - controlled clinical trial. Lasers Surg Med, 2017, 49(10):899-907.

[48] Dunbar SW, Goldberg DJ. Radiofrequency in cosmetic dermatology: An update. J Drugs Dermatol, 2015, 14(11):1229-1238.

[49] Elisabetta S, Mariangela R, Fabio R . Photodynamic and photobiological effects of light-emitting diode(LED)therapy in dermatological disease: an update. Lasers in Medical ence, 2018, 33:1431-1439.

[50] El-Sinbawy ZG, Abdelnabi NM, Sarhan NE, et al. Clinical & ultrastructural evaluation of the effect of fractional CO_2 laser on facial melasma. Ultrastruct Pathol, 2019, 43:135-144.

[51] Ertam SI, Dirican F, Acar A, et al. Efficacy of intense pulsed light therapy for melasma. J Cosmet Laser Ther, 2019, 21(7-8):378-381.

[52] Gao YL, Jia XX, Wang M, et al. Melanocyte activation and skin barrier disruption induced in melasma patients after 1064 nm Nd:YAG laser treatment. Lasers Med Sci, 2019, 34(4): 767-771.

[53] Geddes ER, Stout AB, Friedman PM. Long-pulsed dye laser of 595nm in combination with pigment-specific modalities for a patient exhibiting increased vascularity within lesions of melasma. Dermatol Surg, 2016, 42(4):556-559.

[54] Geddes ER, Stout AB, Friedman PM. Retrospective analysis of the treatment of melasma lesions exhibiting increased vascularity with the 595-nm pulsed dye laser combined with the 1927-nm fractional low-powered diode laser. Lasers Surg Med, 2017, 49(1):20-26.

[55] Ginani F, Soares DM. Effect of low-level laser therapy on mesenchymal stem cell proliferation: a systematic review. Lasers in Medical Science, 2015, 30(8): 2189-2194.

[56] Glass GE . Photobiomodulation: A review of the molecular evidence for low level light therapy. Journal of Plastic Reconstructive & Aesthetic Surgery, 2021, 74(5):1050-1060.

[57] Glass GE. Photobiomodulation: the clinical applications of low-level light therapy. Aesthetic Surgery Journal, 2021, 41(6): 723-738.

[58] Gold MH. Update on fractional laser technology. J Clin Aesthet Dermatol, 2010, 3(1):42-50.

[59] Goldberg DJ, Berlin AL, Phelps R. Histologic and ultrastructural analysis of melasma after fractional resurfacing. Lasers Surg Med, 2008, 40(2):134-138.

[60] Greene RM, Green JB. Skin tightening technologies. Facial Plast Surg, 2014, 30(1):62-67.

[61] Greywal T, Ortiz A. Treating melasma with the 1064 nm Nd:YAG laser with a 650-microsecond pulse duration: A clinical evaluation. J Cosmet Dermatol, 2021, 20(12):3889-3892.

[62] Hantash BM, Renton B, Berkowitz RL, et al. Pilot clinical study of a novel minimally invasive bipolar microneedle radiofrequency device. Lasers Surg Med, 2009, 41(2):87-95.

[63] Hantash BM, Ubeid AA, Chang H, et al.Bipolar fractional radiofrequency treatment induces neoelastogenesis and neocollagenesis. Lasers Surg Med, 2009, 41(1):1-9.

[64] Hilton S, Heise H, Buhren BA, et al. Treatment of melasma in Caucasian patients using a novel 694-nm Q-switched ruby fractional laser. European Journal of Medical Research, 2013, 18(1):1-5.

[65] Iranmanesh B, Khalili M, Mohammadi S, et al. The effificacy of energy-based devices combination therapy for melasma. Dermatol Ther, 2021: e14927.

[66] Jagdeo J, Nguyen JK, Ho D, et al. Safety of light emitting diodered light on human skin: two randomized controlled trials. J Biophotonics, 2020, 13(3):e201960014.

[67] Jalaly NY, Valizadeh N, Barikbin B, et al. Low-power fractional CO_2 laser versus low-fluence Q-switch 1064nm Nd:YAG laser for treatment of melasma:a randomized, controlled, split-face study. Am J Clin Dermatol, 2014, 15:357-363.

[68] Jang WS, Lee CK, Kim BJ, et al. Efficacy of 694-nm Q-switched ruby fractional laser treatment of melasma in female korean patients. Dermatol Surg, 2011, 37(8):1133-1140.

[69] Kaplan H, Kaplan L. Combination of microneedle radiofrequency(RF), fractional RF skin resurfacing and multi-source non-ablative skin tightening for minimal-downtime, full-face skin rejuvenation. J Cosmet Laser Ther, 2016, 18(8):438-441.

[70] Katz TM, Glaich AS, Goldberg LH, et al. Treatment of melasma using fractional photothermolysis: a report of eight cases with long-term follow-up. Dermatol Surg, 2010, 36(8):1273-1280.

[71] Kim EH, Kim YC, Lee ES, et al. The vascular characteristics of melasma. J Dermatol Sci, 2007, 46(2):111-116.

[72] Kim JH, Kim Ho, Park HC, et al. Subcellular selective Photothermalysis of melanosomes in adult zebrafish skin following 1064nm Q-Switched Nd:YAG laser irradiation. Journal of Investigative Dermatology, 2010, 130(9): 2333-2335.

[73] Kim JM, Kim NH, Tian YS, et al. Light-emitting diodes at 830 and 850 nm inhibit melanin synthesis in vitro. Acta dermato-venereologica, 2012, 92(6):675.

[74] Kim M, Kim SM, Kwon S, et al. Senescent fibroblasts in melasma pathophysiology. Exp Dermatol, 2019, 28(6):719-722.

[75] Kim MJ, Kim JS, Cho SB. Punctate leucoderma after melasma treatment using 1064-nm Q-switched Nd:YAG laser with low pulse energy. J Eur Acad Dermatol Venereol, 2009, 23(8):960-962.

[76] Kim NH, Choi SH, Lee TR, et al. Cadherin 11 involved in basement membrane damage and dermal changes in melasma. Acta Derm, Venereol, 2016, 96: 635-640.

[77] Kim SK, You HR, Kim SH, et al. Skin photorejuvenation effects of light-emitting diodes(LEDs): a comparative study of yellow and red LEDs invitro and invivo. Clinical and Experimental bermatology, 2016, 41(7):798-805.

[78] Kono T, Chan HH, Anderson RR, et al. Q-switched ruby vs.long-pulsed dye laser delivered with compression for treatment offacial lentigines in Asians. Lasers Surg Med, 2006, 38(2):94-97.

[79] Kono T, Chan HH, Groff WF, et al. Long-pulse pulsed dye laser delivered with compression for treatment of facial lentigines. Dermatol Surg, 2007, 33(8):945-950.

[80] Kwon SH, Na JI, Choi JY, et al. Melasma: Updates and perspectives. Exp Dermatol, 2019, 28: 704-708.

[81] Lee HI, Lim YY, Kim BJ, et al. Clinicopathologic efficacy of copper bromide plus/yellow laser(578nm with 511nm)fortreatment of melasma in Asian patients. Dermatol Surg, 2010, 36:885-893.

[82] Lee HM, Haw S, Kim JK, et al. Split-face study using a 1927-nm Thulium fiber fractional laser to treat photoaging and melasma in Asian skin. Dermatol Surg, 2013, 39(6):879-888.

[83] Lee HS, Won CH, Lee DH, et al. Treatment of melasma in Asian skin using a fractional 1550nm

laser:an open clinical study. Dermatol Surg, 2009, 35:1499-1504.

[84]　Lee MC, Lin YF, Hu S, et al. A split - face study: Comparison of picosecond alexandrite laser and Q - switched Nd:YAG laser in the treatment of melasma in Asians. Lasers Med Sci, 2018, 33(8):1733-1738.

[85]　Lee MK, Min KS, Park EJ, et al. A retrospective analysis of the treatment of melasma using a fractional long-pulsed alexandrite laser in korean patients. Dermatol Surg, 2016, 42(8):952-960.

[86]　Lee YI, Kim E, Lee DW, et al. Synergistic effect of 300μm needle-depth fractional microneedling radiofrequency on the treatment of senescence-induced aging hyperpigmentation of the skin. Int J Mol Sci, 2021, 22(14):7480.

[87]　Li C, Xu Z, Min J, et al. Light-emitting diode 585 nm photomodulation inhibiting melanin synthesis and inducing autophagy in human melanocytes - ScienceDirect. Journal of Dermatological Science, 2018, 89(1):11-18.

[88]　Lolis MS, Goldberg DJ. Radiofrequency in cosmetic dermatology: a review. Dermatol Surg, 2012, 38(11):1765-1776.

[89]　Ma P, Li R, Zhu L, et al. Wound healing of laser injured skin with glycerol monooleicate cubic liquid crystal. Burns, 2020, 46(6): 1381-1388.

[90]　Mekawy K, Sadek A, Seddeik Abdel-Hameed AK. Microneedling versus fractional carbon dioxide laser for delivery of tranexamic acid in the treatment of melasma:a split-face study. J Cosmet Dermatol, 2021, 20(2):460-465.

[91]　Mohamed EEM, Younes AKH, Hussein GM. Efficacy of 577 nm pro-yellow laser in the treatment of melasma: a prospective split-face study. J Cosmet Laser Ther, 2020, 22(2):107-110.

[92]　Mpofana N, Abrahamse H. The management of melasma on skin types Ⅴ and Ⅵ using light emitting diode treatment. Photomedicine and laser surgery, 2018, 36(10):522-529.

[93]　Mun JY, Jeong SY, Kim JH, et al. A low fluence Q-Switched Nd:YAG laser modifies the 3D structure of melanocyte and ultrastructure of melanosome by subcellular-selective photothermolysis. J Electron Microsc, 2011, 60(1): 11-18.

[94]　Mussttaf RA, Jenkins DFL, Jha AN. Assessing the impact of low level laser therapy(LLLT)on biological systems: a review. Int J Radiat Biol, 2019, 95:120-143.

[95]　Namazi N, Hesami A, Ketabi Y. The split-face comparison of the combined Er:YAG laser and hydroquinone 4% with hydroquinone 4% alone in the treatment of melasma in Iranian patients: a prospective, interventional case study. Lasers Med Sci, 2020, 11:70-73.

[96]　Nanni C. Complications of laser surgery. Dermatol Clin, 1997, 15(3): 521-534.

[97]　Niwa MAB, Eimpunth S, Fabi SG, et al. Treatment of melasma with the 1927-nm fractional thulium fiber laser: a retrospective analysis of 20 cases with long-term follow-up. Lasers Surg Med, 2013, 45(2):95-101.

[98]　Passeron T, Picardo M. Melasma, a photoaging disorder. Pigment Cell Melanoma Res, 2018, 31(4): 461-465.

[99]　Passeron T, Fontas E, Kang HY, et al. Melasma treatment with pulsed-dye laser and triple combination cream: a prospective, randomized, single-blind, split-face study. Arch Dermatol, 2011, 147(9):1106-1108.

[100]　Passeron T. Long-lasting effect of vascular targeted therapy of melasma. J Am Acad Dermatol, 2013, 69(3):e141-e142.

[101]　Pinto H, Oliver PG, Mengual SV. The Effect of photobiomodulation on human mesenchymal cells: a literature review. Aesthetic Plastic Surgery, 2021, 45(4):1826-1842.

[102]　Polder KD, Bruce S. Treatment of melasmausinganovel 1927nm fractional thulium fiber laser a pilot

study. Dermatol Surg, 2012, 38(2):199-206.

[103] Polnikorn N, Tanghetti E. Treatment of refractory melasma in asians with the picosecond alexandrite laser. Dermatol Surg, 2020, 46(12):1651-1656.

[104] Rangarajan S, Trivedi A, Ubeid AA, et al. Minimally invasive bipolar fractional radiofrequency treatment upregulates anti-senescence pathways. Lasers Surg Med, 2013, 45(4):201-206.

[105] Rokhsar CK, Fitzpatrick RE. The treatment of melasma with factional photothermolysis:A pilot study. Dermatol Surg, 2005, 31:1645-1650.

[106] Schieke SM, Schroeder P, Krutmann J. Cutaneous effects of infrared radiation: from clinical observations to molecular response mechanisms. Photodermatol Photoimmunol Photomed, 2003, 19(5): 228-234.

[107] Taheri A, Mansoori P, Sandoval LF, et al. Entrance and propagation pattern of highfrequency electrical currents in biological tissues as applied to fractional skin rejuvenation using penetrating electrodes. Skin Res Technol, 2014, 20:270-273.

[108] Tanaka Y, Matsuo K, Yuzuriha S. Long-term histological comparison between near-infrared irradiated skin and scar tissues. Clinical, Cosmet Invest Dermatol, 2010, 3(1): 143-149.

[109] Tawfic SO, Abdel HD, Albarbary A, et al. Assessment of combined fractional CO_2 and tranexamic acid in melasma treatment. Lasers Surg Med, 2019, 51(1):27-33.

[110] Tian WC. Novel technique to treat melasma in Chinese: The combination of 2940nm fractional Er:YAG and 1064nm Q-switched Nd: YAG laser. JCosmet Laser Ther, 2016, 18(2):72-74.

[111] Torres-Alvarez B, Mesa-Garza IG, Castanedo-Cazares JP, et al. Histochemical and immunohistochemical study in melasma: Evidence of damage in the basal membrane. Am J Dermatopathol, 2011, 33(3), 291-295.

[112] Triedi MK, BA BS, Yang FC, et al. A review of laser and light therapy in melasma. International Journal of Women's Dermatology, 2017, 3(1): 11-20.

[113] Wang JV, Christman MP, Feng H, et al. Laser-assisted delivery of tranexamic acid for melasma: Pilot study using a novel 1927 nm fractional thulium fiber laser. J Cosmet Dermatol, 2021, 20(1):105-109.

[114] Wanitphakdeedecha R, Sy-Alvarado F, Patthamalai P, et al. The efficacy in treatment of facial melasma with thulium 1927-nm fractional laser-assisted topical tranexamic acid delivery: A split-face, double-blind, randomized controlled pilot study. Lasers Med Sci, 2020, 35(9):2015-2021.

[115] Wanitphakdeedecha R, Keoprasom N, Eimpunth S, et al. The efficacy in melasma treatment using a 1410nm fractional photothermolysis laser. J Eur AcadDermatol Venereol, 2014, 28(3):293-297.

[116] Whelan HT, Houle JM, Whelan NT, et al. The NASA light-emitting diode medical program-progress in space flight and terrestrial applications. American Institute of Physics, 2000, 504:37-43.

[117] Yi JR, Hong T, Zeng HL, et al. A meta-analysis-based assessment of intense pulsed light for treatment of melasma. Aesthetic Plast Surg, 2020, 44(3):947-952.

[118] Dong YY, Zhou GY, Shen LY, et al. Pilot Trial of a New Laser Protocol for Melasma Using Q-Switched Nd:YAG Laser. J Cli Exp Dermatol Res, 2014, 5:229.

[119] Yue BS, Yang QL, Xu JH, et al. Efficacy and safety of fractional Q-switched 1064-nm neodymium-doped yttrium aluminum garnet laser in the treatment of melasma in Chinese patients. Laser Med Sci, 2016, 31(8):1-7.

[120] Zhou HL, Hu B, Zhang C. Efficacy of 694-nm fractional Q-switched ruby laser(QSRL)combined with sonophoresis on levorotatory vitaminC for treatment of melasma in Chinese patients. Lasers Med Sci, 2016, 31:991-995.

第7章 黄褐斑美塑疗法

第一节 美塑疗法治疗黄褐斑的机制

一、背景

很多年以来，在传统皮肤科学对黄褐斑的治疗手段中，其实并没有美塑疗法的踪迹。随着美塑疗法逐渐从欧美地区及日本、韩国传入中国，近年来国内外对黄褐斑病因病机的深入研究和治疗方法的不断摸索，加之美塑产品的蓬勃发展以及人们发现其对黄褐斑的确切改善效果，为医师们打开了一种新的治疗思路。不仅如此，美塑疗法还逐渐成为黄褐斑治疗及维养中非常重要的一环。

二、美塑疗法的起源与发展

什么是美塑疗法（mesotherapy）？"meso"在希腊语里有"中间、中层"的意思，而"therapy"在英文里为"治疗、医疗"之意，mesotherapy 的意思就是针对在胚胎发育时来源于中胚层的真皮和结缔组织等的治疗。现亦称为中胚层疗法或真皮层疗法。

1952 年，法国内科医师 Dr. Michel Pistor 首次提出这一疗法，最初用于治疗血管及淋巴管方面的疾病。具体来说，它是一种微创注射技术，根据患者的个体情况，通过将适合的活性物质直接注入靶组织 [包括皮肤和（或）皮下组织] 区域的方法，达到某种治疗目的。

从宏观角度看，美塑疗法是将传统药物（根据药理学、药物产品）与天然治疗手段（物理刺激、中草药、顺势疗法活性物质等）的元素结合起来的方法。它可以运用于临床多种疾病。它对机体的循环系统、淋巴回流系统、免疫系统有增进作用，从而可提高生物反应性，改变病理状态。

从具体操作来说，作为一种非手术、相对无痛的皮下注射治疗技术，美塑疗法不仅可以通过不同的注射技术控制活性物质在皮肤中的渗透速度，而且还可以有效地控制这些活性物质在组织中的维持时间。虽然这些活性物质也可以通过扩散到达更深的区域，但它们通常不会进入体循环，因为这些活性物质在结缔组织和它的基质中基本已被代谢吸收。由于使用局部的注射技术，没有胃肠吸收问题，而且也没有因为肠肝代谢问题而损失活性物质的药效，所以使用低浓度的活性物质（低剂量治疗）就能达到治疗目的，同时不会产生明显的全身不良反应。Michel Pistor 医师主要的美塑治疗理念就是"very little，not often，but at the right spot"。

该法自 1952 年诞生后便逐渐在全世界范围被推广开来。1961 年 LaMesotherapy 获得出版；1964 年在法国成立了 Mesotherapy 学会；1976 年在法国首次召开 Mesotherapy 学术会议；1987 年法国国家医学会将 Mesotherapy 治疗技术批准为一项医学专业治疗技术，并将其纳入传统医学的固有部分，使 Mesotherapy 的合法身份得以认可。法国医学院将其编入教科书并向医学生讲授。从 2003 年起，美塑疗法的培训已成为法国一所大学的一个学科内容，研究生有 1 年制的课程设置。在法国，美塑疗法被法定健康保险机构批准为治疗疼痛的手段，可以报销治疗费用。

然而在其他国家，美塑疗法主要在医学美学领域中占据重要地位。在德国，只能由拥有证书的执业医师来操作。早在 1983 年，德国美塑疗法协会就作为一个独立的非营利组织而在德国成立。它可以提供合格的培训和认证，保护会员的利益，并向会员提供这种创新治疗方法的最新信息。

2018 年 9 月，在北京举办的中国非公立医疗机构协会皮肤病及性病专业委员会年会上，宣布成立美塑疗法学组。由此，美塑疗法在中国也得以大踏步向前迈进。

三、美塑疗法治疗黄褐斑的机制

黄褐斑的病理机制在本书第 3 章已经做了详述。紫外线、黑色素合成异常、皮肤屏障受损、炎症、血管因素等，尽管还没有确定的病因可以用一元论的方法将这一系列因素顺序串联起来，但近年黑色素合成异常、皮肤屏障受损、炎症、血管因素越来越受到从业者的关注，同时针对这些因素的治疗都会不同程度地改善黄褐斑。在这几年刚好得到蓬勃发展的美塑疗法对以上因素都有不错的效果。同时由于黄褐斑本身有对热不耐受、容易被激惹的特点，不产生热作用的"冷"治疗也会更加适合它。于是损伤小、用途多，能针对炎症、屏障、微循环、色素的非光热手段——美塑疗法逐渐受到青睐。

（一）土壤理论

表皮来源于外胚层，真皮及皮下组织等来源于中胚层。以往的理论认为，皮肤色斑主要与表皮有关，但是现在越来越多的证据显示，中胚层来源的真皮组织对色斑具有重要的调节作用。

例如，真皮淋巴细胞对黑素细胞的调控作用，可以用两种常见的皮肤病，即白癜风和黄褐斑来理解。两种疾病的发生、发展都伴随淋巴细胞的存在。在白癜风发病机制中存在淋巴细胞参与的免疫反应更是无可争议的事实。再比如陈旭等研究显示，真皮中成纤维细胞产生的 DKK-1（Dikkopf-1）可减少色素，而其产生的神经调节蛋白1（neuregulin 1，NGR-1）则促使色素沉着，提示真皮成纤维细胞对表皮色素具有重要的调节作用。

国内罗东辉博士等认为真皮的多种细胞成分深度参与表皮色素调节是客观存在的。如果将表皮和真皮看成色素合成与调节的一个整体，这就称为表皮、真皮、黑色素单位。其中表皮细胞作为色素合成的效应部分，真皮作为调节部分。皮肤表现出来的各种色斑是真皮的调节作用。根据上述理论，结合前面对真皮调节因素的分析，他们创新性地提出两大类型皮肤色斑调节模式，即 A 模式（斑点模式）和 B 模式（斑片模式）。A 模式为初始点状色斑：启动调节细胞可能为淋巴细胞等；B 模式初始为斑片：启动调节细胞可能为血管细胞或血管本身。这两种模式可以同时或先后启动，比如先是细胞启动调节形成斑点，然后血管启动调节扩大为斑片，也可以在表皮的不同部位分别启动 A 模式和 B 模式，形成斑点或斑片，表现出临床色斑的多形性。激光治疗后的炎症后黑变病可能就是热刺激激活血管，出现 B 模式调节色斑，结果形成与治疗范围一致的斑片。

国外学者也发现黄褐斑皮损真皮层血管数量及管径较正常皮肤增加，且 VEGF 表达增加，提示血管因素参与黄褐斑的发病。

根据上述推论，对真皮层、表皮的质量进行适当干预有益于黄褐斑的防治。在临床中笔者也有大量临床实践证实对真皮微环境有改善作用的美塑疗法或光电疗法都能够在一定程度上改善黄褐斑。

（二）屏障学说

皮肤的角质层是防止外界物质进入机体的主要屏障，同时也是防止体内水分和营养物质外流的屏障。细胞间脂质及保湿因子可以紧密连接角质形成细胞，维持正常的皮肤屏障功能。多项研究表明，黄褐斑患者皮损处细胞增殖过度，分化受抑制，K10、K14 角蛋白表达降低，同时丝聚蛋白、外膜蛋白、兜甲蛋白表达也降低，提示皮肤屏障存在受损。

导致屏障受损的常见原因有紫外线照射、过度或不当护肤，近年还有光电不当刺激、外用过量激素或重金属制剂等。这些与黄褐斑的诱因一致。

当皮肤屏障受损，角质层将变薄，水分流失增加，皮肤水合度下降，皮脂腺分泌减少，角质形成细胞正常功能与结构均会受到影响。首先，黑色素不能及时、稳定地被送达表皮，黑素颗粒在表皮基底层大量蓄积。其次，角质层内的结构脂质、细胞外基质及天然保湿因子等减少，皮肤对外界刺激耐受性下降，抵御紫外线的能力减弱，作为保护性机制，局部出现炎症反应：炎性因子如 PGE2、SCF、NO 产生增多，黑素细胞活跃，黑素颗粒再度增加，皮肤色素沉着加重；VEGF 表达增加，血管增生。这一系列表现与黄褐斑病理相吻合，也与黄褐斑免疫组化结果相一致。

值得一提的是，并非所有的炎症因子都促进皮肤色素沉着，白细胞介素 -1、白细胞介素 -6、肿瘤坏死因子等抑制皮肤色素沉着。研究发现，黄褐斑皮损处受刺激的角质形成细胞所分泌的系列炎症细胞因子 PGE2、SCF 等均可加重色素沉着。

此外，皮损局部高表达的 VEGF 是目前发现的最强促血管生成因子，能直接作用于血管内皮细胞，促进该细胞增殖，增加血管通透性。在 UVB 刺激下，黑素细胞对于血管性因子也有应答，VEGF 受体 -2 表达增加。VEGF 受体信号同时对血管生成和色素生成都有作用。国内学者对血管型黄褐斑患者进行血液流变学研究，发现其血细胞比容及红细胞沉降率较正常人显著增高，提示该型患者与血液浓缩、淤滞有关，血红蛋白的主要成分——含铁血黄素含量增高，在血管通透性增加的前提下，更易于沉积于皮肤内而形成褐色斑。研究提示黄褐斑可能与炎症反应导致血管增生、局部含铁血黄素堆积有关。因此，炎症因素或屏障因素在黄褐斑发病机制中的作用决不可忽视。

目前美塑疗法在黄褐斑治疗上常见的配方思路有：第一营养。例如，添加胶原蛋白、透明质酸、氨基酸、维生素等，改变真皮层及表皮微环境，重建有活力的细胞外生态。第二抗炎。通过如 PDRN、硫辛酸直接抗炎或 CGF 修复受损屏障间接抗炎，均可有效阻断"红"与"黑"的进程。第三打黑。其又可分为以下几个方面：①降低黑色素的"产能"，如维生素 C、谷胱甘肽、熊果苷、氨甲环酸等成分可以通过抑制酪氨酸酶的活性，从而抑制黑色素的合成过程。而像九肽-1，可以从源头上抑制黑素细胞被激活，降低黑色素的合成量。②阻碍黑色素的"运输"，例如烟酰胺，可通过阻断黑素体向皮肤表层传递的过程，从而减少黑色素到达皮肤表面的总量，降低色斑形成概率。③去黑色素"库存"，通过维生素 C 或谷胱甘肽等成分，可以快速还原、淡化已有的黑色素，加速黑色素的代谢进程，快速降低皮肤黑色素总量。

第二节　美塑疗法产品分类、特点及应用

目前国内外涌现出的美塑产品可谓五花八门、琳琅满目，针对黄褐斑，相关美塑产品按配方组成大致可分为以下几个类别。

一、营养型

（一）单纯使用透明质酸的美塑制剂

这类制剂主要有非交联透明质酸（hyluronic acid，HA）、小分子交联透明质酸（比如 Vital、Vital Light，法国 Galderma 公司；Bellona，韩国 G-MED 公司）及不同分子大小复配的配方（例如，四合一透明质酸制剂，法国 Galderma 公司）。

众所周知，天然透明质酸在组织内的半衰期仅为 1～2 天（真皮内注射的透明质酸很快会被清除，并在肝内降解为二氧化碳和水），并不适合单独用于美塑治疗。早在 2006 年，Amin 等就用多种维生素与非交联透明质酸按 9：1 配成混悬液，进行皮肤年轻化的美塑疗法，结果无论在远期临床效果还是重要组织学甚至包括胶原纤维的超微结构方面都没有任何变化。与此相反的是 2008 年意大利学者 LacarrubbaF 等挑选了 5 位平均年龄为 61 岁（56～67 岁）的女性受试者，用自身对照方式对她们中度光老化的手背部皮肤分别于第 0、第 2、第 4 周使用美塑疗法注射非动物源、稳定的透明质酸（20mg/ml），并使用 20MHz B 模式超声仪于治疗前及最后一次注射治疗后 7 天检测表皮下低回声带（subepidermal low echogenic band，SLEB）。SLEB 被认为是光老化的指征之一，其与弹性组织变性、胶原蛋白降解直接相关。结果显示，与基线数据（SLEB 缺失）相比，所有受试者的 SLEB 均有显著提升，同时临床上所有受试者的皮肤质地在治疗后均有明显改善。

2008 年后稳定的透明质酸美塑疗法的临床研究不断出现在学术杂志上。例如，2009 年 Williams 等曾对比过小颗粒稳定透明质酸（含利多卡因）SP-HAL 与非交联透明质酸对手部皮肤治疗的效果。25 位受试者分别在第 0 周、第 4 周、第 8 周随机接受了以上两者之一的注射。结果，在第 12 周时，与非交联透明质酸侧相比，接受 SP-HAL 治疗侧，皮肤弹性、光滑度、含水量以及经表皮水分丢失均显著改善，效用约维持 6 个月。

其机制为在真皮层均匀、精准注入微量稳定透明质酸，通过增加细胞外基质的方式，

利用透明质酸强大的锁水能力，使皮肤水分、弹性增加，肤质、肤色改变，屏障功能增强，从而改善黄褐斑。

（二）以非交联透明质酸为载体，搭配不同营养物质

该类产品占比越来越多，比如嗨体（中国爱美客公司），再比如在欧洲已成为美塑疗法经典配方的菲洛嘉 NCTF（New Cellular Treatment Factor，法国 LaboratoiresFilorga 公司），以及其后诞生的丝丽动能素 CT50（Cytocare Cellular Treatment 50，法国 Revitacare 公司）等。嗨体在 HA 之外添加了 L- 肌肽、3 种氨基酸、维生素 B_2；菲洛嘉在 HA 之外搭载了 53 种成分，涵盖 12 种维生素、23 种氨基酸、6 种辅酶、5 种核酸、6 种矿物质、1 种抗氧化剂；而 Cytocare 在搭载了类似的 50 种活性物质外，还利用不同分子量大小的透明质酸制备了 3 种剂型供不同临床需求使用。

保持肌肤年轻活力的关键之一是成纤维细胞，其是在皮肤真皮层中形成胶原纤维、弹性纤维的主要细胞，还能合成和分泌层粘连蛋白、前列腺素、白三烯、细胞因子等。产生的胶原蛋白宛如钢筋搭建成的皮肤支架，使皮肤细腻、光滑、富有弹性。根据前述"土壤理论"，黄褐斑的一个重要机制就是真皮成纤维细胞功能障碍、生物合成能力降低、成纤维细胞产生的细胞外基质减少，黑色素的代谢出现问题。

这类配方的设计原理在于通过添加各种营养成分改善微生态，提升皮肤对胶原纤维、细胞外基质的合成能力，进一步实现对黑素细胞活性的抑制、氧自由基的清除等。

以 NCTF 为例，补充矿物质是用其离子形式（Na^+、K^+、Ca^{2+}、Mg^{2+}）以调节众多的细胞功能，从而改善不同的生物代谢；经皮下补充核酸，可以促进真皮重要蛋白质的合成，并重构整个皮肤组织；直接将辅酶导入真皮组织，可以促进该皮肤层的生化反应，并加速组织重建。氨基酸的补充不仅为合成蛋白质提供原料，同时特定的氨基酸可以重建、继而修复受损的皮肤组织。多种维生素则保障细胞营养，促进细胞代谢功能。

（三）胶原蛋白制剂

目前国内医美市场上主流的胶原配方按来源不同，可分为动物源胶原蛋白、人源胶原蛋白，后者又可细分为 3 类：重组人胶原蛋白、重组人源化胶原蛋白、重组类胶原蛋白。

动物源胶原蛋白来源广泛，容易规模化生产，但制备过程有一定感染动物源病毒风险，也存在异源性蛋白的排异可能。大家越来越把目光聚焦于生物工程，同类产品也不断涌现。其中重组人胶原蛋白是指由 DNA 重组技术制备的人胶原蛋白特定型别基因编码的全长氨基酸序列，且有三螺旋结构。迄今，尚处于实验室状态，未能市场化。重组人源化胶原蛋白指由 DNA 重组技术制备的人胶原蛋白特定型别基因编码的全长或部分氨基酸序列片段，或是含人胶原蛋白功能片段的组合。薇旖美（山西锦波）、可丽金（巨子生物）就是其代表产品。重组类胶原蛋白则是由 DNA 重组技术制备的，经设计、修饰后的特定基因编码的氨基酸序列或其片段，或是这类功能性氨基酸序列片段的组合。其基因编码序列或氨基酸序列与人胶原蛋白的基因编码序列或氨基酸序列同源性低。

胶原蛋白配方特点：通过直接或间接方式让皮肤组织增加胶原蛋白含量，改善或重建细胞外微环境，一方面可以减轻炎症，减少细胞凋亡，协助修复皮肤屏障结构及功能，另一方面，部分胶原蛋白还有促纤维细胞形成、恢复上皮超微结构等再生作用。

二、调控型

(一)自体混合生长因子美塑配方

自体混合生长因子美塑配方,又分为血液来源、脂肪来源、毛发来源、皮肤来源等。

以血液来源为例,20世纪80年代起,各国学者们就根据全血中各种成分沉降系数的不同,利用离心的方法从外周全血中分离出富含高浓度血小板、白细胞、纤维蛋白原和细胞生长因子的血液提取物,用于创伤修复和促进组织再生。由于分离方法不同,所得到的血液提取物内含有的有效成分和数量也有所不同。

首先上市的是富血小板血浆(platelet-rich plasma,PRP)。1984年,Oryan等采集自体静脉血并加入抗凝剂后,通过恒速(后改为二次梯度)离心方法,提取了富含血小板(血小板数为外周血的4倍以上)的血浆。当PRP与氯化钙及牛凝血酶混合后,各种生长因子即从血小板中的α颗粒中释放出来。作为第一代血浆提取物,PRP被广泛运用于创伤修复、皮肤年轻化等领域。但是,牛凝血酶的使用往往伴随着凝血因子V、XI抗体的形成,在使用过程中有发生交叉感染、免疫反应、凝血紊乱的风险。

2000年,富血小板纤维蛋白(platelet-rich fibrin,PRF)正式亮相,法国Dohan采用外周全血直接离心而不添加任何生物制剂的方法,获取了凝胶状PRF。由于离心分离制备过程中无抗凝剂,对正常人体生理功能无干扰,利用PRF细胞生长因子的调节作用和纤维蛋白的支架作用,促进组织修复和再生,临床上再次得到推广运用。

2006年,Kim研发了自体浓缩生长因子(concentrated growth factor,CGF),他采用特殊的专用离心设备,以不间断变速离心技术,使血液中的血小板不断地碰撞、破裂,释放出更多的生长因子,纤维蛋白的拉伸强度及黏合度也均高于定速离心机,从而CGF表现出比PRF更高的拉伸强度、更多的生长因子、更高的黏度和黏附力。有研究表明,其缓慢释放生长因子的持续时间长于PRF,多达13天,这不仅提高CGF促进组织细胞的迁移、增殖和分化能力,同时增强修复组织与器官的再生能力。遗憾的是,国内这方面的技术更新速度较慢,CGF的普及与推广工作在这两年才有了一些起色。

又如脂肪方面,2006年南方医科大学南方医院鲁峰博士团队推出了创新性的脂肪干细胞胶(stromal vascular fraction Gel,SVF-Gel),是通过物理方法有效去除脂肪组织中的油滴后得到的脂肪浓缩提取物,每10ml的脂肪组织中可浓缩提取2ml富含脂肪干细胞和细胞外基质(主要成分是胶原蛋白、弹性蛋白和黏多糖)的精华。该脂肪来源于干细胞,能分泌多种生长因子和骨形成蛋白-2,同样可以通过美塑的方式,例如27G细小的针头精确注射到皮肤真皮层和皮下。

到此,我们总结一下以混合生长因子为配方的美塑治疗在黄褐斑的作用原理:这是一类能通过与特异的细胞膜受体结合,调节细胞生长与功能的多效应多肽类物质。其中主要包括血管内皮生长因子(vascular endothelial growth factor,VEGF)、成纤维细胞生长因子(fibroblast growth factor,FGF)、表皮生长因子(epidermal growth factor,EGF)、血小板衍生生长因子(plateletderived growth factor,PDGF)、胰岛素样生长因子1(insulin-like growth factors,IGF-1)、转化生长因子-β1(transforming growth factor,

TGF-β1）等。在多种高浓度生长因子被激活的情况下，它们分别与靶细胞表面的特异受体结合，可精准调节靶细胞的代谢活动，实现高效的抗氧化、修复、再生等功效。实现"土壤改良"到"屏障修复"，从根上防治黄褐斑。

（二）异体混合生长因子美塑配方

此类配方早已为大家所熟知，其中占据中国医美市场最大、时间最久的当属伊肤泉生长因子系列配方，它们从建立迄今已 18 年余，其获得专利的"长效细胞生长因子"作用于人体后，可将普通细胞生长因子的活性持续时间大大延长。此外，美国的安俏（AQ，美国 AQ Skin Solutions 公司）、韩国的 AAPE（Advanced Adipose-derived stem cell Protein Extract，韩国 Prostemics 公司）也在欧美或亚太地区有一定影响力。前者由加州欧文分校的免疫学博士 Ahmed Al-Qahtani 研发，取材自新生儿包皮组织，借助流氏细胞仪分类收集并生产出不同组群的纯化人源性生长因子，转化生长因子（TGF-β）含量较高是其特点之一。根据不同治疗部位，如头皮、面部、阴道，混搭出不同的多重生长因子配方，在使用时根据临床需求做到有的放矢。AAPE 又名人体脂肪源性干细胞（ADSCs）条件培养基蛋白质精华液，其取材自健康青年人的脂肪细胞，包含多种天然非重组生长因子。它们之间的相互协同作用，让皮肤组织的再生、修复明显加速。

（三）左旋聚乳酸

左旋聚乳酸(poly-L-lactic acid, PLLA)是一种有生物相容性和可生物降解的人造聚合物。最经典的产品有 Sculptra 和 Sculptra Aesthetic（辛克莱制药，高德美实验室，沃思堡市，德克萨斯，美国），分别是美国食品药品监督管理局（Food and Drug Administration，FDA）批准用于治疗人类免疫缺陷病毒（human immunodeficiency virus，HIV）相关脂肪萎缩和纠正浅至深度鼻唇沟凹陷和其他面部皱纹的产品。

进入人体后，PLLA 微球匀速降解成左旋乳酸，即胶原合成再生的一种信号，左旋乳酸通过激发脯氨酸羟化酶活性来增加肽基羟脯氨酸（仅大量存在于 I 型和Ⅲ型胶原中的特有氨基酸）含量，左旋乳酸还可以上调转化生长因子（TGF-β）及其受体含量，启动胶原合成通路，全方位激活成纤维细胞分泌合成更多胶原蛋白。

2021 年中国长春的圣博玛公司推出了中国自主研发的首款Ⅲ类械字号 PLLA 产品：艾维岚。相比全球市场上其他同类产品，其制备的 PLLA 微球尺寸均一、表面光滑，能快速复溶，且复溶后能较好实现单分散，不易出现结节。同时粒径 20～50μm 的光滑球形体生物相容性高，组织反应低，加之分散性好，能与组织细胞充分接触生成更多的均质胶原。

Goldberg 等证实在 PLLA 注射 6 个月后 I 型胶原的平均水平上升 33.7%，并具有统计学意义（$P = 0.03$）。此外，I 型和Ⅲ型胶原蛋白分别在 79% 和 72% 的患者中得到增加。

PLLA 的作用不同于传统的注射填充手段，其对容积的改善是通过胶原增生以渐进的方式获得，提供的是长效而又微妙和自然的注射效果。而肤质的改善，就在这一渐进的过程中同步完成，协同黄褐斑的减淡。之后 PLLA 逐渐降解，代谢为 CO_2 和 H_2O。

三、多成分协同美塑配方

黄褐斑疾病的起因复杂，包括日光照射、性激素和遗传易感性等。除皮损处黑素细胞功能活跃使色素增加外，相关研究表明黄褐斑的发生还涉及基底膜带破坏，光老化，氧化应激，角质形成细胞、肥大细胞、基因调控异常，炎症反应，新生血管形成，皮肤屏障受损等。

因此，如前所述，治疗黄褐斑在抑制色素的同时，还需要抗炎、抑制血管增生、修复基底膜带损伤等多维度作用才能提高治疗效果和减少复发。多成分、多角度协同治疗的美塑配方成为必然。盛行于欧美的英诺小棕瓶（RESTRUCTURER，西班牙INNOAESTHETICS 公司）的配方就是其中经典之作。

RESTRUCTURER 配方囊括抗坏血酸、谷胱甘肽、硫辛酸、透明质酸、超氧化物歧化酶（SOD），从"淡色素、抑色素、修屏障、抗炎症、抗老化"5 个方面入手全面对抗黄褐斑。高活性维生素 C、谷胱甘肽可以有效抑制黑色素合成限速酶——酪氨酸酶的活性，减少黑色素生成。酪氨酸酶可以催化酪氨酸生成多巴，多巴进一步可氧化为多巴醌。高活性维生素 C 同样被认为可以减少多巴醌的产生，从而达到抑制黑色素生成的效果。硫辛酸除因其具有良好的脂溶性和水溶性特点，在体内外发挥较好的抗氧化作用，有效清除自由基、减少自由基对机体的损伤外，还具有较好的抗炎功效，可以通过抑制炎症相关因子（TNF-α、IL-1β、IL-6、NF-κB）的释放，调控毛细血管扩张、肥大细胞组胺的释放等，最终达到舒缓炎症的作用。在修复屏障方面，透明质酸增加皮肤含水量，促进屏障修复。在抗老化损伤方面，SOD 直接参与体内酶促抗氧化体系，可以有效清除体内超氧阴离子；谷胱甘肽和高活性维生素 C 参与体内非酶促氧化系统的调控，有效清除体内多种氧自由基。非酶促氧化系统中的自由基经过调控会进入维生素 C 循环，维生素 C 会失去电子变成破坏力相对较弱的自由基，随后进入硫醇循环系统，谷胱甘肽可以把电子传递给维生素 C 自由基，维生素 C 重新步入维生素 C 循环参与新的调控，最终达到对抗皮肤氧化损伤的功效。

单独针对黑色素，可以再次运用多成分协同思路，对黑色素的生成、转运、代谢等环节步步出击，净斑素（MELINE 01 ID，西班牙 INNOAESTHETICS 公司）就是这样的配方设计：九肽 -1（melanostatine-5BGTM），作为 MC1R（黑色素皮质素受体 -1）竞争性抑制剂，抑制黑素细胞合成酪氨酸酶，从而抑制黑色素合成。氨甲环酸可以有效减少 EDN-1 和 VEGF，再次抑制黑色素合成和血管新生。烟酰胺抑制黑素体转运。谷胱甘肽、维生素 C 作为抗氧化剂可以减少 NO，抑制黑色素合成，谷胱甘肽还可以调节真黑色素 / 褐黑色素比例，同时加速黑色素代谢。此外，辅以三肽 -1 铜、葡聚糖来促进角质形成细胞、成纤维细胞增殖，增加内皮蛋白、丝聚蛋白等含量。在抗炎方面，加入甘草亭酸，因为其具有强效抑制肥大细胞释放组胺及脱颗粒的作用，可精准针对黄褐斑肥大细胞浸润的问题，同时对促进角质形成细胞增生也有很好的效果。氨甲环酸和烟酰胺均被证实还可以降低 IL-1、IL-6、TNF-α 等炎性因子的作用。

近年类似的复合配方国内也涌现不少，比如滢祎淏，目前国内审批通过的械字号二类产品，通过 0.5～1.0mm 微针导入，导入配方为复合成分，包括透明质酸、光甘草定、左旋维生素 C、谷胱甘肽、马齿苋提取物、熊果苷各 5ml，在操作前将 6 支药物混匀，结合独家的促渗技术，通过微针孔道导入皮肤全层；如黄褐斑患者炎症反应明显，伴有明显的血管扩张，可在原有配方的基础上复配 20ml 复方甘草酸苷溶液，最终配制溶液 50ml，导入方法同上。

该产品中低分子透明质酸能增加皮肤含水量，改善皮肤微循环，促进色素代谢；光甘草定能通过 3 个方向抑制黑色素的生成，抑制活性氧的生成，抑制酪氨酸酶的活性和抑制炎性反应。由于其结构上的 2 个酚羟基和 1 个烯键，使其呈现出很强的抗氧化性，能明显抑制体内新陈代谢过程中自由基的产生；左旋维生素 C，通过与酪氨酸酶的活性位点相互作用来减少黑色素的生成，还可作为黑色素合成过程中多巴醌的还原剂，并参与体内酪氨酸酶的代谢，促进酪氨酸酶在体内氧化分解，减少酪氨酸酶转化成黑色素；加上谷胱甘肽能清除有助于酪氨酸酶活化和黑色素形成的自由基和过氧化物，调节黑素细胞毒性剂（苯醌邻醌等物质）的脱色能力；马齿苋提取物富含大量的黄酮类、肾上腺素类、多糖类和各种维生素、氨基酸等化合物，有明显的抗炎作用，特别是对于黄褐斑的炎性反应有较好的抑制作用，能够促进皮肤屏障功能恢复；熊果苷主要体现在抑制黑素体内酪氨酸酶的活性，研究表明，熊果苷抑制黑素细胞的酪氨酸酶的活性，阻断黑色素的生成途径，具有减少黑色素生成的作用。复方甘草酸苷注射液，其抗炎、抗变态反应的作用已为广大医务人员熟知，并广泛应用于临床，临床研究也已证实静脉滴注及口服复方甘草酸苷对黄褐斑的治疗有效。该产品的配方也能直击黄褐斑发病的多个发病机制，起到治疗和抑制黄褐斑发生发展的作用。

（四）其他

一氧化氮，常温下是一种无色无味、含有自由基的气体，是最小的内源性分子之一，具有信使功能，广泛分布于生物体内各组织中。有研究表明，人体 99.9% 的疾病均与一氧化氮（NO）的"紊乱"有关。

一氧化氮是一种具有病理生理功能的自由基分子，在炎症反应中被广泛研究，大量证据表明，它可以作用于炎性疾病。事实上，几乎每个细胞及免疫调节都需要一氧化氮来完成调控。过量的一氧化氮损伤细胞和器官，并且会与细胞中活性氧的中间成分相互作用，诱导炎症。而适量的一氧化氮又可以修复受损细胞、中和过剩的氧自由基（抗氧化）、降低黑素细胞活性和敏感性，调节血管张力，提供抗血栓和抗炎活性，抑制内皮细胞凋亡。目前临床上已经推出了基于一氧化氮技术的面部美塑产品。

临床上黄褐斑的治疗包括控制炎症，减少血管形成，修复皮肤屏障，减少黑色素合成及转运，抑制黑素细胞活性。而一氧化氮对于以上的调控均有作用，为人们在黄褐斑治疗的研究上提供了一个很好的方向。

2019 年，由 BENEV BIO 美国贝妮芙实验室的科学家经过十余年的潜心研究，向市面上推出了基于一氧化氮技术的面部美塑及毛发再生产品。其一氧化氮相关的机制是将 L- 精氨酸通过透皮给药的方式注入皮肤后，在皮肤中 iNOS 诱导型一氧化氮合酶作用下产生大量一氧化氮。与此同时，BENEV 的科学家们在一氧化氮产生的黄金因子纳米包囊中还加入了谷胱甘肽和三肽 -1 铜，谷胱甘肽对一氧化氮浓度提高有促进作用，三肽 -1 铜则起到增加及调控一氧化氮释放的作用，以此来保障 L- 精氨酸进入皮肤后产生相应浓度的一氧化氮的同时，又不会过量，产生最佳的炎症修复、抑制血管、减少黑色素合成等疗效。但该产品目前在黄褐斑领域的使用尚短，有待更多的临床疗效观察。

对于不同的美塑配方，除有效成分外，各成分的配方体系及工艺，也是决定美塑产品效果的核心因素，并非简单的唯成分论。美塑配方在黄褐斑治疗中的效果呈现，一方面来自于配方本身，另一方面来自于导入方式的选择。例如，对于皮肤屏障较差的求美者，如果不能把控好美塑导入创伤和自身皮肤修复的平衡，可能会影响治疗效果，甚至会出现炎症后的色素沉着。此外，美塑疗法在国内的发展，需要更为丰富的循证医学的证据，如更多大样本的随机对照研究等。

在黄褐斑的治疗过程中，通过简单的美塑疗法，可针对性地改善真表皮微环境（土壤学说），也可快速抗炎、退红、修复屏障（屏障学说），在病因上遏制黄褐斑。并且在增加局部活性成分或药液浓度的同时，避免了系统给药带来的不良反应。

此外，美塑疗法可以与任何一项治疗黄褐斑的手段联合，达到协同甚至保驾护航的作用。应注意的是，美塑配方丰富多样，可根据个体黄褐斑病况、治疗的不同维度，选择相应的成分组合。

（付　俊）

第三节　导入设备

美塑疗法需要借助一定的工具将功效成分送达组织相应层次以发挥作用。手持注射器、微量电子注射仪、滚刺针、纳米微晶导入仪等都是常见的治疗工具，精确、足量、低痛或无痛是目标，应根据临床情况和产品性能适当的选择。

一、手持注射器

国内特指手动注射器，这一方法最简便、传统且容易获得。层次、剂量灵活可控，但操作要求偏高，其中决定疼痛方面的因素，除了注射的功效成分外，与注射技术和注射器及针头的质量也有关。注射所用的材料应不含硅和乳胶，注射器的常用规格有 1ml、2.5ml，而治疗黄褐斑时针头最常选用 34G、4mm 规格。

手持注射器的操作技术、注射深度及其特点见表 7-1。

表 7-1　手持注射器的操作技术、注射深度及其特点

技术	深度	特点
表皮技术	≤ 1mm	无痛、不出血、大面积注射、皮肤刺激、长效效应、缓慢扩散，在使用非交联的 HA 等注射时很重要
皮丘注射技术	1 ~ 4mm	真皮浅层至深层，快速和线性注射，容量 ≤ 0.1ml（单滴），间距几毫米
连续注射技术	2 ~ 4mm	逐点技术，穴位定向注射，快速反应和快速扩散，容量 < 0.2ml，间距 5 ~ 10mm
浸润技术	≥ 4mm	皮下注射，可以注射更大的容量，尽管这种注射可以引起全身效应。逐点注射技术，由更大的容量（0.2ml）创建局部储库，间距 5 ~ 10mm
混合技术		同一时段同一区域的浅、深注射技术相结合

此外，国外还有电动美塑推注器，代表产品有法国制造的 Pistor，其外形像把手枪，将注射的推注量做到了标准化和具备可重复性。其次，它可以避免因手工注射剂量不精准带来的不良影响。然而，推注器的主要优点是注射时疼痛较轻，以及可避免划伤皮肤。

二、水光仪及水光针

水光仪，又名微量电子注射仪或皮肤注射泵，能通过空心微针将功效成分或药液精准、定量注入皮肤特定层次，进而发挥对应功效，改善皮肤状态或治疗疾病。由于易操作、省时、皮肤恢复时间短，见效明显，一面市就受到求美者的认可，也成为医师高效治疗的好帮手。

2014 年来自韩国的德玛莎（Dermashine）成为首款在中国获批的水光仪，2019 年，中国自研的 Skin2Skin MED 颜层水光仪获得批准，因其优化了水光仪临床操作中一些容易出现的痛点，再次成为市场关注的焦点。以下就以颜层为例，介绍一下水光仪的使用。

水光仪由底座、电子操控台、负压导管、过滤器以及推注器和水光针头组成，可以灵活设定推注的剂量和发数，漏液少，精准率高。通用各型号针头及各规格注射器，其中独有的前置过滤装置是亮点，它一人一用，可以最大限度避免交叉感染，针头还具备双重保护装置，不易损坏也不易被污染。加之仪器有防水性能，多方面化解了水光仪临床使用常遇到的问题。

与水光仪相搭配的水光针头，是将多枚空心微针同时推注的设计，现在普遍以 9 针为主，分为可调节针长型和固定针长型两类。后者在避免漏液方面表现更佳。针径也有多种规格可选，最细可达 34G。

三、滚轮微针

滚轮微针为实心微针。用于功效成分或药物涂布之前的皮肤预处理，即在皮肤上打开即时微通道，并增加药物或功效性成分的渗透性；主体由手柄和滚轮构成，滚轮上排布微针（长度一般为 0.5～3mm），随着滚轮在皮肤上的滚动，微针即可在皮肤上形成微孔或刺激皮肤细胞启动损伤修复与再生效应，同时将有效药物或功效成分导入皮肤组织。

其操作也简单易行：操作者手持微针在治疗区进行横、竖、斜呈米字样快速、短程滚动，分区逐步进行治疗。常规治疗终点：皮肤呈粉红色；需要提高透皮吸收率处，可选择 0.25～0.5mm 针长，操作力度适度，滚 3～5 遍，治疗后皮肤外观无肉眼可见变化为宜；对于皮肤较薄或屏障受损较重的黄褐斑患者，操作原则宜"深而缓"与"浅而疏"结合。

四、多针微针

越来越多的求美者在改善肤质、肤色的同时也更关注治疗过程的舒适度和恢复期对生活的影响。除了皮肤红肿、疼痛，针刺操作，尤其在眼周等表皮菲薄处，还很容易有淤青的风险。

多针微针，就是这样应运而生。其为多个注射管针并排的一次性微细短针头，其在密集注射的同时，既发挥细微薄壁针管完成的内容物注射，又因细微穿刺产生类滚轮微针的表皮或真皮层创伤，具有独特创新性，可独立替代或联合水光针、滚针治疗，并具高效、精细化操作水准。其在眼周、唇部、发际、头皮、静态纹、口周纹、颈纹、妊娠纹等美塑治疗，以及真皮层及皮下浅层微滴注射、麻醉药物注射、肉毒毒素注射及其他辅助治疗等广泛普及。

目前 NMPA 认证的有多个品牌，例如法国的 Nanosoft，针尖由 3 个微细注射管针并列而成，可安装在任何标准注射器上。针长为 0.6mm，硅晶质地较坚实，耐多次穿刺。在将淤青风险降到最低的同时，痛感也大大下降，甚至部分求美者认为不需要敷用表面麻醉药。治疗快速简单。

又如国产品牌飞特针，又称飞特小蓝针。其设计更加灵活多样。除了单针，它有双针、3 针及 4 针并列等形式，其中单针与 4 针最为常用，4 针针长在 1.0 ～ 1.4mm，根据不同部位配合不同的针数和针长。

1. 技术特点

（1）多针出液，在较少注射位点间距下可实现内容物注入，更为顺畅、高效。

（2）术后不产生明显瘀青，赋予一定的操作手法，把控进针角度、定层定量，可在术后 1 ～ 3 天完全恢复。

（3）管针精细锐利、高韧性耐磨损，可反复穿刺 200 ～ 400 次，满足单次治疗需要。

（4）疼痛感微小，舒适度高，通过微量定层注射，可减低注射引起的肿胀、刺痛（图 7-1）。

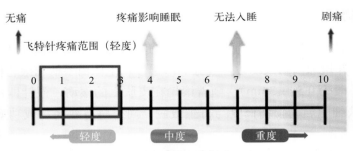

图 7-1　飞特针痛感测试反应

2. 技术指标

（1）针尖需统一朝向、多维立体切口，倒三角切割，针锋更细长锐利，穿刺更聚焦，从而减少组织损伤，如神经末梢和血管，降低出血率和减轻痛感，间隔 0.6mm 符合人体有效注射间距。

（2）针管要求薄壁、宽，光滑，针体内、外壁需抛光处理，方可推药顺畅。

（3）常见规格及外观：见表 7-2 和图 7-2。

表 7-2　飞特针外观常见规格

型号	针型	针内外径	针长	针数
34G4A-1	34G	内径：0.08mm 外径：0.175mm	1.2mm	4 针
34G4A-2	34G	1.4mm	1.4mm	4 针
34G1A-1	34G	1.5mm	1.5mm	1 针
34G1A-2	34G	4.0mm	4.0mm	1 针

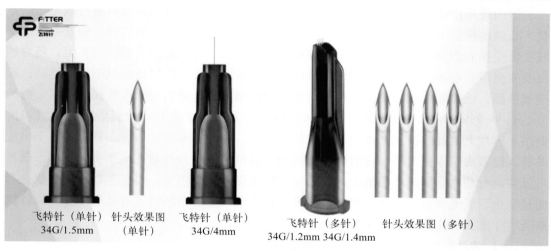

飞特针（单针）　针头效果图　飞特针（单针）　飞特针（多针）　针头效果图（多针）
34G/1.5mm　（单针）　34G/4mm　34G/1.2mm 34G/1.4mm

图 7-2　飞特针外观

3. 应用操作技巧　以飞特针为例简述。

（1）操作准备

1）术前清洁，拍照留档，进行表面麻醉后，进入无菌操作流程。

2）材料准备：飞特针（多针、长度 1.2mm/1.4mm）；搭配 1ml 螺口注射器，或 2ml 或 3ml 螺口注射器（纯水剂药液、稀释液体用，可减缓惯性漏液）。

（2）建议操作技巧

1）针尖斜面向上进针，按 15°～ 30°进针，达表皮层，常用在眼周部位、敏感皮肤状态下；按 45°～ 70°进针，为常用注射角度；按 70°～ 90°进针，达真皮层深层，用在面颊或颈部注射。注意，角度越小进针越浅，相反则越深；针尖斜面向上进针视野好，并能更好地控制每个皮丘点推注量。

2）针尖斜面向下进针，不常用且易出现漏液，常用于头皮注射。

（3）适用范围：面颊部、眼周、颈部、头皮、手部、唇部、私密部位、腹部、胸部、臀部、腋下等。

（4）注意事项：①针对含有大量刺激成分如维生素 C、明显黏稠性产品，可进行少量多点推注或加强表面麻醉时间；②采用 VAS 量表，调整进针角度和皮丘注射量，术前操作应与受试者沟通，以无明显刺痛、舒适状态下为 0 分；疼痛明显、难以接受为 10 分。在不同部位注射时，密切关注受试者评分，并及时调整不同进针角度。

五、纳米微针

外用药物是皮肤科治疗的重要手段，透皮吸收是一种易于接受且方便的给药方式，如何高效地促进药物渗透及吸收受到越来越多的皮肤科医师的关注。目前常用的皮肤促渗技术有激光、离子导入、超声波导入、电钻孔、无针注射、磨削、射频、微针及化学促渗剂等。

国内外常用的传统微针是由硅、金属、高分子聚合物和玻璃等材料通过微电子制造技术或微铸模技术制成的。传统的普通微针方法在促进药物吸收的同时会引发一些因皮肤功能受损而产生的弊端，如治疗时疼痛明显、术后红肿、易感染等。事实上，药物透皮其实只需要很小的孔就能做到，但目前通常用普通针头注射到真皮以下进行送药，既造成疼痛，还可能引起感染。近年来研发成功的纳米微针是新兴的皮肤促渗技术，由纯度达到 99.999 9% 的单晶硅制成，顶部直径仅为头发直径的 1‰，远远小于传统微针，而纳米芯片上微针的针头密度明显高于传统微针。由于纳米微针的针尖直径远小于传统微针，比表皮层厚度要薄，注射时，只需把布满微针的小晶片贴在皮肤上就可以，微针可以穿透对药物起屏障作用的表皮角质层，完全没有任何感觉，肉眼也看不出皮肤上有明显变化，既无痛也不出血。另外，纳米微针在皮内局部给药时还有减少不良反应、提高药物疗效、加快药物吸收等优点。

（一）纳米微针对正常人皮肤屏障功能的影响

目前，已有关于微针用于疫苗、蛋白质和多肽类等大分子药物经皮给药研究的报道，但是，对微针作用后皮肤生理功能的改变，以及其对皮肤刺激性的研究相对较少。Han 等曾对某传统微针系统进行临床测试，用针长分别为 0.15mm 和 0.25mm 的微针处理受试者的面部 5 次或 10 次，在处理后即刻和处理后 4h、8h、24h 及处理后 3 天分别测定经表皮水分丢失（transepidermal water loss，TEWL）和角质层含水量，并观察皮肤红斑现象。结果发现，经由微针处理后升高的皮肤屏障受损指标均能在处理后 72h 内完全恢复。尹璐等曾对纳米微针的皮肤促渗作用及安全性进行试验研究。该研究选用针长为 0.15mm 的纳米微针，结果证实纳米微针可在皮肤表层形成给药通道，该通道约在 20min 即可闭合。

TEWL 和角质层含水量仍是目前经典的多角度评价皮肤屏障功能的方法。皮肤屏障能够抵御外界病原微生物侵袭，能够抵挡日光辐射，防止体内水分及营养物质丢失，维持皮肤正常的生理功能。骆丹等研究发现，不同针长的纳米微针和传统微针在处理后即刻 TEWL 均在瞬间达到峰值，提示针刺破坏皮肤表皮层，造成皮肤屏障功能即时的受损和紊乱。但是，纳米微针造成 TEWL 峰值均低于同针长传统微针，表明虽然纳米微针的针头密度远高于传统微针，但其造成皮肤屏障功能的受损要远小于传统微针。研究数据表明，不同针长的纳米微针侧 TEWL 均能在 4h 内基本恢复至基线水平，而传统微针处理侧则需至 72h 后 TEWL 才能恢复至基线水平。微针直接刺破皮肤角质层，深达真皮乳头附近，直接损伤皮肤角质形成细胞及细胞间脂质，破坏皮肤屏障，造成 TEWL 的异常增高。在外界环境温度及湿度相对恒定的情况下，若 TEWL 增高，考虑屏障功能受损；反之，TEWL 降低则提示屏障功能恢复。Aggarwal 等认为微针在刺入过程中主要受到包括轴向压力及弯折力、皮肤抵抗力等 5 种皮肤阻力；郑静楠等认为微孔尺寸大小与微针刺入后移除时间呈正相关。我们推测，由于纳米微针的针头锥度较小，直径较小，在处理人皮肤组织时，其造成角质形成细胞的挤压破坏力要弱于传统的微针，因而对皮肤的物理屏障影响较小，恢复更快。

角质层含水量的多少是反映皮肤屏障功能的重要指标，对皮肤的生理功能具有重要的调节作用。正常状态下，从皮肤基底层至角质层，水分含量递减，角质层的水屏障位于角质层与颗粒层的连接处，能够阻止水分从深部向角质层扩张而散失。实验发现，不同针长的纳米微针和传统微针均在处理后瞬间角质层含水量达到谷底。检测角质层含水量指标，发现其与 TEWL 指标有类似趋势：不管是 0.15mm 还是 0.25mm 针长的纳米微针，其角质层含水量均能在处理后 4 ～ 24h 恢复至处理前水平；而传统微针侧需要 48h 甚至 72h 才能恢复至正常基线水平。上述结果提示，与传统微针处理相比，纳米微针处理后的皮肤屏障受损程度较轻，其恢复时间较短。微针刺破皮肤角质层造成急性机械性损伤，水分可以通过针孔形成的微孔通道从角质层散失，角质层含水量下降。随着皮肤屏障的修复，微孔通道关闭，角质层完整性逐渐恢复，水分从表皮深部扩散至角质层，角质层含水量逐渐增加。微针预处理在皮肤形成微孔通道会在较短的时间内闭合，根据预处理的方法（时间、作用力、微针形状及微针长度）不同，微孔通道持续的时间也不同。研究发现，皮肤屏障功能恢复更久，提示即使形态学上皮肤微孔通道已关闭，亦并不能代表其皮肤生理状态的完全修复。皮肤屏障功能一旦受损，其表面定植的微生物极易从微孔通道进入皮肤组织，导致局部组织感染。有研究发现，纳米微针可以使一些纳米颗粒药物及大分子促渗吸收，而其具有处理后屏障功能恢复更迅速的特点，可在达到促进药物吸收的同时，降低局部皮肤组织感染的可能。

红斑量是评价皮肤刺激性的常用指标之一。研究结果提示，无论是传统微针，抑或是纳米微针，其红斑量数值在处理后即刻开始升高，在微针处理后 30min 其数值达到高峰，然后逐渐恢复至基线水平。与传统微针侧相比，纳米微针侧红斑量显著减少，并且红斑量数值在 4 ～ 24h 恢复至基线水平，而传统微针侧需要 48h 甚至 72h 才能恢复至基线水平。皮肤受创伤后，真皮内成纤维细胞增殖，血管增生，新生的血管参与炎症反应的过程，红斑是评价皮肤炎症的客观指标。角质形成细胞受物理性刺激后，可产生多种细胞因子并活化，如白细胞介素 α 等，继而导致一系列级联反应，这些细胞因子引起的级联反应导致炎症细胞聚集、成纤维细胞增殖、新生血管增生、真皮血管扩张和炎症反应，细胞是以这样的方式进行修复受损的物理屏障，因而适度的炎症反应有利于创面的愈合。由于纳米微针造成的皮肤屏障受损较轻，且修复更快，导致皮肤炎症的修复反应亦较轻，实验结果提示纳米微针对皮肤的刺激性弱于传统微针。同时研究显示，不同类型的微针红斑量峰值均在处理后 30min 出现而不是处理后即刻，考虑与皮肤受到物理性机械刺激后由于轴突反射，血管发生短暂的收缩随后发生扩张所致。

近年来随着美容微针技术的逐渐成熟，其应用越来越广泛，大家对皮肤屏障的客观指标比较关注，而忽视了主观疼痛感的评价。研究者利用长海痛尺评分标准对所有受试者进行主观疼痛评分，发现在针长均为 0.15mm 的 10 位受试者中，有 1 位传统微针处理侧皮肤感到轻度疼痛（为 1 分），其余 9 位均表示无疼痛，而这 10 位受试者纳米微针处理侧均表示无疼痛，均为 0 分。在针长为 0.25mm 的 10 位受试者中，有 3 位传统微针处理侧皮肤感到轻度疼痛，分别为 2 分、2 分及 1 分，其余 7 位均表示无疼痛，而在这10 位纳米微针处理侧仅有 1 位感到轻度疼痛，为 1 分。研究表明，对于相同长度的微针来说，纳米微针比传统微针对皮肤的刺激性更小，主观疼痛感更轻。

综上所述，目前的研究提示，纳米微针处理后皮肤屏障功能受损较传统微针更小，恢复更快，皮肤刺激性更低，主观疼痛感更低，更适合用于透皮给药技术。

（二）纳米微针促透技术联合氨甲环酸溶液在女性面部暗沉中的应用

口服氨甲环酸治疗黄褐斑、改善肤色的历史已有 30 余年，其效果明确，但有胃肠道不适、月经减少等不良反应。1979 年，日本医师首先发现口服氨甲环酸片具有治疗黄褐斑的作用，随后人们对氨甲环酸的作用机制做了很多研究。目前认为氨甲环酸是一种安全的不增加凝血酶原活性的抗纤溶止血药物，它是赖氨酸的合成衍生物，其化学结构和酪氨酸部分相似，能阻断纤溶酶原分子上的赖氨酸结合位点，从而发挥抗纤维蛋白溶解作用；同时它能抑制纤溶酶原刺激花生四烯酸的合成。一方面，花生四烯酸的代谢产物前列腺素能刺激黑色素合成；另一方面，其能直接促进纤溶酶生成能促进黑色素合成的促黑素细胞激素。Kim MS 等发现，应用过氨甲环酸的黑素细胞黑色素含量减少及酪氨酸酶活性降低。氨甲环酸还能减少酪氨酸酶、TRP-1 及 TRP-2 蛋白质水平，这种黑色素原生成的抑制效果与细胞外信号调节激酶信号通路有关。虽然目前氨甲环酸治疗黄褐斑的原理还不能完全确定，但就治疗效果来说毋庸置疑。同理可推，氨甲环酸对于肤色暗黄也有治疗效果。Ebrahimi 等对 50 名黄褐斑患者实施了一个为期12 周的双盲半面部试验，患者一侧面部局部应用 3% 氨甲环酸，另一侧面部局部应用 3%对苯二酚 + 0.01% 地塞米松溶液。结果显示，应用 3% 对苯二酚 + 0.01% 地塞米松溶液的不良反应与应用 3% 氨甲环酸相比非常显著（$P = 0.01$），故认为局部应用氨甲环酸是有效且安全的治疗方法。

骆丹等观察经纳米微针促透技术联合氨甲环酸溶液治疗对女性面部皮肤暗沉的疗效及安全性。结果显示，经纳米微针促透技术联合氨甲环酸溶液治疗，从第 3 次治疗后测得的黑色素值皆与治疗前的黑色素值有显著差异（$P < 0.05$），这说明氨甲环酸对于黑色素减少具有作用，但仍需做更深层次的研究来证实；治疗停止后 1 个月时复测黑色素值与治疗前相比有统计学差异，停止治疗后 2 个月时复测则没有差异，说明氨甲环酸作用的时间是一定的，该治疗方式不能一劳永逸地解决面部暗沉问题。此外，纳米微针促透技术联合氨甲环酸溶液，受试者对治疗后皮肤状态的满意度评分与治疗前相比有显著差异（$P < 0.05$），所有参与研究的志愿者均未出现感染、红斑、水肿等不良反应。这说明经纳米微针促透技术联合氨甲环酸溶液对于改善女性面部皮肤暗沉安全性高、有效

率高、不良反应发生率低。

（三）纳米微针促透技术联合氨甲环酸溶液在黄褐斑治疗中的应用观察

许阳等的研究纳入了 30 例女性黄褐斑患者。受试者全面部外敷 0.5% 氨甲环酸溶液，随机一侧面部使用纳米微针导入 0.5% 氨甲环酸溶液。受试者皆每周接受一次治疗，一共治疗 12 周。在基线和治疗后 4 周、8 周、12 周拍摄所有受试者面部照片。在基线和治疗后 12 周，记录受试者 TEWL、角质层含水量、红斑量、黑色素及皮肤弹性；同时通过皮肤状态问卷调查受试者满意度及不良反应。结果：共有 28 名受试者（93.3%）完成了这项研究。在治疗后 12 周，纳米微针导入 0.5% 氨甲环酸溶液一侧的棕色斑点评分和黑色素指数显著低于对照侧。而在各个观测时点上，经表皮水分丢失、角质层含水量、红斑量及皮肤弹性指标，两侧无明显差异。在治疗后 12 周，医师主观评价评分纳米微针导入侧显著好于对照侧，同时患者主观满意度得分，纳米微针导入侧也显著高于对照侧。在 25 例纳米微针导入侧观察到 > 25% 的病情改善率，而在对照侧只有 10 例。在整个研究过程中，两侧均没有观察到明显的不良反应。由此，研究者得出结论：纳米微针促透技术联合氨甲环酸溶液在黄褐斑治疗的疗效较好，且无严重不良反应，适合临床应用。

此外，施伟伟等探究纳米微针联合 C6 大光斑低能量激光治疗老年黄褐斑的临床疗效及其安全性。在该研究中，研究者选取黄褐斑患者 100 例，分为对照组（采用纳米微针仪器将 0.5% 氨甲环酸溶液导入进而对老年患者面部黄褐斑进行治疗）与试验组（在纳米微针导入的基础上实施 C6 大光斑低能量激光治疗）各 50 例。评估老年黄褐斑患者的治疗效果，观察并统计患者治疗前后黄褐斑面积、黄褐斑评分及患者不良反应（点状色素减退、反弹性色素沉着、疼痛、红斑、水肿、皮肤干燥等）的发生情况。结果发现，对照组总有效率明显低于试验组（$P < 0.001$）。治疗后与对照组相比，试验组黄褐斑面积及黄褐斑评分均在一定程度上显著改善（$P < 0.001$）。与对照组相比，试验组在治疗过程中点状色素减退、反弹性色素沉着等不良反应在一定程度上显著改善（$P < 0.001$），疼痛、红斑、水肿、皮肤干燥等不良反应差异不明显。由此得出结论，纳米微针联合 C6 大光斑低能量激光治疗能安全有效地改善老年患者黄褐斑的皮肤状况，且不良反应少。

（付　俊　苑凯华　骆　丹　周炳荣）

第四节　再生医学在黄褐斑治疗中的应用

一、再生医学

再生医学（regenerative medicine）是 21 世纪生命科学及生物科技领域最前沿的创新技术，也是在医学领域最具重大应用前景的一门新兴交叉学科。再生医学是一门研究对损伤和老化的组织与器官进行有效修复和功能再生的科学，涉及干细胞研究、组织工程、细胞与分子生物学、发育生物学等多个领域，其中干细胞（stem cells）是再生医学的基础与核心。

干细胞是一类具有自我更新和分化潜能的特殊细胞类群，通常存在于胚胎和成体多种组织和器官中。干细胞和各种功能细胞一起构成机体各种复杂的组织和器官，在一定条件下可以分化成体内各种功能细胞，在胚胎发育、组织更新和修复过程中起关键作用。在医学领域，干细胞在疾病诊疗、创伤修复和抗衰老治疗等方面也日益体现出其不可替代的临床价值。

干细胞根据发育的不同阶段分为胚胎干细胞（embryonic stem cell，ESCs）和成体干细胞（adult stem cells，ASCs）。胚胎干细胞是指当受精卵发育成囊胚期时其内细胞团（inner cell mass，ICM）内的细胞，是一种高度未分化的细胞，可以分化出成体动物的所有细胞类型。成体干细胞是指已分化组织中的未分化细胞，能够自我增殖和更新，需要时能够分化成组成该类型组织的细胞。成体干细胞存在于成年动物的许多组织和器官中，这些干细胞通常被称为该组织的干细胞，如神经干细胞、造血干细胞和骨髓间充质干细胞等。成年后，成体干细胞存在于特定的微环境中，不进入细胞分裂周期而较长时间保持静止状态。在一定条件下，这些细胞可以按一定的程序分化形成新的干细胞，从而维持组织和器官的功能状态，具有容易获取、致瘤性低、伦理争议少等优点。目前研究比较多的是间充质干细胞（mesenchymal stem cells，MSCs），MSCs 是属于中胚层的一类多能干细胞，主要存在于结缔组织和器官间质中，以骨髓组织中含量最为丰富，由于骨髓是其主要来源，因此统称为骨髓间充质干细胞。间充质干细胞在特定的体内外环境下，可分化为间质组织，再诱导分化成多种组织细胞。MSCs 具有以下优势：①取材方便且对机体损伤较小。间充质干细胞可取自自体骨髓，简单的骨髓穿刺即可获得。近些年来也有研究脐带间充质干细胞，来源方便，易于分离。②由于间充质干细胞取自自体，由它诱导而来的组织在进行移植时不存在组织配型及免疫排斥问题。③具备免疫调节功能，通过细胞间的相互作用及产生细胞因子抑制 T 细胞的增殖及免疫反应，从而发挥免疫重建的功能。④由间充质干细胞分化的组织类型广泛，不仅可分化为造血细胞，还可分化为心肌细胞、肝细胞、成骨细胞、软骨细胞、皮肤细胞和基质细胞等多种细胞，在治疗创伤性疾病中具有广泛的应用前景。随着干细胞移植技术的日臻成熟，对再生医学的发展起到了很大的推动作用，标志性的事件是诱导多能干细胞（iPSCs）的成功，避免了组织间的免疫排斥反应。

干细胞治疗的主要机制是将经体外培养诱导或基因修饰的干细胞移植到人体体内，达到受损组织修复和功能重建的目的。也可以通过体外培养扩增自体干细胞，运用生物 3D 打印技术将器官制造，进行自体器官移植。

但是，目前针对干细胞的研究尚存在许多问题，胚胎干细胞即使是自体应用，由于每个个体的主要组织相容性复合体（major histocompatibility complex，MHC）不同，存在一定的分化成活问题。而同种异体胚胎干细胞及其分化组织细胞用于临床又会引起免疫排斥反应。胚胎干细胞分化成各种类型细胞的分化率低，周期长，但如果直接移植胚胎干细胞，目前尚不能控制胚胎干细胞在特定的部位分化成相应的细胞，容易形成畸胎瘤。成体干细胞含量极微，很难分离和纯化，且数量随着年龄的增长而降低，即使从体内分离出来，并在体外培养，直至有足够数量的细胞才能用于治疗，对于某些急性病症，可能没有足够的时间进行培养。并不是人体的所有组织都能分离出成体干细胞，如心脏，目前尚无成体心脏干细胞。在一些遗传缺陷疾病中，遗传错误很可能也会出现于患者的干细胞中，这样的干细胞不适于移植。由于生存环境大气的污染和紫外线损伤，都有可能造成基因突变，成体干细胞可能会包含更多的 DNA 异常。从人体体内分离干细胞是一种有创的方法。这些难题是干细胞应用研究的主要瓶颈。此外，因为缺乏明确的生物标志物，检测指标难以评估，干细胞治疗的安全性和有效性的一致性评价还有困难。干细胞在分离、培养、存储、运输也存在很多的问题和难度，尚无法自动化和规模化生产来向临床应用转化。如果说这些技术的问题随着科技的发展可以进一步深入探索研究，那么面临的伦理道德问题则更难以解决，有些不规范的临床应用和对人类基因任意编辑等不符合伦理道德事件，在一定程度上影响干细胞研究的深入。总之，干细胞的免疫性、致瘤性、伦理性限制了干细胞在医学领域的应用。

二、干细胞外泌体

目前的研究显示，干细胞在创伤修复中的作用可能主要是通过旁分泌作用来实现，干细胞的旁分泌系统，可分泌出各种细胞外囊泡（extracellular vesicles，EVs），包括凋亡小体（apoptotic body）、微囊泡（microvesicles）和外泌体（exosomes），旁分泌系统还分泌各种细胞因子如生长因子、趋化因子、神经营养因子等修复因子、抗凋亡因子来促进组织的修复，而干细胞自身向受伤部位的移植、分化率不是很高，而且短暂、不持久。

1. 外泌体的概念　外泌体是一种被双分子层磷脂膜包裹，起源于核内体的直径为 30～150nm 的胞外囊泡。外泌体凭借其纳米级的微小结构，能够跨越屏障而在几乎所有类型细胞间通过运输核酸、蛋白质、脂质、酶和代谢产物等发挥细胞间通信的作用，促进细胞间连接、信号传导的恢复，从而以生理或病理性角度来调节细胞功能，还可以激活处于休眠和抑制状态的细胞，以及发挥干细胞的免疫调控作用和诱导免疫耐受和免疫调节，在许多疾病和生理过程中发挥着重要的生物学作用。外泌体已然成为生物医学领域的研究热点之一。

2. 外泌体的生物发生　早在 1983 年科学家就发现了外泌体的囊膜性结构，直到 1987 年美国科学家 Johnstone 才将这些"囊膜结构"正式命名为"exosome"（外泌体）。2013 年又发现了细胞间的物质运输主要通过囊泡进行，以及囊泡准确转运物质的"调控机制"，因此获得了诺贝尔生理学或医学奖，促进了对外泌体技术研究的深入。外泌体生物发生途径主要包括 3 个步骤：①内吞小泡形成；②多囊泡体（MVBs）的运输；③降解。

细胞特异性受体和信号通路的刺激和激活启动外泌体的生物发生，外泌体起源于核内体系统，首先是细胞膜内陷形成内吞小泡并输送到早期内体，逐渐成熟的早期内体膜多处凹陷并向内出芽形成管腔内囊泡（ILVs），从而形成晚期内体或多囊泡体（MVBs）。大多数的 MVBs 与细胞膜融合，释放 ILVs 到细胞外，这些分泌出的 ILVs 即外泌体。少数 MVBs 则与溶酶体融合而降解。

3. **外泌体的组成** 从细胞分泌出的外泌体携带了各种功能性物质，外泌体内携带的成分因来源母细胞不同而不同，但也有一些共同的组分，如蛋白质、脂质、mRNAs 和 miRNAs 等。外泌体膜表面的 CD9、CD63、CD81 及其携带的 ALIX 和 TSG101 可作为其标志物用于外泌体的鉴定。外泌体的性质取决于它们的细胞来源以及它们是否在生理或病理状态下具有活性。包裹在外泌体内的核酸、蛋白质等生物活性分子因外泌体的脂质双分子层结构而得以保持稳定活性，在被释放和摄取后发挥生物学功效。

4. **外泌体的特性** 外泌体具有异质性和靶向性，其异质性可反映出它们的大小、含量、对受体细胞的功能影响和细胞起源的不同上。不同细胞微环境和固有生物学可能会影响外泌体及其生物标志物的种类和含量。起源于不同器官和组织的外泌体表达的细胞表面受体可能不同，对受体细胞的影响也可能存在差异，从而产生功能异质性。

外泌体的靶向性主要表现在两个方面：其一，外泌体可以通过其表面的靶向蛋白（图 7-3）配体或脂质配体与靶细胞表面的受体结合，直接激活靶细胞；其二，外泌体可以与靶细胞的细胞膜融合并进入细胞，将自身包含的核酸、蛋白、脂质等分子释放入受体细胞，进而调控细胞的功能及生物学行为。外泌体通过配体受体的选择性结合产生的靶向效应，使治疗更加精准。B 细胞来源的外泌体表面携带唾液酸，可被含唾液酸受体（CD169 高表达）的巨噬细胞摄取，来自免疫细胞的外泌体表达 CD47 受体，该受体与信号调节蛋白 α 相互作用，阻止靶细胞摄取。由于外泌体的天然靶向特性，外泌体作为靶向治疗载体的概念已被广泛接受并在动物模型中获得成功。在肿瘤药物研究中，也可以减少脱靶效应引起的不良反应。

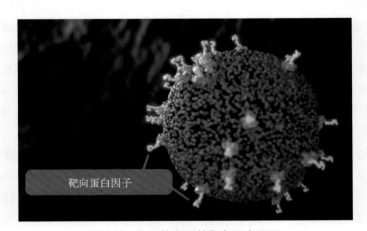

图 7-3　外泌体表面的靶向蛋白因子

此外，外泌体还具有心脏、皮肤等远距离靶向性。这种远距离靶向性通常经由外泌体内含物的靶向效应而达成。外泌体所携带的内含物（尤其是 miRNA）通常对其靶向能力起重要作用。骨髓间充质干细胞来源的外泌体携带的 miR-214 可靶向沉默心脏干细胞（CSC）中的 *CaMKII* 基因，从而抑制 CSC 中的氧化应激相关损伤。将目标靶位的靶向表位引入外泌体或外泌体来源细胞是增强外泌体心脏靶向性的策略之一。将循环中的

细胞外囊泡 / 外泌体引导到梗死的心脏组织中，从而达到减少梗死面积、改善心功能的作用。

外泌体对皮肤也具有一定的靶向性。非瑟酮诱导角质形成细胞分泌的外泌体可靶向激活毛囊干细胞中的 β- 连环蛋白和线粒体并诱导毛发增殖。梅奥诊所开发出一种来源于血小板的纯化外泌体产物（purified exosomal product，PEP），能够将促进伤口愈合的成分靶向递送到缺血性伤口动物模型中需要修复的确切组织，并且该产品不仅可愈合伤口，还可恢复组织的血液供应。与外泌体的心脏靶向性一样，其携带的 miRNA 通常发挥关键作用。如从重症多形红斑（Stevens-Johnson syndrome）/ 中毒性表皮坏死松解症（toxic epidermal necrolysis）患者血浆中分离出的外泌体能被人原代角质形成细胞内化，外泌体中携带的 miR-375-3p 通过下调 X 连锁的凋亡蛋白抑制蛋白（XIAP）来诱导角质形成细胞的凋亡。

5. 干细胞源性外泌体　源自干细胞的外泌体在多个方面具有良好的治疗潜力。干细胞治疗效果的作用模式主要是基于干细胞分泌因子介导的旁分泌作用。据报道，外泌体在干细胞分泌组介导的旁分泌作用中起主要作用。间充质干细胞（MSCs）是治疗性外泌体的最优选来源，MSCs 外泌体具有抗炎、免疫调节、抗衰老、促进皮肤伤口愈合、诱导毛发生长、修复和再生皮肤屏障等功能。MSC 外泌体已被用作 MSCs 的替代品，用于各种疾病模型中新型的无细胞治疗策略，包括神经、心血管、癌症及皮肤疾病等。

MSCs 外泌体在医疗美容方面的应用：来自 MSCs 的条件培养基（MSCs-CM），已被用作抗衰老、抗皱、皮肤和头发护理的护肤产品。MSCs-CM 含有有益的分泌组，包括分泌性生长因子和外泌体。此外，脂肪干细胞来源（ASC）的外泌体可能是再生医学美容的下一代产品，能影响皮肤的各层——表皮、真皮和皮下组织。外泌体具有干细胞治疗效果，又能克服干细胞存在的不足。因其无干细胞的致瘤性、无免疫原性、精准的远距离靶向性、超强的活性和稳定性，以及储藏、运输便利，在皮肤美容领域有着不可估量的应用前景。

三、外泌体的生物学作用

目前的研究，已经发现外泌体的许多生物学作用，为医学领域开拓了新的治疗思路。外泌体的主要作用是将其成分从供体细胞传递给受体细胞，从而导致遗传和表型细胞的改变。外泌体的生物发生过程可选择性地从质膜中清除蛋白质，起到蛋白质质量控制的作用。外泌体从细胞中释放后，作为细胞外环境的一部分的同时也重塑细胞外环境，调控细胞外基质的组成和功能。被释放后的外泌体携带特定整合的化合物，如蛋白质、脂类和核苷酸（包括 miRNA），传递到靶细胞。外泌体介导的细胞间信号传导和分子转移是其最有意义的生物学作用之一，作为多重信号粒子，每个外泌体都能通过细胞表面同源受体来传递多重组合信号。外泌体与靶细胞的融合可将功能性受体传递给靶细胞。外泌体在血管生成、抗原性、凋亡、细胞稳态、炎症、细胞间信号等多种生物学过程中发挥重要作用。外泌体可与 RNA、蛋白质、酶和脂类转移，并与受体细胞进行通信，从而影响各种疾病的生理和病理过程，如癌症、神经退行性疾病、感染和自身免疫性疾病。外泌体携带各种介质或信号大分子，同时它们具有显著的迁移、靶向和选择性内化于不同细胞的能力，因此是很有前景的递送载体，还可用于体内追踪成像。外泌体因其对特定细胞的特异性转运能力而具有作为治疗药物传递工具的巨大潜力。

目前在生物医学领域，外泌体主要应用在 4 个方面：①基于外泌体内多种成分为疾病检测和监测提供多组分的诊断窗口；②外泌体本身具有免疫调节、抗肿瘤等多种疾病治疗作用；③外泌体作为可重构的药物运送载体或治疗载体来发挥靶向治疗；④外泌体还可用于液态活检。此外，在皮肤美容方面的应用也有着巨大的应用潜力。目前重点的研究包括调节皮肤色素代谢、促进创面愈合及干预皮肤衰老机制等。

（一）调节皮肤色素代谢

1. 皮肤色素问题的病理生理机制　色素性皮肤病是由遗传或环境等因素引起的黑素细胞（melanocytes）和黑色素（melanin）代谢异常所致的一类常见皮肤疾病。

黑素细胞存在于表皮基底层和毛囊毛乳头中。黑素细胞的多少决定着皮肤和毛发的颜色。Fitzpatrick 分型将人类皮肤分为 Ⅰ～Ⅵ型。Ⅰ型：总是晒伤，从不晒黑；Ⅱ型：总是晒伤，有时晒黑；Ⅲ型：有时晒伤，有时晒黑；Ⅳ型：很少晒伤，经常晒黑；Ⅴ型：从不晒伤，经常晒黑；Ⅵ型：从不晒伤，总是晒黑。通常Ⅰ、Ⅱ型为欧美毕加索白种人；Ⅲ、Ⅳ型为亚洲黄种人；Ⅴ、Ⅵ型为非洲黑种人。皮肤的黑素细胞能保护皮肤免受内、外源性物质的刺激和伤害，其产生的黑色素可以防止紫外线辐射对皮肤细胞 DNA 的破坏而出现光老化。

黑素细胞能分泌一种直径约为 500nm 的特殊细胞器——黑素体（melanosomes），是黑色素产生的主要部位。黑色素可分为褪黑色素（pheomelanin）和真黑色素（eumelanin）两大类，在皮肤色素代谢性疾病（包括黄褐斑、白癜风等）的病理生理学中起着关键作用。黑素细胞的数量在不同人种中通常保持相对恒定，当黑素体的数量、大小、组成和分布发生变化时将引起皮肤色素代谢异常。皮肤色素沉着过度是由黑素细胞中的黑素体或黑色素合成与角质形成细胞中的黑素体或黑色素降解之间的不平衡引起的。

在黑色素合成的调控中起关键作用的因素包括小眼畸形相关转录因子（MITF）和酪氨酸酶（tyrosinase，TYR），其中酪氨酸酶是黑色素合成中的关键酶。编码酪氨酸酶（黑色素生成的关键酶）和酪氨酸酶相关蛋白（TRPs）TRP-1 和 TRP-2 的基因通常参与由许多外源性因素和内源性因素诱导的色素代谢障碍。因此，抑制 TYR 活性是目前治疗皮肤色素代谢异常产品的内在分子机制。

黑色素的合成能起到皮肤光保护防御的作用，但过度的合成会引发色素性皮肤病，如雀斑、黄褐斑、日光性黑子等。因此，黑色素的合成与调控对皮肤健康和美容起到至关重要的作用。

2. 外泌体对色素代谢的调节　外泌体作为细胞间信息传递的载体，在皮肤色素代谢调节中也同样起着重要的作用，尤其是角质形成细胞分泌的外泌体。人体皮肤组织存在一个"表皮黑素单位"（epiderml-melanin unit），其是由一个表皮黑素细胞和其邻近约36 个角质形成细胞所组成的具有在结构和功能上有合作关系的小单位，在表皮黑素单位内角质形成细胞与黑素细胞的比例保持恒定，约为 36 ∶ 1。在黑素细胞内形成的黑素体，通过黑素细胞的树突向周围角质形成细胞输送，而角质形成细胞则将其接收并转运，并随角质形成细胞的分化成熟而成熟，成为肉眼可见的色素。有活性的表皮黑素单位的数目在不同部位显著不同，构成了人体皮肤不同部位的色素差异。

皮肤色素代谢取决于这个"表皮色素单位"，角质形成细胞通过外泌体 miRNA 与表皮黑素单位中的黑素细胞发生相互作用。角质形成细胞分泌的外泌体携带不同的膜蛋白、可溶性因子和其他细胞质成分进入黑素细胞，其中的 miR-330-5p 和 miR-675 可分别通过调节 TYR 和 MITF 的表达来调控黑色素含量，也可通过控制基因表达来调节皮肤色素代谢，外泌体的数量对皮肤色素调节也具有影响作用（图 7-4）。有研究表明，角质形成细胞来源的外泌体 miR-200c 可能是治疗白癜风的潜在靶点。

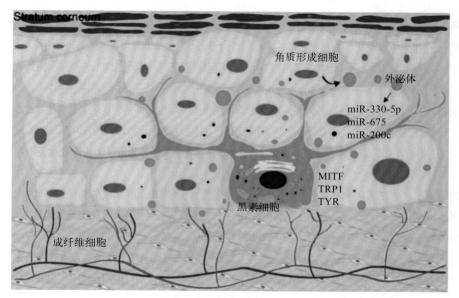

图 7-4　角质形成细胞来源的外泌体调控黑色素的合成与释放

MITF. 小眼畸形相关转录因子；TRP1. 酪氨酸酶相关蛋白 -1；TYR. 酪氨酸酶

除了角质细胞来源的外泌体外，不同细胞来源的外泌体对皮肤均有调节作用。一项研究表明，源自神经干细胞的条件培养基中的外泌体及其他细胞外囊泡可能直接或间接参与抑制黑色素合成途径。神经干细胞来源的条件培养基通过在黑色素瘤细胞系中触发 DKK1 上调以及随后下调 MITF 和黑色素生成酶的表达来抑制 Wnt/β-catenin 信号通路，从而增加色素的褪除。脂肪干细胞条件培养基中的生物活性分子通过下调 TYR、TRP-1 和 TRP-2 来负向调节黑色素合成。研究表明 ASC-CM 的色素沉着抑制作用是由 TGF-β1 介导的，与 MITF 无关。来自人脐带血的 CM 的分泌因子通过激活 ERK 诱导 MITF 降解，显著抑制黑色素合成。

除了上述功能性外泌体的条件培养基外，外泌体还可通过改变基因表达和酶活性来选择性地携带特定 miRNA 靶向黑素细胞，从而调节色素沉着。研究表明，人羊膜干细胞衍生的外泌体中携带的 miR-181a-5p 和 miR-199a 分别通过降低 MITF、TRP1 和酪氨酸酶的表达来抑制黑色素生成和激活自噬以促进黑素体降解，从而起到抗色素沉着的作用。

外泌体作为色素从黑素细胞转移至角质形成细胞的载体，在黑素细胞色素沉着中起着关键作用，且外泌体携带的 miRNA 是其参与皮肤色素代谢调节过程中重要的调节因子。外泌体中所含有的物质（尤其是 miRNA）极有可能反映色素性皮肤病（黄褐斑等）的发病机制或皮肤状态的调控机制。这一观点为皮肤色素沉着调节研究开辟了新策略和方向，使得外泌体有望成为色素性皮肤病如黄褐斑的创新诊疗手段。

（二）促进创面愈合

皮肤创面愈合是一个复杂而精细的过程，大致可分为 3 个阶段：炎症期、增殖期和重塑期，在这个过程中，皮肤干细胞和真皮中的巨噬细胞、成纤维细胞、肌成纤维细胞分泌各种细胞介质和外泌体。目前在医美领域研究较多的是来自诱导多能干细胞（iPSCs）和间充质干细胞（MSC）的外泌体在创面愈合 3 个方面的作用机制。

在炎症期，间充质干细胞来源的外泌体可促进受体巨噬细胞向抗炎 M2 表型转变。它们还能调节 B 淋巴细胞的活化、分化和增殖，并能抑制 T 淋巴细胞的增殖。此外，间充质干细胞衍生的外泌体可以将活化的 T 淋巴细胞转化为 T 调节表型，从而发挥免疫抑制作用。有研究报道，用脂多糖预处理间充质干细胞释放富含 microRNA let-7b 的外泌体，当内化时，let-7b 可以通过抑制 TLR4/NF-κB 通路和激活 STAT3/AKT 通路调节巨噬细胞极化。

在增殖期，干细胞外泌体可以改善皮肤细胞（如成纤维细胞和角质形成细胞）的迁移和增殖。此前有报道，来自脂肪源间充质干细胞的外泌体可以加速真皮成纤维细胞和角质形成细胞的迁移和增殖，并激活 AKT 通路。

在重塑期，干细胞外泌体可以通过控制肌成纤维细胞的细胞外基质沉淀及分化，减少过度瘢痕的形成。研究表明，羊膜干细胞外泌体也可以通过控制细胞外基质的沉积来减少瘢痕，部分原因可能是通过刺激基质金属蛋白酶 -1（MMP-1）实现的。此外，脐带干细胞外泌体在小鼠模型中通过抑制 TGF-β/SMAD2 途径抑制肌成纤维细胞的分化。这些外泌体内容物中含有的 microRNAs 可能是造成肌成纤维细胞分化的重要原因。来源自人类诱导多能干细胞衍生的间充质干细胞的外泌体（iPSC-MSCs-exos）可以促进上皮再形成和血管生成，促进胶原蛋白成熟，并减少瘢痕宽度。脐带来源 MSC 的外泌体（uMSC-exos）富含多种特定 microRNA，可以通过干扰 TGF-β2/SMAD2 通路来抑制肌成纤维细胞分化和过度聚集，从而减少过度纤维化和瘢痕形成。ADSC-exos 在小鼠模型中可以通过抑制胶原蛋白表达以减少后期瘢痕的形成并促进 ECM 重塑和无瘢痕修复，尤其将生物活性 ADSC-exos 结合到多功能敷料（如多功能 FEP 支架敷料）中，其抑制瘢痕形成和在愈合组织中产生皮肤附属物的功效更为显著。ADSC、iPSC 和其他多种 MSC 来源的外泌体可以通过调节成纤维细胞的功能以及胶原蛋白的沉积或排列，减少创面瘢痕形成。多种干细胞来源的外泌体都被证实具有促进修复和抑制瘢痕增生的作用，具有巨大的治疗潜能和临床应用价值。

（三）干预皮肤老化机制

皮肤衰老是一个复杂的、多因素综合作用的过程，无论是自然老化还是光老化，共同的主要特征是对细胞外基质中胶原纤维和弹性纤维的持续性损伤。真皮成纤维细胞（HDF）、细胞外基质（ECM）和基质金属酶（MMPs）是皮肤衰老过程中的重要指标。真皮成纤维细胞（HDF）主要合成胶原蛋白和弹性蛋白，在 ECM 中对维持皮肤弹性和饱满度起重要作用。而 MMP 则是一种高表达后能加速分解胶原蛋白的酶。在皮肤衰老的过程中，老化的 HDF 的数量及其增殖能力会发生改变，导致胶原蛋白合成减少和修复受阻，同时 MMP 高表达并加速降解现有真皮 ECM 中的蛋白质，从而导致皮肤失去弹性、产生皱纹或其他皮肤衰老现象。

干细胞外泌体中携带的各种因子如 3D-HDF-exos 可通过上调 TGF-β 增加 I 型胶原蛋白的生物合成，并抑制 MMP-1 表达，改善炎症和皮肤老化。胚胎干细胞来源的外泌体可通过 TGF-β 受体 2 通路逆转 HDF 衰老，提示具有抗皮肤衰老的疗效。iPSC-exos 可通过降低 MMP-1/3 的表达并恢复 I 型胶原蛋白表达从而改善光老化 HDF 的基因型和表型变化。由此可见，外泌体在皮肤抗衰老领域也有着不可估量的应用前景。

鉴于外泌体在皮肤生理病理过程中都起着重要的作用，在皮肤美容领域的研究应用已成为业界关注的主要热点。来自干细胞尤其是 MSCs 的外泌体具有免疫原性低的特点，相较于现有其他皮肤美容手段也可能更具潜力和安全性。尽管目前外泌体的产业化批量生产还存在分离流程相对烦琐和成本方面的局限，但可预言，像脂质体和其他细胞衍生产品一样，干细胞外泌体技术在突破现有技术瓶颈后将在皮肤美容领域发挥极大的潜能，引领未来皮肤美容的发展方向。

四、外泌体在皮肤美容方面的应用

目前国内一些产学研相结合的高科技集团，聚焦再生医学健康美容领域，基于组织工程技术及干细胞技术，对外泌体的转化应用进行了大量规范化的研究，首先解决了外泌体的提取、鉴定及活性保存等技术问题，突破了外泌体技术的应用瓶颈，实现了干细胞外泌体技术在医疗美容领域的转化，引领皮肤美容的发展方向。

1. 在提取技术方面，已申请专利的 UFTexo 超纯外泌体提取方法主要通过无血清培养，收集培养上清液，梯度离心除去细胞或细胞碎片，再离心所得的培养上清液由滤器过滤，获取外泌体。通过密度梯度离心与超滤在不同工艺条件下的有机结合，得到分离出纯度高、活性外泌体的专利方法。

2. 在鉴定方面，据国际细胞外囊泡学会在 2014 年的提议，对于分离获得的外泌体需要从 3 个层面进行鉴定：透射电子显微镜（transmission electron microscope，TEM）形态学鉴定、纳米颗粒跟踪分析（nanoparticle tracking analysis，nanosight）、蛋白标志物鉴定。TEM 鉴定外泌体形态，双层囊膜结构是外泌体重要标志之一，透射电子显微镜分辨率为 0.1 ～ 0.2nm，适合外泌体双层囊膜超微结构观察，可观测样本中是否存在外泌体样结构（通常为茶托形或一侧凹陷的半球形），同时可测量外泌体大小。Nanosight 粒径分析样品中外泌体的粒径分布和颗粒浓度。Western Blot（WB）鉴定外泌体蛋白标志物。外泌体膜上富含参与外泌体运输的四跨膜蛋白家族（CD63、CD81和CD9））、热休克蛋白家族（HSP60、HSP70、HSPA5、CCT2和HSP90），以及一些细胞特异性的蛋白，包括A33（结肠上皮细胞来源）、MHC-Ⅱ（抗原提呈细胞来源）、CD86（抗原提呈细胞来源）及乳凝集素（不成熟的树突状细胞）。其中CD63、CD9、CD81和TSG101、HSP70、ALIX等，是最常用到的细胞外囊泡标志物。UFTexo超纯外泌体从物理特征到表面分子标志物多角度进行鉴定。

3. 在活性保存方面，实验室中常规的外泌体存储条件一般是4℃、－20℃、－80℃。在一项研究中，研究者评估了储存在4℃、－20℃和－80℃下长达28天的外泌体的稳定性，并将其与新鲜的外泌体进行比较。研究发现，与新鲜分离的外泌体相比，不同的存储温度和存储时间会影响外泌体的稳定性、大小分布和颗粒数量，并影响外泌体的细胞吸收和生物分布。对于功能性研究，根据研究设计建议对新鲜分离的外泌体进行立刻分析或在4℃或－20℃下短期保存后使用。但是，对于长期保存、用于治疗的外泌体，－80℃存储条件将是更可取的。如无冷链运输，目前大多的外泌体产品会采用冻干技术进行保存。UFTexo超纯外泌体通过冻干技术进行保存，专利CN201811072844.1《一种外泌体冻干粉的制备方法及其应用》所得外泌体冻干粉蛋白活性可以保持90%以上，可冷藏或室温保存1～2年。

外泌体安全性与来源的细胞密切相关，UFTexo超纯外泌体来源于脐带间充质干细胞MSCs。外泌体在早期的内体中产生，存储在多囊泡体（MVB）中，然后与质膜融合并释放外泌体到细胞外空间。保证外泌体的安全必须确保细胞的安全性，需要从细胞来源的原材料、细胞培养及细胞质量方面制定质量标准。从目前研究进展来看，间充质干细胞用于疾病的治疗安全性比较高。从目前来看，间充质干细胞来源的外泌体治疗疾病无排斥反应。

在临床应用方面，外泌体与某些功效性产品进行复配，可以使疗效在作用过程中起到递增与加强。外泌体和复配肌肽类，可有效清除自由基、防止蛋白质类成分的氧化，从而增强抗衰功效。外泌体复配寡肽，通过促进表皮再生并刺激Ⅰ型和Ⅲ型胶原蛋白的合成，可促进皮肤屏障的修复，用于光电术后、晒后皮肤修复，以及敏感性皮肤的治疗。外泌体复配谷胱甘肽，则可通过抑制黑色素来加强皮肤美白功效，适用于暗沉皮肤、痘印、光电后色素沉着等皮肤问题。外泌体复配壬二酸的衍生物壬二酰二甘氨酸钾，通过抑制角质形成细胞增殖和加速毛孔角栓溶解，适用于闭合性粉刺、炎性痤疮、皮脂腺分泌过多、毛孔粗大等问题皮肤。

五、干细胞活性素在黄褐斑治疗中的应用

皮肤细胞活性素是表皮干细胞在分化增殖过程中分泌的一系列具有修复细胞功能和营养细胞为主的生物活性物的总称。它包括但不限于200多种活性生长因子和178种小分子胶原蛋白、蛋白多肽、磷脂、多糖、氨基酸、核苷酸、维生素与微量元素等，因其成分像黄金般珍贵，故称为皮肤干细胞活性素。

干细胞活性素来源于手术切除的健康上皮组织，使用细胞提纯过滤器过滤上皮细胞，

收集滤液。使用离心技术制取细胞悬液，再利用胶原快速贴附法纯化人表皮干细胞。将表皮干细胞接种在特定培养皿中，扩增 18 ～ 28 代后，收集培养上清液，利用酶降解技术分解细胞壁，消化细胞的抗原性，再将上清液用无菌过滤器过滤，合并每一代的滤液制得皮肤干细胞活性素。

干细胞活性素调节体内的各种代谢，抑制炎性的细胞因子，提升皮肤屏障功能并修复屏障。

皮肤干细胞活性素可以促进衰老细胞的更替，以降低皮肤中黑色素的含量；为细胞提供良好的营养环境，防止色素积聚；加快细胞增生，促进血液循环，使皮肤黑色素加快排出；修复皮肤屏障，减少促黑炎性因子；玻璃酸钠加强皮肤补水保湿；从而可以有效治疗黄褐斑。

（苑凯华　程　芳　李大铁）

参 考 文 献

[1] 陈旭，孔佩慧，DUVAL C, 等 . 使用体外重建皮肤模型研究真皮成纤维细胞对皮肤色素沉着的重要调节作用：皮肤光老化的影响 . 中华皮肤科杂志 , 2016, 49(10):758-760.

[2] 何黎，王朝风，正家翠，等 . 黄褐斑的临床分型及实验研究 . 中华医学美容杂志 , 1997, 3(2):72-74.

[3] 罗东辉，王侠生 . "表皮、黑素单元" 抑或 "表皮、真皮、黑素单元"？——对皮肤色斑形成机制的思考 . 中国医疗美容 , 2019, 9(7):113-116.

[4] 罗东辉，王侠生 . 美塑疗法治疗黄褐斑的临床应用及作用机制探讨 . 中国美容整形外科杂志 , 2019, 30(10):605-607.

[5] 潘妍 . 生物转化提取燕麦 β- 葡聚糖及其化妆品功效研究 . 北京：北京工商大学 , 2010.

[6] 钱雯，骆丹，周炳荣 . 肌肤抗衰老机制的研究进展 . 实用皮肤病学杂志 , 2018, 11(6):360-363.

[7] 琼·卡拉瑟斯，阿拉斯泰尔·卡拉瑟斯 . 软组织填充剂与医学美容：美容皮肤科实用技术 . 刘秉慈译 . 北京：人民军医出版社 , 2007:35.

[8] 施伟伟，程佳伟，范向华，等 . 纳米微针联合 C6 大光斑低能量激光治疗老年黄褐斑的疗效及安全性 . 中国老年学杂志 , 2021, 41(15):3247-3249.

[9] 陶艳玲，苗颖颖，吴婷妍，等 . 纳米微针对人皮肤屏障功能及红斑的影响 . 中国中西医结合皮肤性病学杂志 , 2017, 16(1):11-15.

[10] 王银娟 . 黄褐斑相关发病机制研究 . 昆明：昆明医科大学 , 2014.

[11] 吴亭妍，周炳荣，易飞，等 . 纳米微针导入 0.5% 氨甲环酸溶液对中国女性面部皮肤暗沉的疗效研究 . 中国美容医学 , 2016, 25(9):87-90.

[12] 尹璐，王恩波，富彦财，等 . 纳晶微针的促渗透作用及安全性实验研究 . 临床军医杂志 , 2015, 43(4):339-341.

[13] 张镜如，乔健天 . 生理学 . 4 版 . 北京：人民卫生出版社 , 1998:132-133.

[14] 赵欣研，田燕，汪黎，等 . 急性皮肤屏障损伤修复过程中各项生理物理参数的变化规律及 LED 红光对其干预作用的评价 . 中国美容医学 , 2015, 24(13): 45-51.

[15] 郑静楠，陈华兵 . 不锈钢微针经皮给药的研究 . 中国新药杂志 , 2007, 16(11):877-880.

[16] 周春霞，周利丹，卢伊娜 . 棕榈酰寡肽组合物延缓皮肤衰老的功效研究 . 日用化学工业 , 2020, 50(4):263-268.

[17] 格哈德·萨特尔 . 美容美塑图谱：活性物质、剂量、用法 . 田艳丽，付俊，译 . 沈阳：辽宁科学技术

出版社 , 2018:15-21.

[18] Aggar ALP, Johnston CR. Geometrical effects in mechanical characterizing of microneedle for biomedical applications. Sens Actuators B Chem, 2004, 102(2): 226-234.

[19] Alvarez-Erviti L, Seow Y, Yin H, et al. Delivery of siRNA to the mouse brain by systemic injection of targeted exosomes. Nat Biotechnol, 2011, 29(4): 341-345.

[20] Amin SP, Phelps RG, Goldberg DJ. Mesotherapy for facial skin rejuvenation:aclinical, histologic, and electron microscopic evaluation.Dermatol Surg, 2006, 32(12):1467-1472.

[21] Bae YU, Son Y, Kim CH, et al. Embryonic stem cell-derived mmu-miR-291a-3p inhibits cellular senescence in human dermal fibroblasts through the TGF-β receptor 2 pathway. J Gerontol A Biol Sci Med Sci, 2019, 74(9): 1359-1367.

[22] Bakhshian NA, Hutcheson JD, Aikawa E. Extracellular Vesicles As Mediators of Cardiovascular Calcification. Front Cardiovasc Med, 2017, 4: 78.

[23] Barile L, Vassalli G. Exosomes: Therapy delivery tools and biomarkers of diseases. Pharmacol Ther, 2017, 174: 63-78.

[24] Betzer O, Barnoy E, Sadan T, et al. Advances in imaging strategies for in vivo tracking of exosomes. Wiley Interdiscip Rev Nanomed Nanobiotechnol, 2020, 12(2): e1594.

[25] Bianchi E, Doe B, Goulding D, et al. Juno is the egg Izumo receptor and is essential for mammalian fertilization. Nature, 2014, 508(7497): 483-487.

[26] Biedron R, Ciszek M, Tokarczyk M, et al. 1-Methylnicotinamide and nicotinamide: two related anti-inflammatory agents that differentially affect the functions of activated macrophages. Arch Immunol Ther Exp(Warsz), 2008, 56(2):127-134.

[27] Caffarelsalvador E, Donnelly RF. Transdermal drug delivery mediated by microneedle arrays: innovations and barriers to success. Curr Pharm Des, 2016, 22(9):1105-1117.

[28] Carrithers MD, Lerner MR. Synthesis and characterization of bivalent peptide ligands targeted to G-protein-coupled receptors. Chem Biol, 1996, 3(7):537-542.

[29] Chen J, Qiu Y, Zhang S, et al. Dissolving microneedle-based intradermal delivery of interferon-α-2b. Drug Dev Ind Pharm, 2016, 42: 890-896.

[30] Choi EW, Seo MK, Woo EY, et al. Exosomes from human adipose-derived stem cells promote proliferation and migration of skin fibroblasts. Exp Dermatol, 2018, 27(10): 1170-1172.

[31] Conlan RS, Pisano S, Oliveira MI, et al. Exosomes as reconfigurable therapeutic systems. Trends in molecular medicine, 2017, 23(7): 636-650.

[32] Bino SD, Duval C, Bernerd F. Clinical and biological characterization of skin pigmentation diversity and its consequences on UV impact. Int J Mol Sci, 2018, 19(9):2668.

[33] Deng Y, Chen J, Zhao Y, et al. Transdermal delivery of siRNA through microneedle array. Sci Rep, 2016, 6:21422.

[34] Dohan DM, Choukroun J, Diss A, et al. Platelet-rich fibrin(PRF):a second-generation platelet concentrate.Part I:technological concepts and evolution.Oral Surg Oral Med Oral Pathol Oral Radiol Endod, 2006, 101(3):e37-e44.

[35] Donald GP, Mark FP. Concise review: MSC-derived exosomes for cell-free therapy. Stem Cells, 2017, 35(4):851-858.

[36] Ebrahimi B, Naeini FF. Topical tranexamic acid as a promising treatment for melasma. J Res Med Sci, 2014, 19(8): 753-757.

[37] Fang S, Xu C, Zhang YT, et al. Umbilical cord-derived mesenchymal stem cell-derived exosomal microRNAs suppress myofibroblast differentiation by inhibiting the transforming growth factor-β/

SMAD2 pathway during wound healing. Stem Cells Transl Med, 2016, 5(10): 1425-1439.

[38] Fluhr JW, Akengin A. Additive impairment of the barrier function by mechanical irritation, occlusion and sodium lauryl sulphate in vivo. Br J Dermatol, 2005, 153(1):125-131.

[39] Gurunathan S, Kang MH, Jeyaraj M, et al. Review of the isolation, characterization, biological function, and multifarious therapeutic approaches of exosomes. Cells, 2019, 8(4):307.

[40] Ha DH, Kim HK, Lee J, et al. Mesenchymal stem/stromal cell-derived exosomes for immunomodulatory therapeutics and skin regeneration. Cells, 2020, 9(5):1157.

[41] Hakozaki T, Minwalla L, Zhuang J, et al. The effect of niacinamide on reducing cutaneous pigmentation and suppression of melanosome transfer. Br J Dermatol, 2002, 147(1):20-31.

[42] Han TY, Park KY, Ahn JY, et al. Facial skin barrier function recovery after microneedle transdermal delivery treatment. Dermatol Surg, 2012, 38(11):1816-1822.

[43] Honda H, Tamai N, Naka N, et al. Bone tissue engineering with bone marrow-derived stromal cells integrated with concentrated growth factor in Rattus norvegicus calvaria defect model.JArtif Organs, 2013, 16(3):305-315.

[44] Hu SQ, Li ZH, Cores J, et al. Needle-free injection of exosomes derived from human dermal fibroblast spheroids ameliorates skin photoaging. ACS Nano, 2019, 13(10): 11273-11282.

[45] Hushcha Y, Blo I, Oton-Gonzalez L, et al. microRNAs in the regulation of Melanogenesis. Int J Mol Sci, 2021, 22(11):6104.

[46] Hwang I, Hong S. Neural stem cells and its derivatives as a new material for melanin inhibition. Int J Mol Sci, 2017, 19(1):36.

[47] Jeon BJ, Kim DW, Kim MS, et al. Protective effects of adipose-derived stem cells against UVB-induced skin pigmentation. J Plast Surg Hand Surg, 2016, 50(6): 336-342.

[48] Jeon G, Kim C, Cho UM, et al. Melanin-decolorizing activity of antioxidant enzymes, glutathione peroxidase, thiol peroxidase, and catalase. Molecular Biotechnolog, 2021, 63:150-155.

[49] Johnstone RM, Adam M, Hammond JR, et al.Vesicle formation during reticulocyte maturation. Association of plasma membrane activities with released vesicles(exosomes). J Biol Chem, 1987, 262(19):9412-9420.

[50] Kalluri R, LeBleu VS. The biology, function, and biomedical applications of exosomes. Science, 2020, 367(6478).

[51] Kamerkar S, Lebleu VS, Sugimoto H, et al. Exosomes facilitate therapeutic targeting of oncogenic KRAS in pancreatic cancer. Nature, 2017, 546(7659): 498-503.

[52] Kaur S, Singh SP, Elkahloun AG, et al. Cd47-dependent immu- nomodulatory and angiogenic activities of extracellular vesicles produced by T cells. Matrix Biol, 2014, 37: 49-59.

[53] Kawase T. Platelet-rich plasma and its derivatives as promising bioactive materials for regenerative medicine:basic principles and concepts underlying recent advances.Odontology, 2015, 103(2):126-135.

[54] Kim EJ, Park HY, Yaar M, et al. Modulation of vascular endothelial growth factor receptors in melanocytes. Exp Dermatol, 2005, 14(8):625-633.

[55] Kim JM, Sohn DS, Bae MS, et al. Flapless transcrestal sinus augmentation using hydrodynamic piezoelectric internal sinuselevation with autologous concentrated growth factors alone. Implant Dent, 2014, 23(2):168-174.

[56] Kim MS, Bang SH, Kim JH, et al. Tranexamic acid diminishes laser-induced melanogenesis. Ann Dermatol, 2015, 27(3): 250-256.

[57] Lacarrubba F, Tedeschi A, Nardone B, et al. Mesotherapy for skin rejuvenation: assessment of the sub-epidermal low-echogenic band by ultrasound evaluation with cross-sectional B-mode scanning.Dermatol Ther, 2008, 21(3):S1-S5.

[58] Lee AY. Recent progress in melasma pathogenesis. Pigment Cell Melanoma Res, 2015, 28(6):648-660.

[59] Lee CH, Chuang HY, Shih CC, et al. Transepidermal water loss, serum IgE and β-endorphin as important and independent biological markers for development of itch intensity in atopic dermatitis. Br J Dermatol, 2006, 154(6):1100-1107.

[60] Lee YM, Hirota S, Jippo-Kanemoto T, et al. Inhibition of histamine synthesis by glycyrrhetinic acid in mast cells cocultured with Swiss 3T3 fibroblasts. Int Arch Allergy Immunol, 1996, 110(3):272-277.

[61] Lin JY, Fisher DE. Melanocyte biology and skin pigmentation. Nature, 2007, 445(7130): 843-850.

[62] Liu SY, Chen X, Bao LL, et al. Treatment of infarcted heart tissue via the capture and local delivery of circulating exosomes through antibody-conjugated magnetic nanoparticles. Nat Biomed Eng, 2020, 4(11):1063-1075.

[63] Liu Y, Xue LL, Gao H, et al. Exosomal miRNA derived from keratinocytes regulates pigmentation in melanocytes. Journal of dermatological science, 2019, 93(3): 159-167.

[64] Lo Cicero A, Delevoye C, Gilles-Marsens F, et al. Exosomes released by keratinocytes modulate melanocyte pigmentation. Nature communications, 2015, 6: 7506.

[65] Lötvall J, Hill AF, Hochbery F, et al. Minimal experimental requirements for definition of extracellular vesicles and their functions: a position statement from the International Society for Extracellular Vesicles. J Extracell Vesicles, 2014, 3: 26913.

[66] McBride JD, Aickara D, Badiavas E. Exosomes in cutaneous biology and dermatologic disease. Exosomes, 2020: 239-255.

[67] Mirza R, Maani N, Liu C, et al. A randomized, controlled, double-blind study of the effect of wearing coated pH 5.5 latex gloves compared with standard powder-free latex gloves on skin pH, transepidermal water loss and skin irritation. Contact Dermatitis, 2006, 55(1):20-25.

[68] Na JI, Choi SY, Yang SH, et al. Effect of tranexamic acid on melasma: a clinical trial with histological evaluation. J Eur Acad Dermatol Venereol, 2013, 27(8):1035-1039.

[69] Nakazawa H, Ohta N, Hatta I. A possible regulation mechanism of water content in human stratum corneum via intercellular lipid matrix. Chemistry and Physics of Lipids, 2012, 165(2):238-243.

[70] Nalwa HS. A special issue on reviews in nanomedicine, drug delivery and vaccine development. J Biomed Nanotechnol, 2014, 10(9):1635-1640.

[71] Ogawa M, Udono M, Teruya K, et al. Exosomes Derived from Fisetin-Treated Keratinocytes Mediate Hair Growth Promotion. Nutrients, 2021, 13(6):2087. Published 2021 Jun 18.

[72] Oh M, Lee J, Kim YJ, et al. Exosomes derived from human induced pluripotent stem cells ameliorate the aging of skin fibroblasts. Int J Mol Sci, 2018, 19(6):1715.

[73] Ohno S, Takanashi M, Sudo K, et al. Systemically injected exosomes targeted to EGFR deliver antitumor microRNA to breast cancer cells. Mol Ther, 2013, 21(1):185-191.

[74] Oryan A, Alidadi S, Moshiri A. Platelet-rich plasma for bone healing and regeneration.Expert Opin Biol Ther, 2016, 16(2):213-232.

[75] Pal US, Mohammad S, Singh RK, et al. Platelet-rich growth factor in oral and maxillofacial surgery. Natl J Maxillofac Surg, 2012, 3(2):118-123.

[76] Pan BT, Johnstone RM, et al. Fate of the transferrin receptor during maturation of sheep reticulocytes in vitro: selective externalization of the receptor. Cell, 1983, 33(3):967-978.

[77] Pegtel DM, Gould SJ. Exosomes. Annu Rev Biochem, 2019, 88:487-514.

[78] Pickart L, Margolina A. Regenerative and protective actions of the GHK-Cu peptide in the light of the new gene data. Int J Mol Sci, 2018, 19(7):1987.

[79] Prikhnenko S. Polycomponent mesotherapy formulations for the treatment of skin aging and improvement of skin quality. Clin Cosmet Investig Dermatol, 2015, 8:151-157.

[80] Rana S, Zöller M. Exosome target cell selection and the importance of exosomal tetraspanins: a hypothesis. Biochem Soc Trans, 2011, 39: 559-562.

[81] Rejinold NS, Shin JH, Seok HY, et al. Biomedical applications of microneedles in therapeutics: recent advancements and implications in drug delivery. Expert Opin Drug Deliv, 2016, 13(1):109-131.

[82] Renny JS, Lindy McC, Lesley ER, et al. PGE2 is a UVR-inducible autocrine factor for human melanocytes that stimulates tyrosinase activation. John Wiley &Sons A/S, Experimental Dermatology, 2010, 19: 682-684.

[83] Saunderson SC, Dunn AC, Crocker PR, et al. Cd169 mediates the capture of exosomes in spleen and lymph node. Blood, 2014, 123:208-216.

[84] Seo KY, Kim DH, Lee SE, et al. Skin rejuvenation by microneedle fractional radiofrequency and a human stem cell conditioned medium in Asian skin: a randomized controlled investigator blinded split-face study. J Cosmet Laser Ther, 2013, 15(1):25-33.

[85] Shen X, Song SH, Chen N, et al. Stem cell-derived exosomes: A supernova in cosmetic dermatology. J Cosmet Dermatol, 2021, 20(12): 3812-3817.

[86] Shi A, Li JL, Qiu XY, et al. TGF-β loaded exosome enhances ischemic wound healing in vitro and in vivo. Theranostics, 2021, 11(13):6616-6631.

[87] You S, Liu SB, Dong XJ, et al. Intravaginal administration of human type Ⅲ collagen-derived biomaterial with high cell-adhesion activity to treat vaginal atrophy in rats. ACS Biomater Sci Eng, 2020, 6(4):1977-1988.

[88] Soares AR, Martins-Marques T, Ribeiro-Rodrigues T, et al. Gap junctional protein Cx43 is involved in the communication between extracellular vesicles and mammalian cells. Sci Rep, 2015, 5: 13243.

[89] Takano K, Hachiya A, Murase D, et al. Quantitative changes in the secretion of exosomes from keratinocytes homeostatically regulate skin pigmentation in a paracrine manner. J Dermatol, 2020, 47(3): 265-276.

[90] Teelucksingh S, Mackie AD, Burt D, et al. Potentiation of hydrocortisone activity in skin by glycyrrhetinic acid. Lancet, 1990, 335(8697):1060-1063.

[91] Van den Boorn JG, Schlee M, Coch C, et al. SiRNA delivery with exosome nanoparticles. Nat Biotechnol, 2011, 29: 325-326.

[92] Villarama CD, Maibach HI. Glutathione as a depigmenting agent: an overview. Int J Cosmet Sci, 2005, 27(3):147-153.

[93] Vlassov AV, Magdaleno S, Setterquist R, et al. Exosomes: current knowledge of their composition, biological functions, and diagnostic and therapeutic potentials. Biochim Biophys Acta, 2012, 1820(7): 940-948.

[94] Wang L, Hu L, Zhou X, et al. Exosomes secreted by human adipose mesenchymal stem cells promote scarless cutaneous repair by regulating extracellular matrix remodelling. Sci Rep, 2017, 7(1): 13321.

[95] Wang M, Wang CG, Chen M, et al. Efficient angiogenesis-based diabetic wound healing/skin reconstruction through bioactive antibacterial adhesive ultraviolet shielding nanodressing with exosome release. ACS Nano, 2019, 13(9): 10279-10293.

[96] Wang XY, Guan XH, Yu ZP, et al. Human amniotic stem cells-derived exosmal miR-181a-5p and miR-199a inhibit melanogenesis and promote melanosome degradation in skin hyperpigmentation, respectively. Stem Cell Res Ther, 2021, 12(1):501.

[97] Wang Y, Zhao RZ, Liu DB, et al. Exosomes Derived from miR-214-Enriched Bone Marrow-Derived Mesenchymal Stem Cells Regulate Oxidative Damage in Cardiac Stem Cells by Targeting CaMKII. Oxid Med Cell Longev, 2018, 2018:4971261.

[98] Whiteside TL. Exosomes and tumor-mediated immune suppression. The Journal of clinical investigation, 2016, 126(4): 1216-1623.

[99] Wiklander OPB, Nordin JZ, O'Loughlin A, et al. Extracellularvesicle in vivo biodistribution is determined by cell source, route of administration and targeting. J Extracell Vesicles, 2015, 4:26316.

[100] Williams S, Tamburic S, Stensvik H, et al. Changes in skin physiology and clinical appearance after microdroplet placement of hyaluronic acid in aging hands. J Cosmet Dermatol, 2009, 8(3):216-225.

[101] Wong PM, Yang L, Yang L, et al. New insight into the role of exosomes in vitiligo. Autoimmun Rev, 2020, 19(11): 102664.

[102] Wu JY, Li YJ, Hu XB, et al. Preservation of small extracellular vesicles for functional analysis and therapeutic applications: a comparative evaluation of storage conditions. Dury Delivery, 2021, 28(1):162-170.

[103] Wu SF, Shi HY, Wu H, et al. Treatment of melasma with oral administration of tranexamic acid. Aesthetic Plast Surg, 2012, 36(4): 964-970.

[104] Xiong M, Zhang Q, Hu W, et al. The novel mechanisms and applications of exosomes in dermatology and cutaneous medical aesthetics. Pharmacol Res, 2021, 166: 105490.

[105] Xu Y, Ma RY, Juliandri J, et al. Efficacy of functional microarray of microneedles combined with topical tranexamic acid for melasma: A randomized, self-controlled, split-face study. Medicine(Baltimore), 2017, 96(19):e6897.

[106] Yao Y, Cai J, Zhang P, et al. Adipose stromal vascular fraction gel grafting:a new method for tissue volumization and rejuvenation. Dermatol Surg, 2018, 44(10):1278-1286.

[107] Ye SJ, Hu KL. Research progress of exosomes as drug delivery systems in the treatment of brain diseases. Acta Pharm Sin, 2020, 55:1540-1548.

[108] Yoon S, Kovalenko A, Bogdanov K, et al.MLKL, the protein that mediates necroptosis, also regulates endosomal trafficking and extracellular vesicle generation. Immunity, 2017, 47(1):51-65, e7.

[109] Zhang C, Zhu ZL, Gao JX, et al. Plasma exosomal miR-375-3p regulates mitochondria-dependent keratinocyte apoptosis by targeting XIAP in severe drug-induced skin reactions. Sci Transl Med, 2020, 12(574):eaaw6142.

[110] Zhang JY, Guan JJ, Niu X, et al. Exosomes released from human induced pluripotent stem cells-derived MSCs facilitate cutaneous wound healing by promoting collagen synthesis and angiogenesis. J Transl Med, 2015, 13:49.

[111] Zhao CS, Wang DL, Wang X, et al. Down-regulation of exosomal miR-200c derived from keratinocytes in vitiligo lesions suppresses melanogenesis. J Cell Mol Med, 2020, 24(20):12164-12175.

[112] Zhou BT, Xu K, Zheng X, et al. Application of exosomes as liquid biopsy in clinical diagnosis. Signal Transduct Target Ther, 2020, 5(1):144.

[113] Zhu JW, Ni YJ, Tong XY, et al. Tranexamic acid inhibits angiogenesis and melanogenesis in vitro by targeting VEGF receptors. Int J Med Sci, 2020, 17:903-911.

第8章 黄褐斑的药物治疗

黄褐斑因其复杂的皮肤生理和病理变化使治疗变得比较顽固，而且由于屏障功能下降和日晒等原因的影响容易复发，所以治愈较困难。黄褐斑的治疗目的包括：减少黄褐斑的严重程度和皮损面积；改善美容缺陷及对心理、社会生活的影响；预防或减少黄褐斑的复发。

目前，黄褐斑的治疗多为联合治疗，包括药物治疗、化学剥脱术、激光和其他光声电技术等。传统的黄褐斑药物治疗方式是指外用药物和系统性用药（主要是口服）。外用药物包括氢醌霜、维甲酸霜、糖皮质激素类药膏或混合配方。一般来说，外用药也有诸多限制，且疗效有限。

第一节　外用药物治疗

由于黄褐斑的复杂性和易复发特点，到目前为止，外用药物治疗依然是黄褐斑的主要手段。

氢醌

氢醌又称对苯二酚，通过竞争性抑制酪氨酸酶，抑制 1-3，4- 二羟基苯丙氨酸转化为黑色素，是国际上常用于治疗黄褐斑的外用药。然而，氢醌具有明确的细胞毒性，长期大量地使用容易出现褐黄病，永久性的色素改变（包括色素脱失），甚至癌变。出于安全性考虑，国内允许使用的氢醌的药物最高浓度为 2%。

Kligman 和 Willis 发现，单独使用氢醌霜、地塞米松或维甲酸，都不能获得令人满意的疗效。但如果把它们复配在一起（5% 的氢醌，0.1% 的维甲酸，0.1% 的地塞米松），配制成水溶性乳膏，其疗效显著。有趣的是，单独外用地塞米松等糖皮质激素的制剂，会导致皮肤萎缩，然而复配了维甲酸后，则不会出现皮肤萎缩。其原因可能是维甲酸刺激皮肤的更替，并促进真皮合成更多的胶原蛋白。经过不断的改良，目前国际上常用的三联美白配方已优化为 4% 的氢醌、0.01% 的氟轻松、0.05% 的维甲酸（商品名 Tri-Luma），是目前美国 FDA 唯一批准的治疗黄褐斑的外用药（目前该药还没有在中国上市）。

一项研究表明，使用三联乳膏 8 周时，29% 的患者黄褐斑完全清除，77% 的患者黄褐斑清除或几乎清除。同样，另一项长期研究也取得了良好的结果，第 6 个月时患者的清除比率为 78% ～ 84%，第 12 个月时患者的清除比率为 81% ～ 94%。不良事件轻微，只发生在用药部位。总的来说，三联乳膏对治疗黄褐斑有效，且安全性高，不良事件发生率低。

第二节 系 统 治 疗

一、口服药物

（一）氨甲环酸

在黄褐斑的系统治疗中，氨甲环酸(tranexamic acid, TA)的应用最为广泛，研究也最多，是疗效最为明确的口服药物。然而，到目前为止，口服氨甲环酸治疗黄褐斑，仍是超适应证应用。氨甲环酸是赖氨酸的一种合成衍生物，一直以来用作止血、抗纤溶治疗。

1. 作用机制 氨甲环酸治疗黄褐斑的机制还未完全揭示，据相关报道，可能的作用机制如下。

（1）氨甲环酸抑制黑素细胞的活化。紫外线会诱导角质形成细胞上的纤溶酶原转化为纤溶酶，而氨甲环酸通过结合纤溶酶原上的赖氨酸残基，阻止其活化。纤溶酶一旦活化，就会刺激细胞膜上的花生四烯酸分解为前列腺素（PG）和白三烯（LT），包括 PGD2、PGE2、PGF2、LTB4，进而引发炎症。纤溶酶能促进黑素细胞生长因子、碱性成纤维细胞生长因子、干细胞生长因子的表达，从而促进黑色素生成。纤溶酶促进炎症介质如白细胞介素 -1α、白细胞介素 -1β、白细胞介素 -6、白细胞介素 -8 和肿瘤坏死因子（TNF），以及基质金属蛋白酶（MMP）2、MMP9、血管内皮生长因子的表达，从而引起黑素细胞的增生和活化。

（2）氨甲环酸抑制肥大细胞的功能，减少肥大细胞的数量。肥大细胞产生的类胰蛋白酶促进弹性纤维的合成，是造成日光弹性变性的罪魁祸首；类胰蛋白酶和 MMP 一起破坏基底膜带；肥大细胞促进真皮的血管新生；肥大细胞释放的组胺，在表皮可以直接促进黑色素的合成。

（3）氨甲环酸减少基底膜带的损伤。肥大细胞分泌的类胰蛋白酶和紫外线、炎症刺激产生的 MMP，分解胶原蛋白Ⅳ和Ⅵ，导致基底膜带损伤，黑素细胞和黑素颗粒就会由表皮进入真皮。而氨甲环酸抗炎、抑制肥大细胞的数量和功能，减少 MMP 的生成。

（4）氨甲环酸抑制血管新生。氨甲环酸抑制血管内皮生长因子（VEGF）、血管内皮素 ET-1、白细胞介素 -8，从而抑制血管生成。

（5）氨甲环酸竞争性地抑制酪氨酸酶。

（6）氨甲环酸有可能激活了自噬，从而抑制黑色素的合成。

2. 临床疗效 一项为期 6 个月的临床观察，使用方法为：每日口服氨甲环酸 500mg（分 2 次服），33% 的患者第 1 个月起效，另有 33% 的患者第 2 个月起效。6 个月的疗效显示为：优秀（10.8%，8/74），好转（54%，40/74），有效（31.1%，23/74），无效（4.1%，3/74）。6 个月以内的复发率为 9.5%。可喜的是，即使复发，再次开始氨甲环酸的疗程，依然有效。

3. **不良反应**　氨甲环酸用于止血的剂量是每日 3000mg，但用于黄褐斑和色素沉着的治疗剂量为每日 500 ～ 750mg。氨甲环酸是通过抗纤溶来达到止血目的，因此并没有影响人体的凝血机制。氨甲环酸口服治疗黄褐斑尚无引起心肌梗死、脑梗死、血栓的报道。口服氨甲环酸常见的不良反应有胃肠道反应（5.4%）、月经的改变（经量减少、经期缩短甚至闭经，8.1%）。没有其他严重不良反应的报道。

在一项更大规模（561 位黄褐斑患者）的回顾性研究中，大部分黄褐斑患者在治疗 2 个月时起效，4 个月的治疗结束后，89.3% 的患者症状有改善，10.0% 的患者无进展，0.4% 的患者症状加重。没有黄褐斑家族史的患者疗效更好（$P = 0.01$）。复发率为 27.2%。不良反应出现的概率是 7.1%。大部分患者的不良反应都是一过性的，有 1 例患者出现下肢深静脉血栓，但后来被诊断为先天性蛋白 S 缺乏症。

口服氨甲环酸治疗黄褐斑可以联合其他的口服药物，如还原型谷胱甘肽、维生素 C、维生素 E 或外用的美白制剂，如氢醌霜、三联美白药，或光声电的能量设备，都取得了很好的临床效果。

4. **用法用量**　建议口服氨甲环酸片每次 250mg，每日 2 次，饭后口服，避免胃肠道的刺激。女性避开月经期，如果口服 1 个月后发现月经量显著减少或闭经，则在下一次月经周期开始前 1 周停药。一般疗程为 3 ～ 6 个月。停药后，如果出现复发，可酌情开始下一个疗程。叠加谷胱甘肽片（3 粒，每日 2 次），维生素 C 片（0.1g，日 3 次）、维生素 E（每日 2 次）可以增加疗效。

（二）谷胱甘肽

药品成分名称"还原型谷胱甘肽"，是含有巯基 / 硫醇的三肽，由谷氨酸、半胱氨酸和甘氨酸组成。还原型谷胱甘肽可以调节人体氧化还原反应的平衡。其本身有很强的抗氧化特性，抑制自由基；可与酪氨酸酶上的含铜活性部位结合，抑制其活性；可以让真黑色素转换为褐黑色素。无论是每日 250mg，还是每日 500mg，都显示出提亮和均匀肤色的效果。用于皮肤美白的推荐剂量一般是：每次 300mg，每日 2 次，口服。

（三）脑垂体褪黑素

垂体褪黑素是由大脑松果体分泌的、调节睡眠节律的一种激素。垂体褪黑素能降低环磷酸腺苷的水平，下调 α 促黑素的表达，降低紫外线诱导的自由基。垂体褪黑素还有可能调节雌激素、孕激素的分泌，从而减少黑色素的合成。一项为期 120 天的试验表明，口服（3g/d）＋外用褪黑素（5%）可显著降低黄褐斑的 MASI 评分。然而，在外用的基础上增加口服的褪黑素，并没有提高疗效。

（四）碧萝芷

碧萝芷提取自法国海岸松树的松树皮，其含有单体酚类化合物（儿茶酚、表儿茶酚、紫杉醇）、羟基酸和浓缩的类黄酮（原花青素），具有抗炎、抗氧化的作用，能诱导 NO 的合成，抑制酪氨酸酶的活性，进而减少黑色素的生成。碧萝芷还能直接作用在血管内皮上，抑制 VEGF，后者能活化花生四烯酸，促进黑色素的合成。在一项单中心的随机对照双盲试验中，44 位志愿者被随机分为 2 组。一组口服碧萝芷 75mg/d，并涂抹三联美白膏（晚）和防晒霜（早）；另一组口服安慰剂，三联美白膏和防晒霜涂抹的方式相同。2 个月后，碧萝芷组 mMASI 下降 49%，而安慰剂组 mMASI 只下降 34%。

二、静脉给药

2007 年始，中国台湾省开始出现静脉"美白针"的治疗方案，很快就风靡某些亚洲国家。推荐的剂量是每次 500mg，每 2～4 周 1 次。配方中除氨甲环酸外，还含有维生素 C、B 族维生素、谷胱甘肽等。到目前为止，尚无发表的数据来显示这种"鸡尾酒"式静脉给药的有效性和安全性。

（李远宏　宋为民　苑凯华）

参 考 文 献

[1] Pratchyapruit W, Vashrangsi N, Sindhavananda J, et al. Instrumental analysis of the pattern of improvement and that of recurrence of melasma in Thai females treated with Kligman-Willis triple combination therapy: confirmation by using its two different formulae. Skin Res Technol, 2011, 2:226-233.

[2] Lima PB, Dias JAF, Esposito ACC, et al. French maritime pine bark extract (pycnogenol) in association with triple combination cream for the treatment of facial melasma in women: a double-blind, randomized, placebo-controlled trial. J Eur Acad Dermatol Venereol, 2021, 2:502-508.

[3] Torok HM. A comprehensive review of the long-term and short-term treatment of melasma with a triple combination cream. Am J Clin Dermatol, 2006, 4:223-230.

[4] Zhu JW, Ni YJ, Tong XY, et al. Tranexamic acid inhibits angiogenesis and melanogenesis in vitro by targeting VEGF receptors. Int J Med Sci, 2020, 17:903-911.

[5] Xing X, Xu Z, Chen L, et al. Tranexamic acid inhibits melanogenesis partially via stimulation of TGF-β1 expression in human epidermal keratinocytes. Exp Dermatol, 2022, 4:633-640.

[6] Kim JY, Kim J, Aan Y, et al. Autophagy induction can regulate skin pigmentation by causing melanosome degradation in keratinocytes and melanocytes. Pigment Cell Melanoma Res, 2020, 33(3): 403-415.

[7] Wu SF, Shi HY, Wu H, et al. Treatment of melasma with oral administration of tranexamic acid. Aesthet Plast Surg, 2012, 36(4):964-970.

[8] Lee HC, Thng TG, Goh CL. Oral tranexamic acid in the treatment of melasma: A retrospective analysis. J American Academy Dermatology, 2016, 75: 385-392.

[9] Sitohang IBS, Ninditya S. Systemic glutathione as a skin-whitening agent in adult. Dermatol Res Pract, 2022: 8547960.

[10] Sarkar R, Devadasan S, Choubey V, et al. Melatonin and oxidative stress in melasma - an unexplored territory; a prospective study. Int J Dermatol, 2020, 5:572-575.

[11] Lima PB, Dias JAF, Esposito ACC, et al. French maritime pine bark extract (pycnogenol) in association with triple combination cream for the treatment of facial melasma in women: a double-blind, randomized, placebo-controlled trial. J Eur Acad Dermatol Venereol, 2021, 2:502-508.

第 9 章

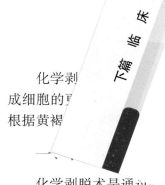

下篇 临床篇

浅层剥脱主要作用于表皮，而不穿透基底层……

并在真皮上部产生反应性炎症，通过……

IV型）和弹性纤维。它们可以通过直接杀死……

胞来源的细胞因子间接作用于真皮成纤……

白细胞介素 1（IL-1）的释放，尤其……

用都非常显著，仅能导致整个表皮更……

中层剥脱作用于真皮网状……

皮肤再生从毛囊上皮细胞开始……

深层剥脱可以去除表皮和……

固，临床观察为结痂。……

强烈的胶原蛋白和弹……

真皮再生，尤其……

而作用非常显……

脱；相反，……

脱来去除……

剥脱……

的……

化学剥……

成细胞的更……

根据黄褐……

化学剥脱术是通过化……

在剥脱治疗后使用局部医用护肤品……

不仅能重新恢复原有的皮肤结构，也能通过以……

二、化学剥脱术的分类

根据化学剥脱剂在皮肤中渗透的深度不同，可分成浅层剥脱（表皮 - 真皮……
中层剥脱（乳头状至真皮网状上层）、深层剥脱（真皮网状中层）3 种。其作用机制与化
学剥脱剂中含有的一种或多种活性物质相关（表 9-1），剥脱得越深，就可以实现越大的
变化，但出现不良反应的风险也更大。

表 9-1 按照作用深度对化学剥脱术进行分类

剥脱类型	活性物质	作用深度
浅层剥脱	α- 羟基酸（alpha hydroxy acids）：甘醇酸（来源于蔗糖）、乳酸（来源于牛奶）、苹果酸（来源于苹果）、柠檬酸（来源于柠檬或柑橘）、酒石酸（来源于葡萄）。其他具有较高的分子量酸，如扁桃酸和二苯基羟基乙酸（来源于甘醇酸） β- 羟基酸（beta hydroxy acids）：水杨酸 三氯乙酸（trichloroacetic）（10% ～ 35%） Jessner 溶液 维 A 酸	主要渗透至表皮层
中层剥脱	三氯乙酸（trichloroacetic）（35% ～ 50%） 丙酮酸（40% ～ 70%）	可渗透达真皮乳头层上部，能够实现真皮重塑
深层剥脱	三氯乙酸（> 50%） 苯酚 88%	可渗透达真皮网状层中部，能够实现广泛、长期的真皮重塑

膜。它们刺激表皮基底层的角质形成细胞

⋯⋯过激活成纤维细胞合成新胶原蛋白（Ⅰ型和

⋯⋯诱导成纤维细胞产生Ⅰ型胶原或通过角质形成细

⋯⋯维细胞合成胶原。据报道，甘醇酸可诱导表皮中

⋯⋯是在基底膜带的浓度特别高。极表浅剥脱剂通常作

⋯⋯生轻微的脱落，可在家中使用。

⋯⋯真皮乳头层，并可渗透至真皮网状层上部。在这种情况下，

⋯⋯治，产生新的表皮层并刺激胶原蛋白和弹性纤维的合成。

⋯⋯皮并渗透到真皮网状层中部。大多数这些剥脱会产生蛋白质凝

⋯⋯在这种情况下，表皮再生也是从毛囊上皮细胞发展而来，同时有

⋯⋯性蛋白合成，这种现象可以在进行剥离后持续数年。

⋯⋯角度来看，化学剥脱治疗的两个主要目的是：表皮的剥脱和再生，或

⋯⋯是细胞外基质（ECM）增加。每种剥脱剂最开始时都能作用于表皮，因

⋯⋯表浅。根据使用目的和使用方式不同，中层或深层剥脱剂也可用于浅层剥

⋯⋯浅层剥脱治疗的范围则非常有限。临床上可以通过对皮肤造成可控的化学剥

⋯⋯除不需要的黑色素并暂停黑素体的转移，从而有效治疗黄褐斑。一般来说，化学

⋯⋯术通常仅用于治疗表皮型和混合型的黄褐斑，当黄褐斑颜色较深且合并有其他真皮

⋯⋯色素性疾病时，如果采用化学剥脱术来治疗，有可能会导致不必要的并发症，如增生

性瘢痕和永久性色素脱失。

第二节　化学剥脱剂的分类和特点

尽管黄褐斑是化学剥脱术的主要适应证之一，但在使用前应充分了解患者的病史，并进行详细的皮肤病学检查，以便于确定患者的黄褐斑类型，这对于正确选择治疗患者并取得良好疗效是非常必要的。另外，治疗前的皮肤准备是一个非常重要的步骤，有助于获得更均匀的效果，从而获得更可预测的结果。所用酸的类型、载体、浓度、层数和接触时间是决定剥脱作用深度和可能出现的并发症的重要因素，皮肤科医师应充分了解化学剥脱剂的特性。

一、α-羟基酸

α-羟基酸（alpha hydroxy acids，AHAs），又俗称为"果酸"，是存在于多种天然水果当中的一类自然存在的无毒物质和相关化学物，于1974年由美国著名的皮肤科医师Dr. Van Scott（图9-1）和Dr. Rucy Yu（图9-2）首先在鱼鳞病（图9-3）的治疗中发表了第一篇关于"果酸可以调节角质化和角质层的片状剥脱"的科学论文，将果酸在皮肤疾病治疗和抗衰老上的显著疗效介绍给全球皮肤医学界，时至今日，果酸已是全球皮肤科医师在治疗以及居家保养上不可或缺的物品。

AHAs焕肤的优点是便于使用和出现并发症的风险较低，即使在深色皮肤中也是

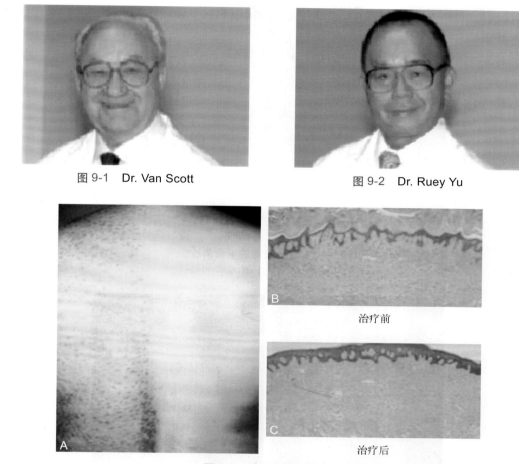

图 9-1　Dr. Van Scott

图 9-2　Dr. Ruey Yu

B

治疗前

C

治疗后

图 9-3　片状剥脱鱼鳞病

A. 鱼鳞病患者背部皮损；B. AHA 治疗前皮损病理表现；C. AHA 治疗后皮损病理表现

如此。AHAs 调节表皮的 pH 梯度，刺激表皮剥落和表皮再生。20% ～ 70% 的游离酸通常用于剥脱，它们通过减少角质细胞内聚力并增加颗粒层的厚度，可导致最外层角质层的分离脱落，最终可影响整个表皮溶解。人类皮肤活检的研究证实，当 AHAs 作为长期治疗方案的一部分来使用时，能刺激表皮中黏多糖和真皮乳头胶原的合成。而在小鼠的研究中，甘醇酸（glycolic acid，GA）诱导角质形成细胞释放白细胞介素 -1α（IL-1α），并呈浓度依赖性，IL-1α 促进成纤维细胞 MMP-1 的合成；金属蛋白酶分泌后，肽酶引起真皮基质的初始降解和随后的再生。临床效果不是由 AHA 的强度决定的，而是由配方中的 pH 决定的，其根据活性物质的浓度以及它们是（部分）中和还是缓冲进行调整。

　　AHAs 是应用最广泛的化学剥脱剂，且具有抗炎和抗氧化特性。此外，它们能通过刺激成纤维细胞来诱导真皮重塑。总结起来，AHAs 对皮肤的作用有以下几点：①降低皮肤表面的 pH；②通过松解角质细胞间桥粒，促进衰老角质剥脱，对角质堵塞、过度角化、角质层片状剥脱有显著作用（图 9-4）；③恢复致密的角质层（图 9-5）；④网状脊正常化（图 9-6）；⑤诱导细胞增殖（显著的颗粒层）；⑥减少细胞异型性（图 9-6）；⑦刺激真皮胶原纤维增生（图 9-7），增加表皮和真皮中的黏多糖（图 9-8）。

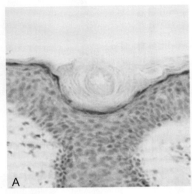

40%GA pH2.5   5min   10min

图 9-4　40% 甘醇酸促进毛囊角栓脱落

A. 40% 甘醇酸作用 5min；B. 40% 甘醇酸作用 10min

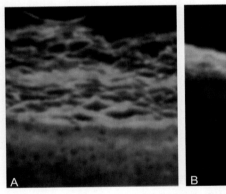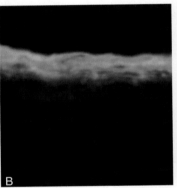

图 9-5　AHA 调节表皮角质形成细胞的排列

A. 使用前；B. 使用后

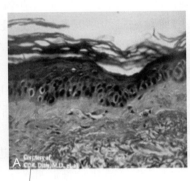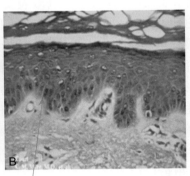

表皮变薄，皮肤各层细胞排列紊乱

表皮变厚，皮肤各层区分明显，表皮突延长增宽，细胞排列正常，无明显异型细胞

图 9-6　AHA 提升表皮的厚度

A. 使用前；B. 使用后

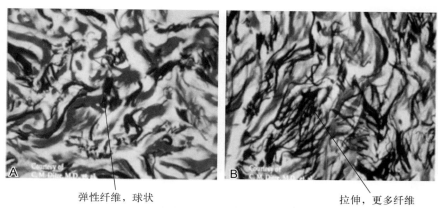

弹性纤维，球状　　　　　　　　　　　　　　拉伸，更多纤维

图 9-7　AHA 可以刺激真皮胶原纤维的生成

A. 治疗前真皮胶原纤维排列紊乱，弹性纤维卷曲成球状；B. 治疗后，真皮纤维伸长，增生产生更多的致密胶原纤维

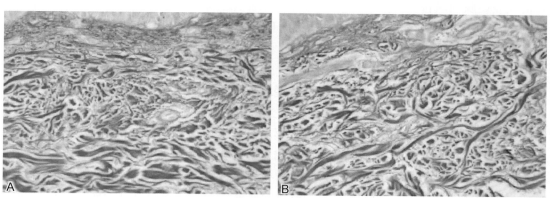

图 9-8　AHA 可以刺激真皮黏多糖的生成

A. AHA 治疗前；B. 20% 果酸治疗 3 个月后

　　就剥脱而言，甘醇酸（glycolic acid，GA）是浅表剥脱最常用的活性物质，无色透明，通常配制成溶液或凝胶。GA 焕肤的临床终点反应没有一个精确的标准，一般以患者的耐受度和皮肤反应（霜白反应）为主，治疗必须控制时间，需要通过弱碱性溶液中和来终止反应。GA 焕肤治疗过程中可通过选择不同浓度的制剂产生红斑及霜白反应来达到治疗效果。

　　对于黄褐斑皮损，GA 通常使用浓度为 20% ～ 70%，剂型为乳液或凝胶，待皮肤充分清洁后，将 GA 均匀涂于皮肤，并根据 GA 浓度和皮肤敏感性在皮肤上保持 1 ～ 5min。每次治疗间隔 2 ～ 3 周，4 ～ 6 次治疗为 1 个疗程。当皮肤开始变红时，用水和碳酸氢盐溶液中和，以阻止酸的继续作用。为了保持疗效，在每次剥脱间隔期间，可以涂抹浓度为 8% ～ 15% 的甘醇酸乳膏。虽然凝胶基质更适合敏感皮肤焕肤，但水溶液具有更高的游离酸生物利用度，并且在美容效果方面优于凝胶基质。GA 还可以与其他化合物结合使用，如对苯二酚、壬二酸和水杨酸。为了提高临床效果，GA 焕肤可与局部疗法相结合，如 10% 局部 GA、局部维生素 C、壬二酸或阿达帕林。

柠檬酸提取于柑橘类水果中，其在 α 和 β 位上各有一个羟基，兼具 α 羟基促进皮肤细胞更新和 β 羟基抗氧化的能力。柠檬酸长时间使用可增加表皮中硫酸软骨素，增强肌肤保水功能。同时柠檬酸能够有效抑制酪氨酸酶活性，因此柠檬酸常用于色素性疾病的治疗。

苦杏仁酸提取于杏仁，是 α- 羟基酸中少有的亲脂型 AHAs，可有效抑制毛囊皮脂腺油脂分泌，同时具有良好的抗菌抗炎能力，是炎症性皮肤疾病常用的一种制剂。

柠檬酸与苦杏仁酸配方中增加了两性羟基复合物，在保持游离酸生物利用度不变的情况下使 AHAs 进入皮肤后缓慢地释放，减少治疗时刺痛感，将舒适度与安全性、有效性更好地结合。临床中常与甘醇酸搭配使用，减轻甘醇酸刺激度的同时适应证更为广泛，患者接受度高。

乳酸（lactic acid，LA）也是一种常用的、很温和的酸，具有天然的保湿性，其作用机制与甘醇酸相似。乳酸作用于皮肤后形成乳酸盐，属于皮肤的天然保湿因子，具有很好的保湿作用。浓度高达 50% 的乳酸是一种非常浅表的剥脱剂，在复合酸焕肤中常与其他浅表焕肤剂联合使用。它能导致角质形成细胞之间的桥粒分解，并导致脱屑和促进黑色素分解。此外，它还可以增加胶原蛋白和糖胺聚糖的合成并抑制酪氨酸酶活性。

二、水杨酸

水杨酸（salicylic acid，SA）（也称为羟基苯甲酸）是一种 β- 羟基酸，是从杨树皮、柳树皮和桦树中提取出来的一种 β 羟基酸。当浓度为 3% ～ 5% 时，SA 可引起角质形成细胞膜破裂从而导致角质层分解和棘层松解。在色素增加性／色素沉着性病变中，由于角质层分离作用可看到皮损有所改善，因此 SA 可用于黄褐斑的治疗。同时，由于它具有亲脂性，因而对毛囊皮脂腺单位具有高亲和力，可以溶解皮脂。另外，水杨酸具有抗炎作用，因此能治疗炎症性皮肤问题。最新的研究表明，黄褐斑是有炎症介质参与的局部炎性反应，这也是水杨酸可用于治疗黄褐斑的机制之一。辛酰水杨酸（LHA）是从水杨酸衍生的一种新型 β 羟基酸，具有更强的亲脂性。不同于 α- 羟基酸，水杨酸具有轻度的麻醉作用，治疗时疼痛较轻，许多水杨酸制剂作用于皮肤时，会有明确的治疗终点反应——"伪霜"，一种表现为散在性分布的白色粉末样的水杨酸盐沉淀。水杨酸具有自中和特性，一旦出现白色沉淀，意味着酸液停止向皮肤深层渗透。应用单纯的水杨酸制剂或各种复合水杨酸制剂，临床治疗终点也不同，例如，Jessner 液（14% 水杨酸＋14% 乳酸＋14% 间二苯酚）会出现白色沉淀，而另一种配方含有 20% 水杨酸＋10% 杏仁酸则不会出现白色沉淀。

浓度为 20% ～ 30% 的 SA 有助于消除表皮色素，从而能有效治疗表皮型黄褐斑。临床应用已证实 SA 治疗黄褐斑是安全的，并且所有患者和所有皮肤类型均耐受。SA 剥脱的相对禁忌证是治疗部位的活动性皮炎、感染、晒黑的皮肤、急性病毒感染和妊娠。

三、丙酮酸（PA）

丙酮酸（PA）也称为乙酰甲酸，是一种可转化为乳酸的 α- 酮酸，是酮酸最简单的结构形式。酮酸与 AHAs 不同之处在于酮酸有一个羰基取代了羧基，它的盐是丙酮酸。

PA 由乙酸形成，具有某些特性使其具有中等剥脱效力，因为它可以在不到 1min 的时间内产生表皮溶解，并迅速渗透到真皮中，因此其具有去除角质层、引起表皮厚度变薄、真 - 表皮分离的作用，同时具有抗菌和皮脂调节特性，并可诱导胶原蛋白、弹性纤维及真皮乳头中的糖蛋白合成。作为化学剥脱剂，通常使用的 PA 浓度是 40%～70% 的游离酸。丙酮酸散发的蒸气会引起刺激。

四、三氯乙酸

三氯乙酸（TCA）是由醋酸通过 3 个氢离子的氯化作用衍生而来的。这种药剂的一个特殊特征是其可以诱导蛋白质和细胞的凝固性坏死。其作用的深度取决于多种因素，最重要的是应用的遍数及其与增强其作用的物质（巴豆油、Jessner 溶液）或调节其皮肤渗透的物质的配方，例如皂苷。

如上所述，TCA 剥脱通常根据其浓度分为浅层、中层或深层，但更准确地说，浓度实际上决定了皮肤渗透的速度和扩散范围。一般来说，较高的浓度渗透得更快并能导致蛋白质有更大量的变性，从而产生更深的剥脱；因此，它们也同时伴有更高的并发症风险。

TCA 通过真皮和表皮蛋白的凝固诱导上皮再生、真皮重塑和美容改善。该药剂不需要中和，因为化学物质引起的不可逆性蛋白质凝固限制了它的渗透，也阻止了它的全身吸收。TCA 在用于浅表和中等焕肤的浓度下表现出快速的自我中和作用。这在临床上可以观察到在皮肤上缓慢形成白霜；从组织学上来说，"白霜"是表皮蛋白质和角质形成细胞形成的凝结物。结霜的程度直接对应着 TCA 在皮肤中的渗透深度。浅层焕肤临床终点反应为 I 度结霜，表现为局部皮肤轻度片状红斑伴散在性白色粉末；II 度结霜表现为中度焕肤后的大量红斑伴白色粉末；III 度结霜表现为深度焕肤后的白色不透明固体层。不同于 SA 焕肤后出现的"伪霜"，TCA 焕肤后皮肤上的"真霜"不能被轻易去除。当浓度＞50% 时，中和发生得更慢，会增加更多渗透的风险。

相对于其他焕肤治疗，常用于浅层焕肤的纯 TCA 浓度常超过 20%。单纯 TCA 焕肤时的不适感和治疗后的结痂、脱落等反应要明显得多。复方 TCA 焕肤制剂中的 TCA 含量要低一些，比如 15%TCA + 10%SA、20%TCA + 10%LA 等，治疗时不适感和术后的结痂、脱落等反应则与其他焕肤治疗相似。

TCA 对表皮细胞的作用在于诱导生长因子和细胞因子的产生，包括血小板来源的生长因子 B、组织生长因子 -α1 和组织生长因子 β1、血管内皮生长因子、白细胞介素 -1 和白细胞介素 -10，特别是血小板来源的生长因子会在接触 TCA 后立即在角质形成细胞的细胞质中增加，但在 24h 内恢复到正常水平，此时表皮完全坏死。坏死前生长因子的释放是 TCA 导致再上皮化和真皮再生的一个重要特征。在成纤维细胞中发现的唯一变化是角质形成细胞来源的生长因子合成增加。

五、Jessner 液与其他复合酸

Jessner 液是由间苯二酚、乳酸、水杨酸和乙醇组成，属于一种复合酸。单一配方中加入多个酸即为复合酸。大多数浅表焕肤酸都可以组成复合酸，如 LA/TCA、SA/GA 等。

采用复合酸配方，不但可以提高疗效，还可以减少单一酸的使用量，减少各种酸潜在的不良反应。针对不同的皮肤问题，许多复方酸的配方中也会额外加入一些特定作用的添加成分，如黑色素生成抑制剂（如氢醌、曲酸、烟酰胺、氨甲环酸等）、保湿剂、抗炎成分（如红没药醇）和抗氧化成分（如 L- 抗坏血酸、维生素 E）等。

复合酸根据是否需要中和剂中和分为以下两类。

1. *需要中和的复合酸*　这些复合酸常要通过中和反应来终止焕肤治疗。这些复合酸常含有 GA 或高浓度的 AHA（如 45% 乳酸等）。需要中和的复合酸使用方法与单纯 GA 焕肤治疗相同。

2. *自行中和的复合酸*　这些复合酸作用于皮肤后，焕肤治疗会迅速自行停止。这些复合酸的主要成分通常浓度较低，如 15% 乳酸能被皮肤中的水或其他物质迅速稀释和中和。

复合酸具有作用于多种途径的优势，不同成分之间具有协同作用(用酸混合物去角质，用视黄醇刺激皮肤)，通过使用较低浓度来最大限度地减少可能的不良反应，并加速再生，从而缩短恢复期。

六、维 A 酸类药物

维 A 酸类药物常用于治疗痤疮和皮肤年轻化，也可用于浅表焕肤。维 A 酸类药物包括维生素 A 的衍生物和类似物，其范围从处方药维 A 酸和他扎罗汀等维 A 酸衍生物，到含有维生素 A 和视黄醛的弱效护肤品。所有维 A 酸类药物都能通过降低角质形成细胞间凝聚力，刺激表皮细胞更新，促进角质形成细胞脱落，还可以抑制黑色素生成，促进胶原蛋白增生，减轻毛囊角化，改善皮肤肤质，因此也可用于黄褐斑的辅助治疗。

维 A 酸焕肤可以单独使用，但更多是作为强化焕肤使用，比如，在使用 GA、SA 等焕肤治疗后再使用维 A 酸，可以促进角质脱落，强化治疗效果。维 A 酸焕肤不需要中和剂中和，治疗后 4 ～ 8h 冲洗局部即可。

七、酶类

虽然大多数化学焕肤剂是酸，但是蛋白水解酶也有角质剥脱作用，常用于浅层焕肤。大多数酶类能诱导皮肤角质层分离脱落，因此可用于表皮型黄褐斑的治疗。常用的酶类包括蛋白酶（来自菠萝）、乳糖（来自酸奶）、木瓜蛋白酶（来自木瓜）、胃蛋白酶、南瓜、西红柿和蘑菇提取物。应用于皮肤时，酶类通常需要水来活化，可以通过用蘸水的指尖局部涂抹，联合蒸汽热喷或用湿热纱布涂抹。治疗时，患者通常感觉温暖舒适，而非酸治疗时的烧灼、刺痛感。一般治疗后 2 ～ 10min 用清水清除。

八、联合治疗

在治疗过程中，除了单一使用某一种化学剥脱剂，也可以将化学剥脱剂与其他治疗联合起来，以达到更好的疗效。可以联合水杨酸焕肤与激光共同治疗黄褐斑。曾有学者尝试将 Q 开关 Nd：YAG 激光或 755nm 皮秒激光联合水杨酸治疗黄褐斑，疗效均优于单纯激光治疗。在化学焕肤治疗过程中，也可联合口服药物，如氨甲环酸、中药治疗等。也可联合化学焕肤与外用美白精华，有学者将 30% 超分子水杨酸联合 10% 烟酰胺精华来治疗黄褐斑，其安全性和有效性均得到验证，可以作为一种更便捷的方法供临床医师选择。

第三节　化学剥脱剂的使用原则和方法

化学焕肤可通过去除过多的黑色素来改善黄褐斑，但它们也会引起刺激，从而导致炎症后黑变病。这种不良反应在肤色较深的患者中尤为常见。因此，对黄褐斑患者进行皮肤剥脱或任何其他导致皮肤损伤的程序时应格外小心。

一、化学剥脱术使用原则

众所周知，黄褐斑的病因是多方面的。在进行化学剥脱术治疗之前，应详细告知患者并进行充分的沟通：①该疾病的长期性及遗传倾向性；②防晒的重要性；③与性激素类药物使用的关联性。此外，还需要避免使用有光敏作用的药物和食物。

在进行化学焕肤治疗之前，应对患者皮肤类型进行评估，不建议对Ⅳ～Ⅵ型皮肤采用这种方式治疗。据文献报道，亚洲人和亚裔美国人对分阶段甘醇酸焕肤反应非常好，但在治疗炎症后黑变病上，深肤色人种使用甘醇酸的效果较差，而水杨酸对Ⅴ～Ⅵ型皮肤焕肤效果好。

在开始治疗前，应熟悉将要使用的化学剥脱剂。了解治疗部位皮肤的微观解剖结构，较薄的皮肤比较厚的皮肤剥离得更快，颈胸部的皮肤比面部皮肤更容易被剥离。化学剥脱剂（浅层剥脱、中层剥脱或深层剥脱）造成的皮肤损害深度的关键因素取决于 3 个主要因素：①使用的剥脱剂的量；②剥脱过程中操作者对皮肤施加的压力；③剥脱剂与皮肤接触的时间。任何一个细节都可能会产生不一样的治疗效果和不良反应。深肤色人种的色素系统反应性很强，微小的变化可能会对其产生很大的影响，因此在治疗过程中应对皮肤反应的细小变化进行详细的观察，以便能对结果有很好的把控。

施行化学剥脱剂之前 3 ～ 4 周使用维 A 酸类药物（包括维 A 酸、视黄酸或视黄醇）可以加速表皮再生优化治疗，并降低并发症风险。但要嘱咐患者注意严格防晒。

二、化学剥脱术的禁忌证与相对禁忌证

化学剥脱的禁忌证需要从医学和心理两个方面来考虑。严格掌握禁忌证关系到治疗的疗效及安全性，对于医师规避风险、取得良好疗效非常重要，需要医师仔细询问并记录。

1. 绝对禁忌证

（1）对于所有化学剥脱术均需绝对避免：①对所使用的剥脱剂成分过敏者；②精神病患者或情绪不稳定者；③对治疗有不切实际的期望者；④妊娠、哺乳期妇女及积极备孕者；⑤治疗区域皮肤感染（单纯疱疹或脓疱疮等），有活动性湿疹及接触性皮炎或创

面未愈合者；⑥有肥厚性瘢痕及瘢痕疙瘩病史者；⑦服用光敏药物者。

（2）对于中层和深层化学剥脱需绝对避免的：①患者依从性差；②在治疗前 1 个月内过度光暴露者；③术后不能严格防晒者；④萎缩性皮肤患者；⑤正在进行异维 A 酸治疗者；⑥对于深层化学剥脱还需绝对避免有心血管系统及肝肾功能不全的患者。

2. 相对禁忌证

（1）医师需根据实际情况判断治疗是否对患者利大于弊，从而决定患者是否可以实施相应治疗。

（2）Fitzpatrick Ⅳ～Ⅵ型患者在进行所有深度的化学剥脱时。

（3）治疗区域 3 个月内接受过剥脱性激光治疗、放射治疗、冷冻及其他形式的皮肤磨削术。

（4）患者依从性差，在治疗前 1 个月内过度光暴露、系统使用维 A 酸及雌激素且伴有过度日光暴露的患者在进行浅层化学剥脱时。

（5）重度吸烟、糖尿病、瘢痕体质患者在进行中层及深层化学剥脱时。

（6）治疗区域在 6 个月内接受过外科手术的患者在进行深层化学剥脱时。

三、化学剥脱术的治疗流程

（一）术前准备

术前 2～4 周应嘱患者注意防晒，剥脱术当日非常有必要与患者进行充分沟通。需要和患者讨论治疗的风险、收益和可能的并发症，患者需要签署知情同意书，并照相留取资料。告之患者复诊和随访时间。

（二）清洁皮肤及脱脂处理

治疗开始时，应指导患者彻底卸妆，并用温和的清洁剂清洁面部。用丙酮或异丙醇擦拭 3 次或直至棉球或纱布无黄色残留物以进行脱脂。在脱脂过程中需施加一定的压力以确保完全剥离角质层。脱脂的目的是在使用去角质剂之前能去除皮肤上多余的油脂，这样才能保证剥脱剂均匀渗透。

（三）剥脱剂的使用

将适量剥脱剂从其容器中取出并放入玻璃碗中，使用药刷或棉棒将剥脱剂均匀涂抹在需要治疗的部位，也可以用纱布折叠成正方形以涂抹剥脱剂。需要中和的剥脱剂应在治疗前准备好中和剂，并同时准备好冷水，以便于清洗药剂。

让患者以仰卧位平躺在治疗床上，用发帽套住面部多余的头发。口唇、眼窝和鼻唇沟处应涂上有封闭作用的软膏，如凡士林。在剥脱过程中将棉花放入外耳道口。颈部和肩部可以用毛巾遮盖。

在使用甘醇酸时，用纱布擦拭或刷子连续涂抹，直到患者报告强烈的刺痛感、红斑非常强烈或开始出现白色区域。根据患者的耐受性，在第一次疗程中最多使用 3min，在连续疗程中则可以适当延长使用时间。在这种情况下，观察到的是红斑而不是霜，在穿透力较大的区域出现白色；灰色表示过度渗透，必须避免。甘醇酸剥脱需要用碳酸氢盐溶液中和，直到患者声明所有部位的瘙痒和刺痛都消失——瘙痒表明酸的持续作用。

应用水杨酸焕肤时，患者在早期会有强烈但短暂的灼热感。涂抹 2～4 层，在每层涂抹之间须等待几分钟，看是否出现假霜。假霜出现标志着剥脱的终点。患者应避免使用风扇，以免加速结晶过程。通常可以用水去除水杨酸（虽然这不是必需的）以缓解疼痛。

（四）术后护理

化学剥脱术后的皮肤护理主要侧重于加速创面愈合和预防感染。对于水肿和轻度不适，可以使用冰袋。轻轻浸泡和清洁皮肤，然后涂抹白凡士林 3 天，使上皮再生；之后，患者可以继续使用凡士林或改用具有皮肤屏障修复功效的保湿霜。

有单纯疱疹病毒病史的患者应在术后 7 天内接受预防性抗病毒药物治疗，直至完全再上皮化。单纯疱疹病毒感染通常出现在上皮再生开始的第 2 天或第 3 天，局部皮肤会出现疼痛、瘙痒或不适感增加。脓疱则提示有细菌或念珠菌感染，需要积极治疗。防晒是重中之重，应使用物理防晒直到皮肤完全再上皮化。同时还应嘱咐患者不得过度清洁皮肤，不得去撕扯剥脱、松解的表皮。

第四节　化学剥脱剂治疗黄褐斑临床方案

黄褐斑作为难以根治的色素性皮肤疾病典范，其治疗困难是一直困扰着许多皮肤科医师的问题。通过行业与专家的共识，黄褐斑需要个性化的、综合的治疗方案。根据中国黄褐斑治疗专家共识（2015）中介绍，果酸是有效辅助治疗黄褐斑的手段之一。

一、黄褐斑的分期分型

（一）黄褐斑分期

1. 活动期

（1）症状：近期有皮损面积扩大，色素加深，皮损颜色泛红，玻片压诊大部分褪色。

（2）治疗机制：避免化学剥脱术及光电治疗，合理选择基础治疗及系统药物治疗。

2. 稳定期

（1）症状：近期无皮损面积扩大，色素无加深，皮损颜色无泛红，玻片压诊大部分不褪色。

（2）治疗机制：在外用药物基础上可联合化学剥脱术及光电治疗。

（二）黄褐斑的分型

1. 色素型（M 型）　由黑色素（melanin）为主导的类型。

2. 血管型（V 型）　毛细血管（vascular）溢、裂、扩张的类型。

3. 色素优势型（M 型＞V 型）　M 型、V 型的表现都有，但 M 型大于 V 型。

4. 血管优势型（V 型＞M 型）　M 型、V 型的表现都有，但是 V 型大于 M 型。

M 型是炎症的后果，V 型是炎症正在发生的标志。葛西健一郎先生曾提出：当炎症正在发生时，使用激光等治疗，会加重炎症，进而使黑素细胞更加活跃。当有炎症混合发生时，应先控制炎症（处理好 V 型），而后消除黑色素（M 型）。

二、AHAs 治疗黄褐斑临床观察

2010 年，上海华山医院采集的完成 1 个果酸疗程的 63 例患者的病例，结果显示，89% 的患者达到有效治疗，其中 27% 的患者疗效显著。其中表皮型黄褐斑皮损使用果酸治疗后效果较混合型黄褐斑治疗效果显著（图 9-9）；且 2 个疗程后黄褐斑改善效果提升，由原来优良改善 19 例上升到 32 例（图 9-10）；随着浓度、治疗次数的增加，黑色素指数（MASI）普遍在接受第 3 次治疗时出现明显地下降（图 9-11）。

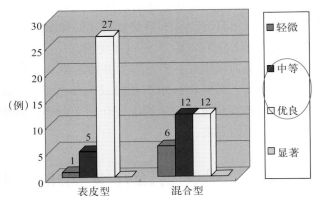

图 9-9　表皮型黄褐斑皮损较混合型疗效更为显著

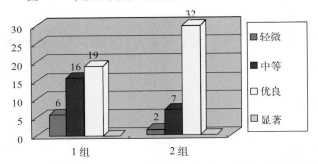

图 9-10　2 个疗程后黄褐斑改善效果提升（优良改善由 19 例上升到 32 例）

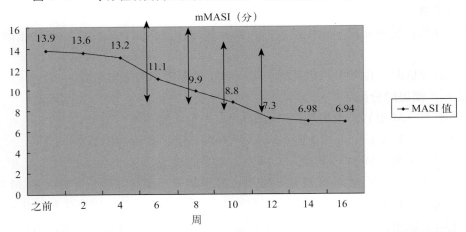

图 9-11　第 1 次果酸治疗就能加速黑色素的代谢，随着浓度、治疗次数的增加，黑色素指数(MASI)普遍在接受第 3 次治疗时出现明显的下降

三、α-羟基酸治疗黄褐斑临床观察

AHAs 作为应用最广泛的化学剥脱制剂，由于其适应证广泛、搭配灵活等优势，在黄褐斑治疗中占据非常重要的地位。在黄褐斑治疗中色素的生成、色素生成量与代谢速率息息相关。针对黄褐斑，不同的 AHAs 发挥不同的作用：①甘醇酸加快肌肤新陈代谢的同时加速黑色素的移除。②柠檬酸除同样具备促进新陈代谢的作用外，还具备较强的抗氧化能力，能减少氧化自由基的产生，减少黑色素的生成。抑制酪氨酸酶活性。③苦杏仁酸具有的抗炎作用对伴有炎症类型的黄褐斑有良好作用。

1. 色素型（M型）黄褐斑　治疗方案：柠檬酸＋甘醇酸（皮肤若敏感，从20%浓度开始）。取 1ml 柠檬酸涂于治疗部位，停留 3min；再取 20%～70% 的甘醇酸 1ml 叠加于上；继续观察 5min 左右，然后根据红斑反应进行全面部中和。建议 5～6 次为 1 疗程，每次间隔 3～4 周。如有条件可与 Q 开关 Nd-YAG 激光联合进行，可缩短治疗周期，应用 AHAs 治疗 2～4 周后进行激光治疗，再 2～4 周后进行应用 AHAs 治疗，以此类推交替进行。合计 5～6 次为 1 个疗程；若色素型黄褐斑伴随着皮肤屏障相对比较薄弱，可单独应用柠檬酸进行治疗，8～10 次为 1 个疗程，每次间隔 10～15 天。

2. 血管型（V型）黄褐斑　治疗方案：苦杏仁酸＋甘醇酸（皮肤若敏感，从20%浓度开始）。取 1ml 苦杏仁酸涂于治疗部位，停留 3min；再取 20%～70% 的甘醇酸 1ml 叠加于上；继续观察 5min 左右，然后根据皮肤反应进行全面部中和，建议 5～6 次为 1 疗程，每次间隔 3～4 周。若血管型黄褐斑伴随着皮肤屏障相对比较薄弱，可单独应用苦杏仁酸进行治疗，8～10 次为 1 个疗程，每次间隔 10～15 天。

3. 混合型黄褐斑　按照何种优势突出以何种治疗为主并兼顾两者治疗。

四、化学焕肤治疗特别建议

1. 在化学焕肤治疗中治疗时间为客观考量因素，主要临床终点以皮肤反应为主。在黄褐斑治疗中，由于黄褐斑病因复杂并有易受刺激、不稳定等特点，在化学焕肤治疗中黄褐斑的临床终点以出现轻微泛红即可终止治疗，尽量避免出现霜白反应，避免过度刺激治疗区域。同时，在疗程期间可根据患者皮肤耐受程度逐渐提高甘醇酸使用浓度，以提高治疗效果。

2. 临床上极少数患者可能会出现色素沉着。出现以上情况，大多数是由于 AHAs 焕肤治疗使皮肤整体色泽提升，但原有色素区域反应相对较缓慢，因此产生颜色偏差，从而误认为治疗区域色素加深。

五、化学焕肤治疗术后注意事项

1. 化学焕肤治疗术后皮肤表面温度较高，应即刻进行冰敷缓解。

2. 化学焕肤治疗术后约需要 1 周的时间恢复，其间可能会出现灼热、红斑、轻微刺痛、结痂脱屑、肿胀等属正常情况，不适感会在术后 1 周内逐渐减轻与恢复。

3. 化学焕肤治疗术后 2 周内应遵循医师建议合理使用修复保湿类护肤品。

4. 焕肤治疗期间停用磨砂产品与去角质类产品。

5. 清洁焕肤区域时，尽量轻柔，如果焕肤区域有结痂，应尽量避开，如果结痂面积较大，应避免进行化学焕肤术。

6. 避免皮肤阳光暴晒，如需外出应涂抹 SPF > 30 的防晒霜。

（尹　锐　曾维惠　苑凯华　陈勇军）

参 考 文 献

[1] 谷晓广，刘永生，续言凤，等. 大光斑低能量 Q 开关、长脉宽 1064nm Nd:YAG 激光联合超分子水杨酸治疗黄褐斑疗效观察. 中国医疗美容，2020, 10(9):100-103.

[2] 胡文韬，蒋宜芳，曾义燕，等. 755nm 皮秒激光联合超分子水杨酸对女性黄褐斑患者 MASI 评分及生活质量的影响. 中国医疗美容，2021, 11(6):81-84.

[3] 杨蓉娅，蒋献. 化学剥脱术临床应用专家共识. 实用皮肤病学杂志，2019, 12(5):257-262.

[4] 中国中西医结合学会皮肤性病专业委员会色素病学组，中华医学会皮肤性病学会白癜风研究中心，中国医师协会皮肤科医师分会色素病工作组. 中国黄褐斑治疗专家共识(2015). 中华皮肤科杂志，2016, (49)8:529-532.

[5] 中国中西医结合学会皮肤性病专业委员会色素病学组，中华医学会皮肤性病学会白癜风研究中心，中国医师协会皮肤科医师分会色素病工作组. 中国黄褐斑诊疗专家共识(2021 版). 中华皮肤科杂志，2021, 54(2):110-115.

[6] 中华医学会皮肤性病学分会皮肤美容学组. 果酸化学剥脱术临床应用专家共识. 中华皮肤科杂志，2014, 47(10):748-749.

[7] Conforti C, Zalaudek I, Vezzoni R, et al. Chemical peeling for acne and melasma: current knowledge and innovations. G Ital Dermatol Venereol, 2020, 155(3):280-285.

[8] Ditre CM, Griffin TD, Murphy GF, et al. Effects of alpha-hydroxy acids on photoaged skin: a pilot clinical, histologic and ultrastructural study. J AM Acad Dermatol, 1996, 34:187-195.

[9] Griffin TD, van Scott EJ, Maddin S. The use of pyruvic acid as a chemical peeling agent. J Dermatol Surg Oncol, 1989, 15:13.

[10] Kim IH, Kim HK, Kye YC. Effects of tretinoin pretreatment on TCA chemical peel in guinea pig skin. J Korean Med Sci, 1996, 11:335-341.

[11] Obagi Z. Exfoliating chemical peels. In: Taylor & Francis Group, editor. The art of skin health restoration and rejuvenation. California: Obagi, 2015:200, 227.

[12] Okano Y, Abe Y, Masaki H, et al. Biological effects of glycolic acid on dermal matrix metabolism mediated by dermal fibroblasts and epidermal keratinocytes. Exp Dermatol, 2003, 12 Suppl 2:57-63.

[13] Roberts WE. Chemical peeling in ethnic/dark skin. Dermatol Ther, 2004, 17(2): 196-205.

[14] Rubin MG, Schurer NY, Wiest LG, et al. Illustrated guide to chemical peels: Basics-indications-uses (aesthetic methods for skin rejuvenation). France: Quintessence Publishing, 2014:63-64.

[15] Sarkar R, Arsiwala S, Dubey N, et al. Chemical peels in melasma: A review with consensus recommendations by indian pigmentary expert group. Indian J Dermatol, 2017, 62(6):578-584.

[16] Sarkar R, Bansal S, Garg VK. Chemical peels for melasma in dark skinned patients. J Cutan Aesthet Surg, 2012, 5:247-253.

[17] Sharquie KE, AI-Tikreety MM, Al-Mashhadani SA. Lactic acid as a new therapeutic peeling agent in melasma. Dermatol Surg, 2005, 31:149-154.

[18] Truchuelo M, Cerdá P, Fernándezc LF. Chemical peeling: a Useful tool in the office. Actas

Dermosifiliogr, 2017, 108(4):315-322.

[19] Van Scott EJ, Yu RJ. Control of Keratinization with a-Hydroxy Acids and Related Compounds. Archives of Dermatology, 1974, 110(4): 586-590.

[20] Yonei N, Kanazawa N, Ohtani T, et al. Induction of PDGF-B in TCA-treated epidermal keratinocytes. Arch Dermatol Res, 2007, 299(9):433-440.

第 10 章　黄褐斑中医辨证治疗

第一节　黄褐斑中医辨证论治

中医学的整体观念论述了人体自身是一个沟通内外、能自我调节和适应的有机整体。五脏六腑之精气充盈，气血运行通畅，上荣于面，则面色红润明亮；五脏六腑功能失调，气血运行不畅，则面部晦暗枯槁，或生黑斑。面部黄褐斑表现为其标，在治疗方法上不能仅局限于皮肤的外在治疗，宜内外合治，标本兼顾，体现中医治疗黄褐斑的优势与特色。

本病中医治疗总则：疏肝健脾补肾，理气活血化瘀。

一、黄褐斑辨证论治

中国中西医结合学会皮肤性病专业委员会色素病学组、中华医学会皮肤性病学分会白癜风研究中心、中国医师协会皮肤科医师分会色素病工作组共同制定了中国黄褐斑诊疗专家共识（2021版），认为本病病因病机：即肝郁气滞，气滞血瘀，脾胃虚弱，肝肾不足。治疗常以疏肝健脾补肾，理气活血化瘀贯穿始终，治疗疗程较长，一般为 3～6 个月。应根据病程长短、皮损色泽、面积、部位、伴随症状、舌苔表现等综合分析，辨证论治，随症加减。

1. 肝郁气滞证　面部青褐色斑片，或浅或深，边界清楚，对称分布于两颧周围，性格急躁或抑郁，喜嗳气；女子或有月经不调，乳房胀痛，失眠多梦，舌质红，脉弦。治宜疏肝解郁，调理气血。方用逍遥散加减；常用药物有柴胡、当归、茯苓、白芍、白术、香附、郁金、牡丹皮、川芎等。常用中成药有逍遥丸、加味逍遥丸、舒肝散、柴胡疏肝散等。

2. 气滞血瘀证　颜面出现黄褐色斑片，色泽较深；急躁易怒，胸胁胀痛。舌质暗，苔薄白，脉沉细或涩。治宜疏肝理气，化瘀通络。方用桃红四物汤加减；常用药物有当归、红花、柴胡、桃仁、川芎、赤芍、香附、白芍、丹参、生地黄等。常用中成药有血府逐瘀口服液等。

3. 脾虚湿阻证　面部淡褐色斑片如尘土，或灰褐色，边界不清，分布于鼻翼、前额及口周；面色萎黄，神疲乏力，少气懒言，大便溏薄，脘腹胀满，舌淡，苔薄微腻，脉濡细缓。治宜健脾理气，祛湿通络。方用参苓白术散加减；常用药物有白术、茯苓、当归、党参、薏苡仁、黄芪、川芎、白芍、陈皮等。常用中成药有参苓白术丸。

4.肝肾阴虚证　面部黑褐色斑片，大小不等，形状不规则，分布于两颧、耳前和颞部，伴有腰膝酸软、头晕目眩、耳鸣眼涩、月经不调，五心烦热，舌淡红少苔，脉沉细。治宜补益肝肾。方用六味地黄汤加减；常用药物有女贞子、熟地黄、当归、山药、墨旱莲、牡丹皮、山茱萸、菟丝子、生地黄、枸杞等。常用中成药有六味地黄丸。

二、黄褐斑常用验方

1.消斑汤　具有活血化瘀、理气健脾的作用。方用炙黄芪 15～18g，党参、炒白术、茯苓、川芎、生地黄各 9～12g，当归、赤芍各 9～15g，桃仁、红花各 10g，大枣 10 枚，甘草 6g。如有胸胁胀闷症状可加郁金、延胡索各 9～12 克，柴胡 9g，陈皮 6g；形寒肢冷加附子、桂枝各 9～12g。每日 1 剂，水煎分早、晚 2 次服，10 剂为 1 个疗程。

2.化斑汤　具有平肝潜阳、化瘀消斑的作用。方用珍珠母 20g，白僵蚕、白菊花、丝瓜络、赤芍、白芍各 9g，白芷、夏枯草、刘寄奴、白茯苓各 12g，生甘草 3g，水煎服。如有胃病或服后胃脘不适者去白菊花，加炒白术 9g 或大枣 6 枚；热甚加地骨皮 12g；肝郁气滞加郁金 9g，玫瑰花 3 朵。

3.血府逐瘀汤　具有活血化瘀的作用。方用当归、生地黄、桃仁、红花、枳壳、赤芍、柴胡、甘草、桔梗、川芎、牛膝各适量。每日 1 剂，水煎分早、晚 2 次服。

4.菟丝祛斑汤　具有滋阴养血的作用。方用菟丝子、女贞子、生地黄、熟地黄各 15g，墨旱莲、白芍、当归、阿胶、枸杞各 10g，何首乌 12g。每日 1 剂，水煎分早、晚 2 次服。气虚加党参、黄芪各 15g，鸡血藤 30g，补骨脂 9g。

5.柴芩活血汤　具有疏肝清热、活血化瘀的作用。方用柴胡、黄芩、栀子、当归、赤芍、红花、莪术、陈皮、甘草、薄荷各 10g。每日 1 剂，水煎分早、晚 2 次服。脾虚加服补中益气丸；肾虚加服六味地黄丸。

6.美肤煎剂　具有滋阴养血、清利虚热的作用。方用熟地黄 18g，山药 20g，茯苓、泽泻各 15g，黄柏、菊花各 12g，牡丹皮、枸杞、山茱萸各 9g。每日 1 剂，水煎分早、晚 2 次服。血虚加何首乌 15g；血瘀加桃仁 6g，红花 12g；失眠加首乌藤 30g，合欢花 15g。

7.治斑汤　有疏肝解郁、美容养颜的作用。方用丝瓜络、白僵蚕、白茯苓、白菊花各 10g，珍珠母 20g，玫瑰花 30g，大枣 10 枚。水煎取汁，分 2 次饭后饮用，每日 1 剂。

8.其他　玫瑰花、田七花、葛花等，单味药每日 5～10g 泡茶饮，能起到活血化瘀、消斑作用。

三、黄褐斑常用中成药

黄褐斑中成药的选用应遵循《中成药临床应用基本原则》，辨病与辨证相结合选用。部分中成药适应证中无黄褐斑，临床中按辨证施治原则选用。

1. 排毒养颜胶囊

【功效】 益气活血，通便排毒。

【适应证】 适用于气滞血瘀证黄褐斑。

【用法用量】 每次 3～6 粒，每日 2 次，每粒 0.4g。

【不良反应】 尚不明确。孕妇忌服。

2. 加味逍遥丸

【功效】 疏肝清热，健脾养血。

【适应证】 适用于肝郁气滞证黄褐斑。

【用法用量】 每次 1 袋，每日 2 次，每袋 6g。

【不良反应】 尚不明确。孕妇慎服。

3. 红花逍遥片（胶囊）

【功效】 行气疏肝，活血化瘀。

【适应证】 肝郁气滞证黄褐斑，特别是伴月经不调者。

【用法用量】 片剂：每次 3 片，每日 3 次，1 个月为 1 个疗程；胶囊剂：首日每次 4 粒，每日 3 次，以后每次 2 粒，每日 3 次，连用 2 个月。

【不良反应】 尚不明确。孕妇忌服。

4. 逍遥丸

【功效】 疏肝健脾，养血调经。

【适应证】 适用于肝郁气滞证黄褐斑。

【用法用量】 每次 8 丸（每 8 丸相当于原药材 30g），每日 2 次。

【不良反应】 尚不明确。

5. 六味地黄丸

【功效】 滋阴补肾。

【适应证】 适用于肝肾阴虚证黄褐斑。

【用法用量】 每次 8 丸（每 8 丸相当于原药材 3g），每日 2 次。

【不良反应】 尚不明确。

6. 复方木尼孜其颗粒

【功效】 调节体液及气质，为 4 种异常体液成熟剂。

【用法用量】 每次 6g，每日 3 次。

【不良反应】 尚不明确。

7. 四物颗粒

【功效】 调经养血。

【适应证】 适用于肝郁气滞证黄褐斑。

【用法用量】 每次 5g，每日 3 次，每袋 5g。

【不良反应】 尚不明确。

8. 舒肝颗粒

【功效】 疏肝理气，散郁调经。

【适应证】　适用于肝郁气滞证黄褐斑。

【用法用量】　每次 1 袋，每日 2 次，每袋 3g。

【不良反应】　尚不明确，孕妇禁用。

9. 参苓白术散

【功效】　健脾益气。

【适应证】　适用于脾虚湿阻证黄褐斑。

【用法用量】　每次 3g，每日 3 次，每袋 3g。

【不良反应】　尚不明确。

10. 血府逐瘀口服液

【功效】　活血化瘀，行气止痛。

【适应证】　适用于气滞血瘀证黄褐斑。

【用法用量】　每次 10ml，每日 3 次，每支 10ml。

【不良反应】　尚不明确，孕妇禁用。

特别说明：因黄褐斑的病程较长，证型也较为复杂，临床上有一些患者可能出现两种证型并存的情况，可以进行方剂的合方，例如，由于肝郁气滞引起的气滞血瘀，两种证型都存在，则可以用逍遥散和血府逐瘀汤加减，中成药的用法同理。

第二节　黄褐斑中医特色外治法

黄褐斑的病位在皮肤，且病情常受到许多外界理化因素的影响，因此对黄褐斑的治疗除内服中药辨证论治以外，还可以配合使用外治法，可使药物直接作用于病变局部，或用经络穴位疗法循经刺激相应部位，让治疗更有针对性。

临床常用的外治方法较多，如中药磨粉制成膏霜剂、面膜，或配成倒膜粉；经络穴位外治疗法包括针灸、刮痧、水针、穴位埋线、拔罐等。一般中医外治的周期为 2～6 个月。

一、药物外治法

1. 七白膏（《太平圣惠方》）

【组成】　白芷 30g，白蔹 30g，白术 30g，白附子 9g，白茯苓 9g，白及 15g，细辛 9g。

【功效】　光滑润泽，美白皮肤。

【用法】　将上药研为细末，以鸡蛋清调和为膏，阴干。每夜洗净面后，将其用温热水于瓷器中磨成汁涂之。

2. 玉容散（《备急千金要方》）

【组成】　白附子、密陀僧、牡蛎、茯苓、川芎各 100g。

【功效】　祛风和血，消斑润肤。

【用法】　将这些药物研为细末，和以羊乳。夜涂面，以手摩之，清晨用清水洗净。

3. 复方熊果苷乳膏

【功效】 祛斑美白，抑制黑色素合成。

【用法】 温水洗脸后，适量均匀涂于皮损，每晚 1 次，4 周为 1 个疗程，共 3 个疗程。

4. 丝白祛斑软膏

【功效】 活血化瘀，祛风消斑。

【用法】 涂于面部及患处，每日 2 次，配合按摩 3 ～ 5min。

二、中药面膜

五白退斑散

【组成】 白僵蚕、冬瓜仁、白芷各 3 份，白附子、茯苓各 1.5 份，白术 1 份，白及 2 份，维生素 E 乳膏 10g。

【功效】 方中白芷气味芳香，是滋润肌肤、祛斑增白的要药，《神农本草经》记载："长肌肤，润泽颜色，可作面脂。"白僵蚕与白附子都具祛风化痰之功，《神农本草经》记载白僵蚕能"灭黑䵟，令人面色好"。白附子具有消除面部黑色素的作用，《本草经疏》载：白附子"性燥而升，风药中阳草也，风性升腾，辛湿善散，故能主面上百病而行药势也。"白僵蚕含有氨基酸和活性丝光素，有营养皮肤和美容作用。白术和茯苓均能益气和中，健脾化湿，冬瓜子善于润泽肌肤，白及能滋养皮肤，祛除浊滞。维生素 E 为脂溶性抗氧化物质，可以在脂质内发挥清除自由基的作用，防止皮肤中黑色素的形成，以上诸药同用既能消退色斑，又能润泽肌肤。

【用法】 将上述诸药烘干研碎，过 120 目筛后，装袋备用。每次取 10g，加入鲜牛奶 10ml（或用奶粉开水冲熟放冷后用，不可用酸牛奶），再加入维生素 E 乳膏 10g，共同调成糊状，敷在面部，保留 30min 后，用温水洗去，随调随用，每周 1 ～ 2 次。

【注意事项】配方中有光敏感成分，面膜晚间使用，白天严格防晒。因中药化学成分较为复杂，皮肤较为敏感的患者可能在治疗后会有皮肤过敏红肿、瘙痒的可能，而炎症后可能让黄褐斑皮损更重，所以在治疗前应用中药面膜在耳前试验性外敷 5min，取下后确认患者没有任何不适后方可全面部使用。

三、经络特色疗法

1. 毫针刺法

【原则】 根据色素沉着区域选取主穴，辨证分型选取配穴。

【主穴】 颧颊区皮损选颧髎、颊车、四白；前额区皮损选上星、阳白；鼻梁区皮损选印堂、迎香；上唇区皮损选人中、口禾髎；下颌区皮损选承浆。并于每个色斑区色素深处取阿是穴。

【配穴】 肝郁气滞者，配三阴交、足三里、太冲、肝俞、脾俞、行间、阳陵泉等；脾虚湿蕴者，配中脘、足三里、三阴交、脾俞、上脘、下脘；肾虚者，配太溪、三阴交、肾俞、阴陵泉。

【操作方法】 平补平泻，留针 30min，每周 2 ～ 3 次，10 次为 1 个疗程。

【面部围刺法】　　是一种特殊的针灸治疗方法。其方法为：在局部常规消毒，用 0.25mm×13mm 一次性针灸针，在黄褐斑皮损边缘正常皮肤处平刺进针，针尖刺向病灶中心部位，刺入皮下 2～3mm，针尖所在处皮肤微突起，形成一个小丘。根据病变范围大小，每隔 1～1.5cm 刺入 1 针，每侧面部刺 10～15 针，留针 30min，每周 2～3 次，10 次为 1 个疗程。也可以采用较短、极细的美容针灸针（0.18mm×13mm），给予皮损处围刺。每次留针 30min，每周 2～3 次，10 次为 1 个疗程。

2. 穴位埋线

【主穴】　　面部阿是穴（每个色斑区色素深处）、血海、三阴交、足三里、合谷、曲池、膈俞。

【配穴】　　颧颊区皮损选颧髎、颊车、四白；前额区皮损选上星、阳白；鼻梁区皮损选印堂、迎香；下颌区皮损选承浆，肝郁气滞加肝俞、期门；脾虚湿盛加脾俞、丰隆；肝肾亏虚加蠡沟、肾俞。

【操作方法】　　用 75% 乙醇常规消毒局部皮肤，将针芯后退 2～3cm，用镊子取一段医用可吸收线体 1～2cm，放置在埋线针针管的前端，操作者左手拇、示指绷紧或提起进针部位皮肤，右手持针，刺入到所需深度，当出现针感后，边推针芯边退针管，将线体埋置在穴位的皮下组织或肌层内，出针后，针孔处敷医用胶贴。每 15 日 1 次，3 次为 1 个疗程。面部穴位埋线尽量埋置深至皮下，否则会出现线体排出等现象。

穴位埋线是当今盛行的一种中西医结合的新型疗法，其理论根植于传统的经络学说，结合现代医学，对众多临床的常见慢性病及多发病疗效显著。随着生物科学的迅速发展，埋线所用的线不断更新升级，从最初的羊肠线到最新的医用高分子生物降解材料，如今临床上使用的新型线具有易软化、易分解且易吸收等特点，线埋入体内时起到类似传统针刺的候气和行气作用，且对穴位进行持久的刺激，可与穴位发生生理和化学反应，对全身而言，能有效地调整内分泌状态，增强抗过敏能力，改善面部的血液循环。

3. 穴位注射

（1）方法一

【主穴】　　迎香、四白、下关、颊车、合谷。

【配穴】　　肝郁气滞者，配太冲、内关；脾虚湿蕴者，配足三里、公孙；气血亏虚者，配足三里、气海（灸）；肾虚者，配三阴交、阴陵泉。

【操作方法】　　每次选取 2～3 穴，主穴用强刺激，配穴则视虚实或补或泻，针刺 5 次后，每穴注射维生素 B_{12} 0.1～0.3ml，每日或隔日 1 次，10～15 次为 1 个疗程。

（2）方法二

【取穴】　　肺俞、脾俞、肝俞、肾俞、心俞、手三里、足三里。

【用药】　　血虚者，用当归注射液；肝郁血瘀者，用丹参注射液或川芎注射液；气虚者，用参芪注射液。

【操作方法】　　每次双侧各选 2 穴（共 4 穴），得气后，每穴注入 0.3～0.5ml 药液，每日或隔日 1 次，10 次为 1 个疗程。

4. 灸法

【取穴】 足三里、气海、关元、双肾俞、双肝俞、局部黄褐斑区。

【操作方法】 悬灸或隔姜灸，每次 20min，每日 1～2 次。

5. 刺络拔罐

【取穴】 大椎、双侧肺俞穴，三点形成一个三角形的刺络拔罐区。

【操作方法】 三角区内选 1～2 个叩刺点，用梅花针于点上叩刺出约 15 个小出血点，选 2 号玻璃罐，用闪火法于叩刺点上拔罐，出血约 1ml 即可，隔日 1 次，10 次为 1 个疗程。

6. 耳穴治疗

（1）放血法

【取穴】 耳前区热穴、胃穴，耳背静脉。

【操作方法】 先按摩耳部至充血，常规皮肤消毒，每次选取 1 穴（交替使用），刺破表皮，放血 3～5 滴，用消毒棉球按压 3～5min，隔日 1 次，10 次为 1 个疗程。生效后，改每周 1 次。

（2）压豆法

【取穴】 子宫、神门、卵巢、内分泌、肝、肾、大肠、皮质下、肾上腺、枕、失眠点、褐斑点（颈椎与枕之中点），脾虚加脾、胃穴。

【操作方法】 每次取 6～7 穴，用胶布将王不留行籽压耳穴部，每日按压 3～4 下，双耳轮换，隔日 1 次，10 次为 1 个疗程。症状好转后，每周 1 次。

7. 刮痧法

【取穴】 心俞、膈俞、肝俞、脾俞、胃俞、肾俞、膻中、曲池、内关、足三里、血海、三阴交，以及两侧胸胁肝胆、脾脏体表投影区。

【操作方法】 分别有面刮法、角刮法、点按法、拍打法、揉按法。

（1）面刮法刮拭操作，刮拭角度约为 45°，从上向下沿肋弓刮拭，刮拭速度适中，刮拭两侧胸胁肝胆、脾脏体表投影区。

（2）选用角刮法刮拭操作，刮拭方向斜倾 45° 左右，用力适中，从下向上，刮拭膻中 10～15 次。

（3）面刮法刮拭操作，刮拭角度约为 45°，从下向上刮拭，刮拭速度适中，刮拭曲池、内关、足三里、血海、三阴交等。

（4）选用揉按法刮拭操作，刮拭角度约为 20°，重点刮拭足三里。

（5）选用拍打法或揉按法，平拍或揉按血海、三阴交等穴 10～15 次。

（6）面刮法刮拭操作，刮拭角度约为 45°，从上向下刮拭，刮拭速度适中，刮拭心脏、肝胆、脾胃的脊椎对应区。

（7）选用点按法刮拭操作，刮拭角度约为 90°，刮拭用力由轻到重，重点刮拭心俞、膈俞、肝俞、脾俞、胃俞、肾俞等穴 10～15 次。

【疗程】 刮至局部皮肤发红并有热感为宜。每日 2 次，3～5 次为 1 个疗程。

8. 按摩疗法

【取穴】　太阳、阳白、丝竹空、攒竹、承泣、颧髎、颊车、地仓等。

【操作方法】　治疗前先在患处涂祛斑、美白药物，然后用双手按摩面部穴位，使药物逐渐渗入表皮，促进局部血液循环。每日 1 次，3 ～ 5 次为 1 个疗程。

四、药膳调养

1. 三七当归红花鹌鹑蛋汤

【组成】　鹌鹑蛋 10g，当归 10g，三七 10g，红花 1g。

【做法】　先将鹌鹑蛋煮熟，去壳；当归、三七洗净，与鹌鹑蛋一起放入砂锅中，加清水适量，用文火煲 45min，将好之时再放入红花及食盐、味精等。

2. 薏苡仁扁豆红枣汤

【组成】　薏苡仁 100g，扁豆 50g，红枣 10 枚。

【做法】　将食物洗净，红枣去核，放入锅中，加水 1500ml，煮汤即可。

3. 花生生地兔肉汤

【组成】　兔肉 100g，生花生 60g，生地黄 20g，枸杞 20g。

【做法】　先将花生洗净，用清水浸泡 3h；再将兔肉洗净、剁成块，生地黄、枸杞洗净，一起放入炖锅中，加水 1500ml，文火炖煮 3h，加盐及调味品即可。

4. 当归生姜羊肉汤（《金匮要略》）

【组成】　羊肉 500g，当归 50g，生姜 100g。

【做法】　先将羊肉洗净、切块，用沸水过一遍，去除羊膻味；再将当归、生姜（去皮）洗净；最后将所有食材一起放入炖锅中，加水适量，武火煮沸 5min 后，改用文火炖 3h，加盐、胡椒粉调味即可。

五、日常护理

1. 保持心情舒畅，消除患者的急躁、抑郁和焦虑心理，避免情绪紧张。

2. 保持足够的睡眠，忌熬夜及作息不规律。

3. 减少日光照射，外出时应用太阳伞或太阳帽，从事野外工作或外出旅游，应涂防晒霜或防晒油膏。

4. 宜清淡饮食，以水果、蔬菜等清淡食物为主，少食油腻、辛辣等刺激性食物。

5. 合理选用化妆品，勿使用有刺激性的产品，切勿盲目使用一些虚假广告宣传的脱色剂。

第三节　从阳明经论治黄褐斑

阳明经指十二经脉中的手阳明经、足阳明经，阳明经乃多气多血之经。《素问·热论篇》岐伯曰："阳明者，十二经脉之长也"，五脏六腑及周身气血都禀受于脾胃，是十二经脉中最重要的美容经脉。本节从阳明经论治黄褐斑。

一、中药治疗

从阳明经论治黄褐斑时，对于经脉之气血亏虚不能荣于头面，出现黄褐斑，伴有面色萎黄、倦怠、少气懒言等症状表现时，以"补益阳明经气、兼活血祛瘀消斑"为治疗原则，方选桃红八珍汤，此方由桃红四物汤加四君子汤组成。

基础方药：党参 15g，炒白术 15g，茯苓 15g，炙甘草 10g，当归 15g，熟地黄 10g，川芎 15g，白芍 15g，桃仁 10g，红花 10g。每日 1 剂，水煎 300ml，分 3 次温服。

桃红四物汤活血化瘀、养血补血，可用于一切血瘀、血虚证；辛香之当归、川芎（血中气药）配伍熟地黄、白芍阴柔补血之品（血中血药），动静相宜，温而不燥，滋而不腻。

四君子汤，《医方集解·补养之剂》中说道："此手足太阴、足阳明药也。人参甘温，大补元气为君；白术苦温，燥脾补气为臣；茯苓甘淡，渗湿泻热为佐；甘草甘平，和中益土为使也。气足脾运，饮食倍进，则余脏受荫，而色泽身强矣"，四君子汤健脾益气，使补而不滞，且健脾助运，可调"阳明"气血，令"色泽身强"。

再结合黄褐斑虚实夹杂的病理因素，加入桃仁、红花活血祛瘀。全方共奏补益阳明经气、活血祛瘀消斑之功效。

如兼有肝郁气滞者，加柴胡、郁金；兼有脾虚湿盛者，加白扁豆、山药、陈皮；兼有肝肾阴虚证者，加黄精、枸杞、女贞子。

二、针灸治疗

针灸处方也是基于中医基础理论指导下辨证论治产生的，针刺治疗黄褐斑可以从"阳明脉衰"入手，以"补益阳明经气、兼活血祛瘀消斑"为治疗原则，选取阳明经穴及补益脾胃穴，达到补益阳明、行气活血的作用。

取穴：合谷、曲池、足三里、脾俞、胃俞、气海、血海、三阴交。

局部选穴四白、巨髎。

选穴依据：①"腧穴所在，主治所在"，黄褐斑皮损呈蝶形分布，以两颊多发，故局部选穴四白、巨髎。②"经脉所过，主治所及"，六腑以通为用，选择大肠经之曲池、合谷，疏通经络、调理气血。③选择胃经之足三里补益阳明。④气海乃"肓之原穴"，《针灸聚英》言其"主脏虚气惫，真气不足，一切气疾……"，辨证选择气海穴补养元气，滋养后天。⑤脾胃为后天之本，脾主运化、主升清，胃主受承化物，腐熟水谷，两者关系紧密，共主气血生化，针刺脾俞穴、胃俞穴，可生化气血兼运行气血。⑥脾经之血海，《医学入门》言其"善治一切血疾及诸疮"，既可益气养血，又能活血化瘀。⑦脾经之三阴交，为 3 条阴经交会穴，功善行气活血，疏经通络，健脾和胃，与足三里、脾俞、胃俞合用调理脾胃，助中焦运化；与曲池、合谷同用行气活血。以上各穴相辅相成，共奏"补益阳明、活血祛瘀"之效。

三、从阳明论治黄褐斑现代医学机制探讨

1. 调节激素水平：有学者认为女性生殖轴功能衰老的过程，就是阳明脉衰进而三阳脉衰，终至太冲脉衰的渐进性过程；女性卵巢重量早自 30 岁起开始下降，到 40 岁左右虽然月经仍在，但雌激素水平已经开始下降，也就是说雌激素缺乏早在真正绝经前就已发生。在对黄褐斑加重及诱因的研究中发现，黄褐斑患者伴生殖系统疾病及甲状腺疾病的占比约为 20%。因此从"阳明脉衰"入手治疗黄褐斑，可以通过调节内分泌、延缓机体衰老来实现。补益阳明津气的方药可调节初老雌性大鼠的生殖轴，调节内分泌，延缓下丘脑、垂体、卵巢的衰老。

2. 减轻血管炎性反应：桃红四物汤养血活血，可用于一切血虚、血瘀证，四君子汤健脾益气，使四物汤补而不滞，调"阳明"气血，令"色泽身强"；同时，现代药理研究表明当归、川芎、白芍皆有改善体内环境、降低血液黏度、促进血液循环等功效，当归、茯苓对酪氨酸酶活性有较强的抑制作用，从而抑制黑色素的形成。

3. 针灸具有减轻炎性反应、调节血流速度等作用。合谷穴与血海穴，《医学入门》言其"善治一切血疾及诸疮"，既可益气养血、又能活血化瘀；针刺血海穴可产生以下作用：促进血液运行，改善微循环；调整垂体-性腺功能，调节内分泌；影响皮肤血管活性胺，增强抗氧化能力。三阴交可降低血液黏度，使血流加速，促进血液循环。

4. 四白穴、巨髎穴既属于辨证选穴，也属于局部选穴，局部针刺能提高人体电位、改善局部循环，并通过提高 SOD 活性及抑制 MDA 活性来减弱局部过氧化作用；局部围刺能直接抑制黑素细胞生长分化，使局部营养输注及供应增多，达到消除色素沉着的目的。针刺及中药均能使影响黄褐斑发病的血管因素得到改善，达到祛斑、美白的效果。

综上所述，从阳明经论治黄褐斑是笔者常用的用药及施针思路，针药并用在临床取得较好的疗效，在此抛砖引玉，共同探讨拓展治疗黄褐斑的中医思维。

第四节　黄褐斑的情志调理

众所周知，黄褐斑的发生与情志关系密切。自古以来中医望、闻、问、切的诊疗方式，以及辨证施治因人而异、提供个性化治疗方案，注定在情志调理方面具有独特的优势。黄褐斑的发病，肝郁气滞，气滞血瘀是主要病机，即所谓的"无瘀不成斑"。黄褐斑患者由于经常情绪不舒畅，神情不舒展，胁肋易胀满，食欲、消化吸收受到明显影响，面色青黄，喉间常有异物感，特别是以气郁质患者多见。广州中医药大学傅杰英教授在疏肝理气调理气郁质的基础上论治黄褐斑，认为"气行则血行"，在治疗中通常将针刺、拔罐及刺络放血等加减结合应用，同时结合中药调理，运用心理疏导，值得临床借鉴。

一、从肝论治气郁质黄褐斑

《临证指南医案》指出"女子以肝为先天"，是指女子的生理、病理与肝密切相关。

肝的主要生理功能是主疏泄和主藏血。主疏泄是指肝气具有疏通、畅达全身气机，以促精血津液的运行输布、脾胃之气的升降、胆汁的分泌排泄以及情志的舒畅等作用。肝藏血是指肝具有储藏血液、调节血量和防止出血的功能。肝储藏充足的血液，能化生和涵养肝气，使之冲和畅达，发挥其正常的疏泄功能。

"肝恶抑郁"是肝的重要生理特性之一。肝喜条达而恶抑郁，与肝五行属木、功善疏泄、升发阳气、宣散郁滞相关。肝恶之"郁"虽多样，但归结起来就是气郁、血郁、情志之郁。如《丹溪心法·六郁》指出："气血冲和，万病不生，一有怫郁，诸病生焉。故人身诸病，多生于郁。"七情致病首先伤肝，故其在临床上治疗气郁质时，着重从肝论治。

二、疏肝畅情志，调肝胆经

1. 足厥阴肝经（图 10-1），是十二经脉之一。该经发生病变，临床表现为胸胁胀满，少腹疼痛，咽干，眩晕，口苦，情志抑郁或易怒。因此，治疗气郁质黄褐斑，以调肝经为要。人体太冲穴位于足背侧，当第 1 跖骨间隙的后方凹陷处（图 10-2）。太冲是肝经的原穴，针刺或按摩此穴可以疏解患者的情绪，缓解心胸的不适感。

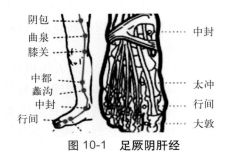

图 10-1　足厥阴肝经

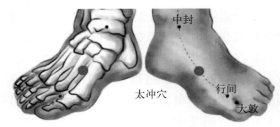

图 10-2　太冲穴

2. 足少阳胆经（图 10-3）与肝经互为表里，主治头面部疾病及神志病。

3. 沿着肝经的期门、章门穴和胆经的日月穴拔罐，可宽胸理气；或在背部的肝俞、胆俞、脾俞、胃俞等处刮痧走罐，必要时点刺放血，开门泻郁。在七情不展、心情压抑、经期前期干预效果较好。

三、养心健脾，安定心神

过度思虑常致气机郁滞，即"思则气结"，木郁克脾土，脾气被犯，运化失常，出现脘痞纳呆、大便溏泄等症状。临床上气郁质型黄褐斑患者多伴有各种胃部的症状。"脾胃为后天之本"，对脾胃虚弱者，多加用脾俞、胃俞、太白等穴，必要时行太白穴温针灸。

形神关系密切，广义之"神"即人体生理活动和病理变化表现于外的征象。狭义之"神"指性格、心理、情绪、思维、睡眠。神就相当于现代医学大脑皮质所发挥的作用，大脑皮质对内脏的影响关系密切，情志内伤，易致脏腑气机紊乱，过度内向压抑，也会致脏腑气机郁结，气结则血停，所以在治疗思虑较多、神志错乱的黄褐斑患者时，

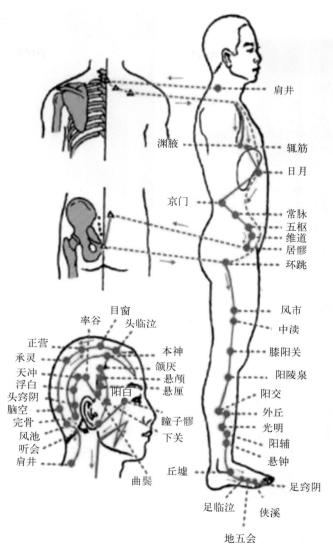

图 10-3　足少阳胆经

头部督脉的穴位：定神Ⅰ，印堂上 0.5 寸；定神Ⅱ、Ⅲ，两目平视，瞳孔直上，眉毛上 1.5 寸。督脉上的穴位可选神庭至百会之间的穴位，还常配大陵、劳宫、中脘、心俞、脾俞等穴，养心健脾安神，达到神安则脏腑气机调达，气行则血行，从而达到治疗的目的。

四、开络活气血

对于气滞已久、血行郁滞、舌下络脉迂曲明显者，用三棱针轻点刺患者舌下的瘀络，起到活血之功。或者在大椎穴（图 10-4）刺络放血（图 10-5），血行则气畅，气行则郁滞除，终致面部气血通畅则肝斑得以消除。

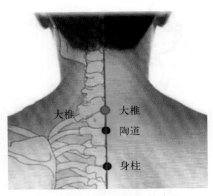

图 10-4　开络活气血的穴位

大椎

大椎
陶道
身柱

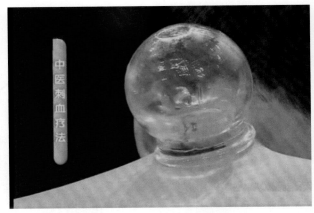

图 10-5　中医刺血疗法

五、中药助调理

临床中，对于爱生闷气、胁肋胀满、常不由得叹息、腹胀腹泻者，常用逍遥散、柴胡疏肝散、越鞠丸、小柴胡汤等为主方加减，对于血瘀较重者以血府逐瘀汤、大黄䗪虫丸等加减。

六、情志疗法

情志疗法是指医师或心理学家运用中医的情志学说或心理行为学说的理论和方法治疗患者心理疾病和心身疾病，以促使其心身状况向健康方向发展的治疗方法。

《素问·阴阳应象大论》中提到"怒伤肝，悲胜怒""喜伤心，恐胜喜""思伤脾，怒胜思""忧伤肺，喜胜忧""恐伤肾，思胜恐"的五志相胜疗法，并提出"善医者，必先医其心，而后医其身"，主张身心同治。对于黄褐斑患者的情志调理方法主要有以下 5 个方面。

1. 情志相胜法　喜胜忧（悲），忧（悲）胜怒，怒胜思，思胜恐，恐胜喜。沟通时，对产生"忧、思"情绪的黄褐斑患者，应激发其高兴、愤怒的情绪。

2. 移精变气法　移精变气即通过转移患者注意力，达到调整气机的目的。沟通时，可鼓励患者全身心地投入工作或学习、参加公益活动、参加医院的公益讲座等，关注自身的价值和个人成长。转移注意力，以减少患者对黄褐斑的关注。

3. 鼓励法　沟通时，应鼓励患者以积极的态度面对黄褐斑的治疗。鼓励患者走向自然、接触自然，运用自然界的美好事物来安慰自己的心灵。

4. 暗示法　沟通时，利用积极的语言、行为作为暗示，以增强患者治疗的信心。

5. 五音法　"七情之病也，看花解闷，听曲消愁，有胜于服药者矣。"用悲切的商调音乐治过怒，用恐惧的羽调音乐治过喜，用激亢的角调音乐治过思，用欢快的徵调音乐治过悲，用庄重的宫调音乐治过恐。音乐可陶冶人的性情，使患者保持良好的心境，"内无思想之患"，以促使心身疾病的康复。

黄褐斑目前还很难根治，治疗目标应理性地设定为色斑变淡、面积缩小，不能将目标定得过高。应尽量选择温和、不刺激的治疗方法，不可急功近利，医者和患者都要以平和的心态来面对。保持心清神静，守神以安，护形以全，则形体安康。正如《黄帝内经》所言："恬淡虚无，真气从之，精神内守，病安从来。"

（周双琳）

第五节　中医治疗黄褐斑案例

案例一

> 患者：王某某，女，48 岁，主诉自生完孩子后面部出现浅色斑块，由于祛斑心切，去过多家医疗美容机构治疗，效果均不佳。2015 年因婚姻状况不佳心情压抑，面部色斑明显加重。来我院求医治疗。
>
> 病史：患者神情憔悴，色斑（图 10-6）分布于两颧周围，性情烦躁。月经先后不定期，色斑经前加重，乳房胀痛，舌质红、稍有紫斑，脉弦，其他尚可。
>
> 中医诊断：肝斑、黧黑斑。

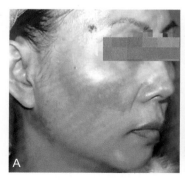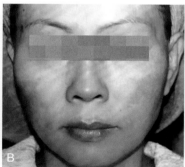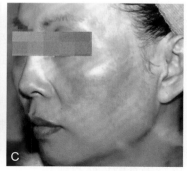

图 10-6　治疗前

1. 中医治法　理气活血、疏肝解郁、养心安神。

【方剂】　美容消斑汤加味（自拟）。高丽参 10g，全当归 12g，制何首乌 15g，桃花 10g，柿叶 30g，白茅根 10g，西红花 6g，醋柴胡 12g，黑玄参 12g，郁金 12g，广木香 9g，鸡血藤 12g，茯苓 15g，大枣 5 枚。

【用法】　每日一剂，水煎，分 2 次服用，每次取汁 250ml 左右，或调整剂量加工成蜜丸便于服用。

【按语】　本方经临床长期验证，特别适合于肝郁气滞血瘀型黄褐斑，证见胸胁胀满，情绪不稳，烦躁易怒，色斑对称分布在面部两颧周围，时轻时重，边缘清晰。

2. 中医外治法　控色润肤液（自拟方）。

【组方】 羟基白藜芦醇、茶多酚、柿叶、白芷、白僵蚕、蜗牛液、甘草酸、蜂胶、熊果苷等组成。

【功效】 美白亮肤，修复屏障，保湿补水，消炎、退红、淡斑。

【用法】 清晨洁面后搽于面部皮肤，再用其他医用护肤品。

【中医针灸穴位埋线疗法】 取三穴，足三里、三阴交（均双侧）、太冲。备穴：阴陵泉、肝俞、行间等，用平补平泻法。

3. 黄褐斑西医治疗方法

（1）激光疗法：术前拍照，包括调 Q 激光、皮秒激光、IPL 光子等。

该患者前期使用奇致皇后光子 585nm 波长 5 次褪红，后面选用飞顿大 Q 1064nm 波长大光斑低能量褪黑祛斑 5 次，达到皮肤微红即可，中间配合舒敏之星＋医美护肤产品导入，修复皮肤屏障，加强补水防晒，促进药物吸收。

（2）西药治疗

1）口服：内服维生素 C，每次 0.3g，每日 3 次；维生素 E 胶囊，每次 2 丸，每日 3 次。氨甲环酸，每次 0.25g，每日 2 次。

2）静脉注射：谷胱甘肽 300mg、维生素 C 注射液 250mg，每周 2 次，10～15 次为 1 个疗程。

3）外用：氢醌软膏，每日 2 次；丝柏祛斑膏，每日 2 次；熊果苷软膏，每日 2～3 次。

（3）中胚层疗法

1）纳米微针导入左旋维生素 C 精华、氨甲环酸精华。

2）手法注射相关美白祛斑产品。

3）电子注射（水光针）：玻尿酸＋英诺小棕瓶、杜莎之迷小黑瓶之类。

4）化学剥脱术：低浓度复合酸。

5）防晒：物理防晒、药物防晒。

总结：患者通过中西医结合治疗，疗效优于单独治疗效果，术后通过不断地沟通教育，改善患者的护肤习惯和生活习惯。术后随访近 3 年（图 10-7），未出现重度反复。

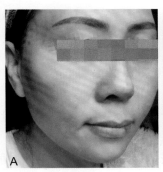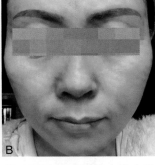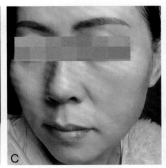

图 10-7　中西医结合治疗后

案例二

患者：邹某某，女，45 岁，个体经营者，已育 2 个女儿 1 个儿子，患者母亲和姐姐均患有黄褐斑，于 2017 年先后去多家医美机构治疗无明显效果，甚至出现色斑加重，部分皮肤出现色素脱失（图 10-8），曾经尝试使用多种医美产品，均无明显效果，今来我院治疗。

治疗方案：每 3 个月行一次调 Q1064nm 激光治疗，治疗模式为小光斑，中能量，连续 4 次；中胚层手针注射抗氧化药物，配合自行研制外用药（控色润肤液 3 组）、口服美容消斑丸 3 个疗程（6 个月）（图 10-9）。

治疗效果：患者满意，随访 3 年有余反馈无复发迹象。

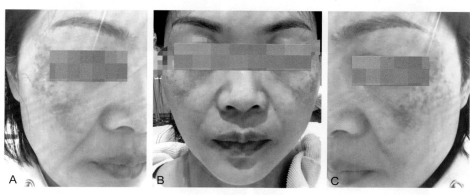

图 10-8　治疗前

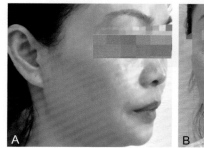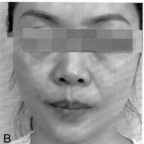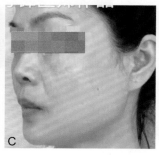

图 10-9　治疗后

案例三

患者：陈某某，女，51 岁，公务员。双侧面颊深褐色斑片 5 年余（图 10-10），自诉工作压力大，时常出差且未注重防晒，现离异，体检发现子宫肌瘤 5 年，曾在外院治疗，病情加重，现来我院就诊，诊断：重度黄褐斑。

治疗方案：①中医内调外养，针灸隔天 1 次，穴位埋线每 20 天 1 次；②中胚层手打，水光，钠晶微针（产品合理搭配）；③自行研制控色润肤液，早、晚洁面后使用，其他护肤品照常，美容消斑丸内服（三型内服调配），早、晚各 1 次，坚持 3 个疗程（约 6 个月）（图 10-11），患者对效果满意，随访 3 年余，未有复发。

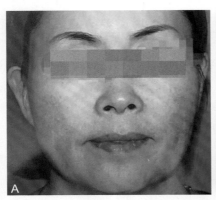
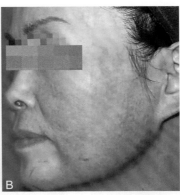

图 10-10　治疗前

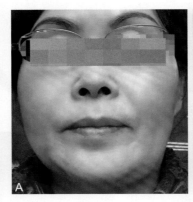
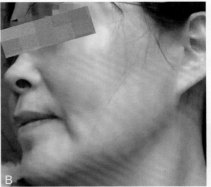

图 10-11　治疗后

案例四

临床上很多患者在月经前后色斑的轻重程度有明显变化，所以笔者运用中医的调周法结合激光治疗，取得了较好的疗效（图 10-12 ～图 10-16）。

患者在月经前、月经期和月经后接受激光治疗。经前期用温土毓麟汤加减（巴戟 15g，覆盆子 15g，白术 15g，党参 10g，怀山药 12g，神曲 10g，荆芥 15g，白蒺藜 10g，白芷 10g，白僵蚕 10g，白芍 10g，升麻 10g，香附 10g，木香 10g）；月经期的处方包括五味调经散汤（当归 10g，赤芍 10g，五灵脂 10g，艾叶 10g，益母草 30g，苍术 10g，香附 10g，牡丹皮 10g，丹参 10g，泽兰 10g，续断 10g，茯苓 10g，川牛膝 10g）；月经后的处方为归芍地黄汤加减（生地黄 15g，当归 15g，白芍 15g，枸杞 10g，牡丹皮

10g，知母 6g，党参 10g，炙甘草 3g，地骨皮 10g，荆芥 15g，白蒺藜 10g，白芷 10g，白僵蚕 10g，升麻 10g，白术 15g，山茱萸 15g）。

服药方法：每剂中药煎煮 2 次后和匀。取药液共约 300ml，每日 1 剂，上午 9：00、下午 3：00 各一次口服，每次约 150ml，在治疗期间不间断服用。

激光治疗是使用 Medlite C6 Q 开关 Nd：YAG 激光（美国奥康），波长为 1064nm。在治疗之前，要洗净患者的面部并拍照以备留档。在激光治疗期间，要求患者戴上护目镜。激光治疗头垂直于皮肤放置，并分别聚焦于照射病变处。发出的光斑直径为 6mm，频率为 10Hz，能量密度为 2.5 ～ 3.5J/cm^2，将手具垂直于皮肤表面，平行并缓慢地来回照射，以覆盖皮肤 2 ～ 3 直至皮肤终点变成微红色。根据先前的治疗反应，患者接受激光治疗的能量逐渐增加。皮肤略带红色时停止治疗。治疗后，使用无菌面膜使患者皮肤镇静。

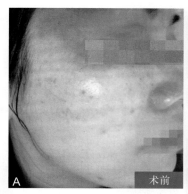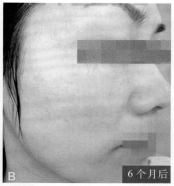

图 10-12　病例一

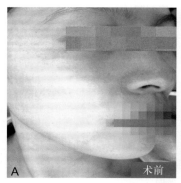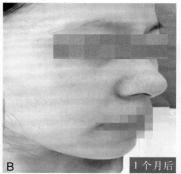

图 10-13　病例二

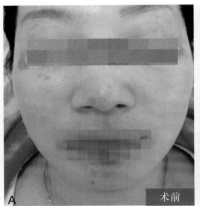 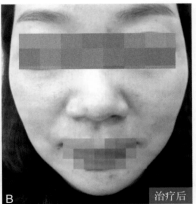

A 术前　　B 治疗后

图 10-14　病例三

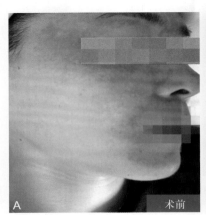 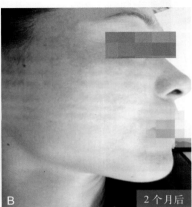

A 术前　　B 2个月后

图 10-15　病例四

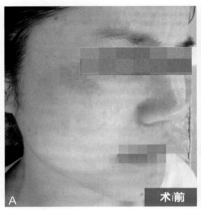 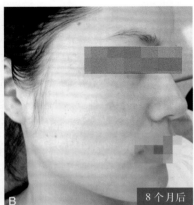

A 术前　　B 8个月后

图 10-16　病例五

（金 玉 方 峰）

参 考 文 献

[1] 戴明，曾宪玉，徐宜厚．徐宜厚教授治疗黄褐斑经验．中国中西医结合皮肤性病学杂志，2021，20(4):410-412.

[2] 郭静，段渠，朱晓燕，等．面部黄褐斑的分部论治和经络辨证探讨．世界科学技术 - 中医药现代化，2013, 15(9):2028-2032.

[3] 刘邦民，坚哲，李春英，等．女性黄褐斑中医证型与部位分型及病程的关系．中国中西医结合皮肤性病学杂志，2014, 13(5):273-275.

[4] 邱馨锐，冯文雅，闫小宁，等．面部刮痧在黄褐斑治疗中的应用进展．中国美容医学，2021，30(2):186-189.

[5] 孙林潮，陶卫，屈新华，等．黄褐斑的整合治疗．中国美容医学，2018, 27(10):5-9.

[6] 杨琳琳．女性黄褐斑皮损"微观"与中医辨证分型的相关性研究．广州中医药大学，2012.

[7] 中国中西医结合学会皮肤性病专业委员会色素病学组，中华医学会皮肤性病学分会白癜风研究中心，中国医师协会皮肤科医师分会色素病工作组．中国黄褐斑诊疗专家共识 (2021 版)．中华皮肤科杂志，2021, 54(2):110-115.

[8] 中华中医药学会皮肤科分会，中国医师协会皮肤科医师分会中西医结合专业委员会．黄褐斑中医治疗专家共识．中国中西医结合皮肤性病学杂志，2019, 18(4):372-374.DOI:10.3969/j.issn.1672-0709.2019.04.031.

[9] 周三华，傅杰英．傅杰英教授调理气郁质治疗黄褐斑的临床思路．亚太传统医药，2015, 11(13):61-62.

第 11 章

黄褐斑的精神心理治疗

一、心理治疗的定义

心理治疗是以医学心理学的各种理论体系为指导，以良好的医患关系为桥梁，应用各种心理学技术，包括通过医护人员的言语、表情、行动或通过某些仪器及一定的训练程序，改善患者的心理条件，增强抗病能力，消除心身症状，重新保持个体与环境之间的平衡，从而达到治疗的目的。

二、目的

心理治疗的目的是希望通过"生理 - 心理 - 社会"系统治疗为患者提供心理支持，减轻患者的顾虑，缓解患者焦虑、抑郁等情绪，提高患者对疾病认知，建立良好的医患关系，增强患者治疗疾病的信心。

三、黄褐斑患者心理治疗的适应证

目前医学已证实心理精神因素对黄褐斑的影响。较严重的心理精神因素可能诱发或加重黄褐斑。黄褐斑患者开展心理治疗的适应证则是有意愿接受心理治疗的黄褐斑患者；完善汉密尔顿抑郁量表（HAMD17）分值 > 7 分或汉密尔顿焦虑量表 > 7 分的患者；已确诊合并精神障碍的黄褐斑患者。

四、方法

（一）支持性心理治疗

主管医师在面诊时要加强与患者的沟通，倾听患者的思虑，了解患者的工作、生活环境，以及患者的精神心理状况，掌握影响患者精神心理问题的主要因素，也让患者了解心理问题对黄褐斑的诱发或加重的影响。医护人员还可以通过开展课堂、发放健康手册等方式向患者介绍疾病的机制、引发原因、防治详情，给予患者足够的体贴与鼓励，在保护患者必要的隐私情况下鼓励病患间相互交流，建立治疗联盟。鼓励患者积极应对病情，采用适当的方法宣泄情绪。让患者感受到宽慰，树立解决生活、工作矛盾与纠结的勇气与信心，从而树立并加深对医师的信赖，以及对黄褐斑治疗的信心。

（二）放松训练

放松治疗主要让患者能够放松精神和肌肉的一种疗法，目前已广泛应用于临床上处理患者的应激和焦虑反应。放松训练的种类很多，其中主要包括：渐进性放松、自生训练、瑜伽、超觉静默、放松反应、意向控制放松、生物反馈训练等。在治疗形式上，一般是由治疗医师给予现场指导训练，近年来也出现了通过播放音频、视频或采用 VR 设备来指导放松的形式。在此简单介绍渐进性肌肉放松训练：渐进性肌肉放松训练要求患者处于安静的环境，想象最能令人松弛和愉快的情景，如海边、树林、房屋等场景，治疗医师在一旁用言语指导和暗示，让患者逐步依次放松双手、肩膀、颈部、胸部、五官、肩胛、臀部、双腿等部位，最后使全身肌肉得到深度松弛。

实践证明，适当有效的放松训练有助于患者缓解压力，放松心情，减轻抑郁与焦虑，从而改善黄褐斑。

（三）认知行为疗法

认知行为疗法（CBT）由美国心理学家贝克于 20 世纪 60 年代发展出的一种有结构、短程、认知取向的心理治疗方法，主要针对抑郁症、焦虑症等心理疾病和不合理认知导致的心理问题。其主要着眼点放在患者不合理的认知问题上，通过改变患者对己、对人或对事的看法与态度来改变心理问题。治疗的目的在于帮助患者重新构建认知结构，重新评价自己，重建对自己的信心，更改认为自己"不好"的认知，从而减少负面情绪的出现。

认知行为疗法中有多个流派，其中一个则为著名的"情绪ABC"理论。"情绪ABC理论"是由美国心理学家埃利斯创建的理论，该学者认为激发事件 A（activating event）只是引发情绪和行为后果 C（consequence）的间接原因，而引起 C 的直接原因则是个体对激发事件 A 的认知和评价而产生的信念 B（belief），即人的消极情绪和行为障碍结果（C），不是由于某一激发事件（A）直接引发的，而是由于经受这一事件的个体对它不正确的认知和评价所产生的错误信念（B）所直接引起。而黄褐斑患者常见的错误认知包括：①灾难化自己的病情，认为自己患黄褐斑之后"天"会塌下来；②主观臆想，认为别人都会因为自己患有黄褐斑而看低自己；③乱贴标签，认为自己患有黄褐斑就是一个十足的"丑八怪"；④认为自己不值得被爱等。该治疗需要医师帮助患者识别到自己存在不合理的信念，并加以批判和修正，可通过布置"家庭作业"，引导患者与自己不合理的信念辩驳，对患者的积极行为表示肯定和自我奖励，鼓励患者增加社会交往等办法重建患者的认知。并帮助患者正确认识、了解黄褐斑的病因、特点，发生与转归的规律，让患者更能配合医师治疗。

（四）正念减压

20 世纪 80 年代，美国麻省大学医学中心附属减压门诊的 Jon Kabat-Zinn 博士亲身体验正念禅修，将正念带出宗教、引入身心医疗保健，创立正念减压疗法。正念疗法虽源于佛教徒的修习方式，但与佛教本身或做佛教徒并没有必然联系。因此，无论文化背景和信仰如何，都不会妨碍正念治疗。正念是一种专注于当下、全然开放的自我觉察，不需要带有自我批判的心态，改以好奇心和接纳、迎接内心和脑海的每个念头，也就是强调正视当下和觉察。

正念疗法的具体执行内容有：①身体扫描学习的成员可以躺下或是坐着，让身体在最为放松自在的环境里，先从注意呼吸开始安静身心，将注意力集中在鼻尖，留意吸气时身体呼吸变化，接着主导正念的医师用口语引导学员从头皮、面部五官、肩颈、躯干、四肢等，把注意力感受放在身体各个部位，最后留意全身的体会。在这过程当中有可能会分心、产生杂念，都没有关系，学习者也不需要批判自己的分心，只要将念头再拉回来即可。②食物静观患者暂时闭上眼睛，由主导正念疗法的工作人员发给患者一个可以食用的食物（最典型的是给予葡萄干），患者透过手指的触感、鼻子的嗅觉、耳朵的听觉，试着感受这个食物的特性、特色，最后放入口中时，在舌头和味觉的体察下，感受到放入口中的食物是什么，享受品尝美食的过程。③步行冥想。让患者把全部注意力集中在双下肢和步态，在保持身体平衡的情况下慢慢向前走，感受自己身体动作的变化以及慢速行走时平静的心境。在训练结束后医护人员可对患者综合治疗过程中产生负面情绪的原因进行分析并进一步制订患者下次的治疗训练内容。

正念解压有助于患者减轻负面情绪，增强正能量的动力，乐观面对事物的发展与矛盾，善待他人与自己，以增强治疗黄褐斑的信心和对生活的热爱。

（五）家庭治疗

家庭治疗是以家庭为对象的心理治疗模式，家庭治疗主要把焦点放在家庭成员的互动与关系上。黄褐斑患者出现精神困扰时，医师可提供必要的辅导，满足患者和家属表达的欲望，促进家属与患者之间的互相理解和包容。

五、注意事项

1. 开展治疗的医师需要具备基础的精神心理学知识，掌握一定的沟通技巧。

2. 遇到合并严重精神障碍的黄褐斑患者应及时转介到精神科进一步诊治。

3. 治疗过程中应做到共情、尊重、热情、积极关注、真诚。

4. 治疗过程应避免争论谁对谁错，不替代患者做决定。

5. 以安慰、劝解、教育、疏导为主，必要时辅以缓解抑郁及焦虑的药物治疗，应用药物治疗期间注意药物不良反应。

（周舒颖　李东霓）

[1] 汉密尔顿抑郁量表（Hamilton Depression Scale，HAMD）由 Hamilton 于 1960 年编制，是临床上评定抑郁状态时应用得最为普遍的量表，目前多采用 17 项版本，由 2 名经过培训的评定者通过交谈和观察的方式评分，病情越轻，总分越低；病情愈重，总分愈高。

[2] 汉密尔顿焦虑量表（Hamilton Anxiety Scale，HAMA）由 Hamilton 于 1959 年编制，包括 14 个项目。HAMA 将焦虑因子分为躯体性和精神性两大类，由 2 名经过培训的评定者通过交谈和观察的方式评分，病情越轻，总分越低；病情愈重，总分愈高。

第 12 章　黄褐斑的居家养护

一、护肤原则（功效性护肤品的使用）

治疗黄褐斑的常规手段（例如，医疗美容的激光、光电治疗＋药物），有可能会加重黄褐斑患者皮肤的负担，引起皮肤刺激的红斑、色素脱失甚至炎症后黑变病。而功效性护肤品中一般含有很多祛斑美白的活性成分，可以帮助修复受损的皮肤屏障，而且功效性护肤品的耐受性更高，更温和。近年来，越来越多的更加高效且安全的美白和祛斑成分，得到了广泛的关注，逐渐成为替代外用药膏的功效性护肤品。

1. 氨甲环酸　化妆品成分表称为"凝血酶"，东南亚地区称为"传明酸"。紫外线可以刺激角质形成细胞表达纤溶酶原，而氨甲环酸能抑制纤溶酶原向纤溶酶的转化，从而减少细胞膜上花生四烯酸代谢为前列腺素和白三烯，抑制碱性成纤维细胞生长因子的表达，减少 MMP 的表达。氨甲环酸可以抑制肥大细胞的活性，降低肥大细胞的数量；氨甲环酸抑制真皮内的血管新生，通过竞争性抑制减少酪氨酸酶的活性。

2. 壬二酸　壬二酸具有很强的抗炎功效，还有美白功效，还可以清除自由基，通过激活过氧化物增殖体 - 激活受体 γ，能够逆转 PUVA 诱导的人成纤维细胞的老化，壬二酸抑制 MMP-1 的合成，下调肝细胞生长因子、干细胞因子。壬二酸竞争性地抑制酪氨酸酶。壬二酸温和、刺激性小，而且无致畸性和光毒性。壬二酸常用于改善痤疮遗留的黑色痘印、玫瑰痤疮的红斑、炎症后黑变病。治疗黄褐斑的常用浓度为 15% 或 20%。在一项单成分的对比试验中，证实 20% 的壬二酸优于 2% 的氢醌。另一项试验证实，20% 的壬二酸治疗黄褐斑的功效与 4% 的氢醌相当。

3. 左旋维生素 C　又名抗坏血酸，是种多羟基化合物，化学式为 $C_6H_8O_6$，属于水溶性维生素。天然存在的抗坏血酸有 L 型和 D 型 2 种，后者无生物活性，故目前使用的抗坏血酸为 L 型，即左旋维生素 C。

维生素 C 是人体最为丰富的抗氧化剂。维生素 C 在逐级供给电子而转变为半脱氧抗坏血酸和脱氢抗坏血酸的过程中清除体内超负氧离子（O^{2-}）、羟自由基（OH·）、有机自由基（R·）和有机过氧基（ROO·）等自由基，在自由基损害皮肤及其附属器之前将其中和，保护皮肤免受氧化应激。维生素 C 可络合铜离子，竞争性抑制酪氨酸酶，促进酪氨酸酶在体内氧化分解，减少黑色素的合成。维生素 C 属于不饱和羟基化合物，具有很强的还原性，参与人体许多重要的生物氧化还原过程。维生素 C 可以将生育酚自由基重新还原成生育酚，反应生成的抗坏血酸自由基在一定条件下又可被 NADH2 的体系酶作用还原为抗坏血酸。在色素方面，维生素 C 可将黑色素形成过程的中间产物多巴胺、多巴醌还原成多巴，是安全有效的皮肤美白剂。

韩国首尔国立大学医学院皮肤科和莫德罗诊所对 29 位黄褐斑患者进行了连续 12 周的半侧面部使用维生素 C 的双盲试验，试验侧导入维生素 C，对侧则使用蒸馏水，同时防晒。连续 12 周之后左、右侧面部对比，可以看到显著差异，从统计图上也可以看到使用维生素 C 侧效果明显（图 12-1）。

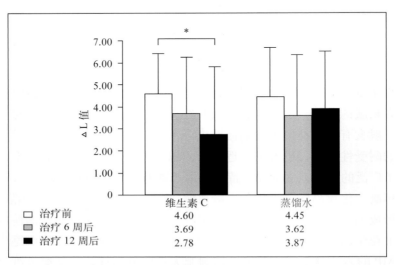

图 12-1　治疗前、治疗 6 周后、治疗 12 周后色度仪测量 $\triangle$L 值
*$P < 0.01$

4. **维生素 A（视黄醇）**　维生素 A 属于脂溶性维生素，可以抑制 MMP 的活性，减少氧化应激的压力，降低黑色素的转运，促进细胞外基质（胶原纤维、弹性纤维）的合成，加速角质形成细胞的代谢，加速表皮的更替，从而减少角质层中黑色素的含量。

5. **阿魏酸**　是高效抗氧化剂、稳定维生素制剂，可以通过调控 AMPK 通路对过氧化氢诱导的氧化损伤起到保护作用，抑制胸腺嘧啶二聚体形成，抑制 p53 蛋白过度表达，减少朗格汉斯细胞过度消耗，从而缓解紫外线损伤。并且随着阿魏酸的质量浓度升高，其铁离子还原能力逐渐增大；随着摩尔浓度升高，其对 DPPH 自由基、羟基自由基和 ABTS 自由基清除能力逐渐增大。同时有研究表明，阿魏酸与维生素 C 在抗氧化方面有较强的协同作用。部分证据显示，阿魏酸通过干扰蛋白质合成，破坏其细胞壁、细胞膜的通透性等方式发挥抗菌作用。另外，阿魏酸具有抑制酪氨酸酶、抑制黑素细胞增殖的作用。

6. **烟酰胺**　又名维生素 B_3，属于水溶性维生素，易穿透角质层，由于其强大的抗氧化能力和良好的皮肤耐受性，在皮肤美容领域应用广泛。长期使用可以修复屏障功能，抑制黑色素向角质形成细胞传输途径，抗糖化、减少油脂分泌，预防日晒后的红斑、炎性反应，促进胶原生成，减少皱纹并能防止细胞的氧化应激反应，调节细胞代谢。吴艳等使用含 4% 烟酰胺和 2% N- 乙酰葡萄糖胺的护肤品对 210 名面部色斑的受试者进行了双盲、基质对照人体试验：8 周后测得与基质相比，含烟酰胺和 N- 乙酰葡萄糖胺的护肤品可以抑制色斑面积的增加，减轻紫外线引起的肤色加深和肤色不均匀。研究结果表明正常人皮肤对含烟酰胺和 N- 乙酰葡萄糖胺的护肤品有良好的耐受性，该护肤品具有一定的减轻色素沉着的效果。

7. 保湿剂　黄褐斑的皮损处经皮水分丢失（TEWL）与正常皮肤无异，然而，在受到破坏（日晒、摩擦、光电操作）后，其 TEWL 的恢复能力下降。所以加强日常的保湿很重要，保湿剂能促进创伤愈合，可以加速屏障功能的恢复。

8. 防晒霜　无论是黄褐斑的治疗还是预防，防晒产品都非常重要。在妊娠阶段，防晒是黄褐斑治疗的唯一手段。尽量避免中午时分的阳光直射，外出时佩戴必要的遮光衣物和遮阳伞。尽可能选用广谱防晒霜，不仅全面对抗长波紫外线（UVA）和短波紫外线（UVB），还要阻挡可见光（尤其是室内蓝光）引起的持久性的色素沉着。

两种常用的物理防晒剂——二氧化钛和氧化锌可阻挡一部分可见光，但因为颜色偏白，许多人不能接受。氧化铁的颜色较自然，可以有效地阻挡可见光。已有研究证实，添加了氧化铁的防晒霜可以更显著地降低黄褐斑患者的 MASI 评分，减少黄褐斑的复发。

二、合理饮食

食品级保健品在黄褐斑的治疗和预防上也取得了很大的成功。

1. 类胡萝卜素　是天然存在的色素，来源广泛，不仅植物可以合成类胡萝卜素，藻类和光合性细菌也能合成。类胡萝卜素有很强的抗炎、抗氧化和光保护的作用。膳食中的蔬菜和水果（如番茄、番茄酱、南瓜等），可以提供丰富的类胡萝卜素。在类胡萝卜素家族中，番茄红素灭活单线态氧的能力最强。类胡萝卜素容易在皮肤中富集，清除活性氧基团，从而减少紫外线带来的破坏。类胡萝卜素还能吸收一部分 UVB 和 UVA，减少黑色素的合成，并让已经合成的黑色素淡化。需要注意的是，高浓度的类胡萝卜素（20mg/d）会引起皮肤变黄（临床上称为类胡萝卜素血症）。目前，市场上已经有几种以白番茄冻干粉为主要原料的口服美白产品上市，有很好的临床反馈，并避免了皮肤变黄。新加坡国立皮肤中心发表的随机对照双盲试验结果表明，口服水晶番茄组（800mg/d）＋涂抹防晒霜组，在 84 天后 mMASI 评分下降 2.1 分，而对照组（口服安慰剂）＋涂抹防晒霜，mMASI 评分下降 1.8 分。两组之间有统计学差异。

2. 其他抗氧化剂　可以作为营养补充剂，可用于黄褐斑的抗氧化治疗。如维生素 C、维生素 E、水飞蓟素、谷胱甘肽、水龙骨叶提取物。

3. 益生菌　益生菌对许多皮肤问题都有帮助，也包括黄褐斑。益生菌可以发挥抗炎的属性，抗氧化的能力，保护机体免于紫外线的损伤，抑制酪氨酸酶的活性。一项在泰国开展的随机对照双盲试验表明，在连续口服 12 周的益生菌后，黄褐斑患者益生菌治疗组和对照组之间的 MASI 评分有显著的差异。在此次试验中，益生菌的配方组成包括乳酸乳球菌、嗜酸乳杆菌、干酪乳杆菌、长双歧杆菌、婴儿双歧杆菌、双歧杆菌。

三、有氧运动

运动，尤其是有氧运动，能促进 5- 羟色胺的表达，使人产生愉悦的心情。所以，保持运动习惯，能让人摆脱焦虑、抑郁的负面情绪，也有助于控制黄褐斑的加重和复发。

（李远宏　宋为民　苑凯华）

参 考 文 献

[1] 吴艳，钟少敏，Joe Kaczvinsky，等 . 烟酰胺和 *N*- 乙酰葡萄糖胺改善色斑效果观察 . 临床皮肤科杂志，2007, 36(10):628-631.

[2] Arefiev KLB, Hantash BM. Advances in the treatment of melasma: a review of the recent literature. Dermatol Surg, 2012, 38(7 Pt 1):971-984.

[3] Balina LM, Graupe K. The treatment of melasma 20% azelaic acid versus 4% hydroquinone cream. Int Dermatol, 1991, 30(2):893-895.

[4] Boukari F, Jourdan E, Fontas E, et al. Prevention of melasma relapses with sunscreen combining protection against UV and short wavelengths of visible light: A prospective randomized comparative trial. J Am Acad Dermatol, 2015, 72(1):189-190.

[5] Castanedo-Cazares JP, Hernandez-Blanco D, Carlos-Ortega B, et al. Near-visible light and UV photoprotection in the treatment of melasma: A double-blind randomized trial. Photodermatol Photoimmunol Photomed, 2014, 30(1):35-42.

[6] Hamadi SA, Mohammed MM, Aljaf AN, et al. The role of topical and oral melatonin in management of melasma patients. J Arab Univ Basic Ppl Sci, 2009, 8:30-42.

[7] Hee Y, Park JE, Lee DS, et al. Tranexamic acid inhibits melanogenesis by activating the autophagy system in cultured melanoma cells. J Dermatol Sci, 2017, 88:96–102

[8] http://asianbeautyzone.blogspot.hk/2011/06/tranexamic-acid-250mg.html, http://vitc-glutha-placenta.webs.com/newproductdetials.htm, http://www.taipeitimes.com/News/taiwan/archives/2007/03/11/2003351798.

[9] Kwon SH, Hwang YJ, Lee SK, et al. Heterogeneous pathology of melasma and its clinical implications. int J Mol Sci, 2016, 17(6):824.

[10] Lee HC, Thng TGS, Goh CL. Oral tranexamic acid(TA)in the treatment of melasma:retrospective analysis. J Am Acad Dermatol, 2016, 75(2):385-392.

[11] Lima PB, Dias JAF, Esposito ACC, et al. French maritime pine bark extract(pycnogenol)in association with triple combination cream for the treatment of facial melasma in women: a double-blind, randomized, placebo-controlled trial. J Eur Acad Dermatol, 2021, 35:502-508.

[12] Piyavatin P, Chaichalotornkul S, Nararatwanchai T, et al. Synbiotics supplement is effective for Melasma improvement. J Cosmet Dermatol, 2021, 20:2841-2850.

[13] Sardana K, Sachdeva S. Role of nutritional supplements in selected dermatological disorders: A review. J Cosmet Dermatol, 2021: 1-14.

[14] Searle T, Al-Niaimi F, Ali FR. The top 10 cosmeceuticals for facial hyperpigmentation. Dermatol Ther, 2020, 33:e14095.

[15] Stahl W, Sies H. Photoprotection by dietary carotenoids: concept, mechanisms, evidence and future development. Mol Nutr Food Res, 2012, 56:287-295.

[16] Teo WL, Gan E, Jinghan A, et al. Double blind placebo controlled trial to evaluate of the efectivemess

of a dietary supplement rich in carotenoids as adjunct to topical lightening cream for the treatment of melasma: a pilot stud. J Pigment Disord, 2015, 2:164.

[17] Torok HM. A comprehensive review of the long-term and short-term treatment of melasma with a triple combination cream. Am J Clin Dermatol, 2006, 7(4):223-230.

[18] Tse TW, Hui E. Tranexamic acid: an important adjuvant in the treatment of melasma. J Cosmet Dermatol, 2013, 12:57-66.

[19] Villarama CD, Maibach HI. Glutathione as a depigmenting agent: an overview. Int Cosmet Sci, 2005, 27(3):147-153.

[20] Wu SF, Shi HY, Wu H, et al. Treatment of melasma with oral administration of tranexamic acid. Aesthetic Plast Surg, 2012, 36(4):964-970.

第 13 章　黄褐斑联合治疗方案

一、概述

随着黄褐斑病理生理的研究逐渐深入，对于黄褐斑的治疗已经有了新的认识，从最早期内分泌相关性到现在的炎症及皮肤光老化相关性等，同时随着医疗美容的发展，对于黄褐斑的理解和治疗手段也越来越丰富。近年来发现，单纯光电治疗对于黄褐斑治疗的效果明显降低，并发症频发甚至出现治疗后色素沉积加重的趋势。追其原因，多数研究表明黄褐斑皮损处早期即可见血管相关表达因子及部分炎性因子的表达增加，光电刺激炎症状态下的黄褐斑皮损，更容易激惹黑素细胞分泌黑色素，从而导致黄褐斑加重。由于黄褐斑对于激光治疗后的反应不一，单纯通过激光类仪器治疗的疗效已然成为不可确定性因素。基于黄褐斑的发病因素复杂多样，所以治疗手段可以多链条切入，多种方法联合治疗，从而增强疗效并减少并发症。

黄褐斑是一种色素类疾病，根据黄褐斑的成因，黄褐斑的治疗可以分为表皮途径和真皮途径，表皮途径除增加色素从表皮代谢外，还可采取促进皮肤结构修复、增强皮肤屏障功能、抑制色素合成等措施；真皮途径除增加真皮色素代谢外，还有对抗皮肤光老化、进一步促进皮肤屏障功能恢复等优势。当然，对于真皮下的滋养也非常重要，真皮下血管网自真皮下汲取营养，可直接供给真皮，促进真皮代谢及年轻化进程。而减少色素合成手段则相对简单，但对于预防黄褐斑形成、增加黄褐斑的治疗效果、减少治疗后并发症产生和降低治疗后复发概率有着不可替代的作用，且对于活跃期黄褐斑的皮损稳定是重要的治疗手段之一，这些手段主要是修复皮肤屏障功能，抑制酪氨酸酶活性的皮肤养护手段和药物治疗。

目前比较认可的黄褐斑的联合治疗方式的理念是：将真皮年轻化治疗手段贯穿于整个治疗的疗程中，联合中胚层疗法加强皮肤自身代谢能力，辅助相应的表皮安全性剥脱手段以增加早期治疗效果，滋养真皮下组织，以增强真皮年轻化状态，增强患者对黄褐斑治疗的信心，最终实现减少黄褐斑治疗过程中炎症性色素沉着等并发症发生率，并从本质上实现黄褐斑治疗效果的长效性。

（一）表皮途径

早期随着强脉冲光和 Q 开关 1064nm 激光的出现，针对黄褐斑的治疗取得了肯定的疗效，但是临床也出现了一些并发症，尤其是在亚洲人群中，除了短暂的效果之外，伴随而来的是高复发率和炎症后黑变病。后来临床对于激光仪器的应用方式进行更新，应用低能量大光斑模式进行高频率轻扫，随着应用的开展，随之而来出现了斑驳状色素脱失，由于 Q 开关 1064nm 激光器作用靶目标亦包括黑素细胞、真皮噬黑素细胞等，短暂的色素减退可以恢复。通过病理生理研究证实，这些并发症的出现与激光的光热作用导致黑素细胞被激惹或频繁作用使黑素细胞功能抑制、表皮屏障受损、真皮炎症诱导炎症细胞聚集增加等有关。

近 3 年来 Picosure 皮秒、Picoway 超皮秒等皮秒级激光仪器的出现，表明可以利用极短脉冲输出方式，以光机械作用直接作用于色素颗粒，减少光热作用对于色素细胞的影响，可以减少 Q 开关 1064nm 激光引起的并发症。临床应用过程中我们发现激光仪器的变革并没彻底解决临床中高复发率、炎症后黑变病和色素脱失等并发症的问题。因此我们重新回到表皮代谢的途径问题，基底细胞在受到光热刺激、光机械刺激或光热、光机械双重刺激后真皮和表皮交界的乳头区产生大量的氧自由基，诱发炎症反应，产生红肿表现；基底层黑素细胞分泌黑素颗粒，大量的色素颗粒产生，即可出现炎症后黑变病。

黄褐斑病理研究发现皮损处早期即可见血管相关表达因子及部分炎性因子的表达增加。在炎症状态下的黄褐斑皮损通过光电刺激，更容易激惹黑素细胞的活性，从而导致黄褐斑加重。表皮代谢途径必须要进行，但单纯通过色素剥脱类的激光仪器治疗疗效不确定，因此寻找更加安全的剥脱方式成为临床医师的首要任务。

强脉冲光（IPL）目前仍然是黄褐斑光电治疗的首选，由于其脉宽为毫秒级，远高于黑素颗粒的热弛豫时间，其治疗机制并非通过击碎黑素颗粒产生作用，而是通过促进含有黑素颗粒的角质形成细胞代谢而达到治疗作用。强脉冲光还可以通过血红蛋白的吸光谱作用于血红蛋白，热凝扩张的毛细血管，改善真皮炎症反应，进一步干预黄褐斑的色素合成途径。现阶段由于炎性黄褐斑的屏障受损现象，应用强脉冲光进行治疗时尽量减少单次明显表皮结痂反应，主要通过 2 ～ 3 个脉冲的作用模式，应用选择性光热反应和光调作用进行治疗。

化学剥脱术（化学焕肤术），通过化学物质作用于皮肤表面引起皮肤不同程度的可控性损伤，从而诱导表皮、真皮结构重建，对于表皮的剥脱可以通过化学剥脱的形式去实现，既可以避免光热刺激、光机械刺激引起的炎症反应，酸性物质本身又对表皮、真皮炎症有一定程度的抑制作用，不仅不会激惹炎症反应加剧，还可一定程度上控制黄褐斑本身的炎症反应。AHA 还可以下调黑素细胞的酪氨酸酶活性和黑色素含量，通过剥脱作用加速表皮更替，加速黑素颗粒从表皮途径代谢。目前应用较为广泛的化学剥脱剂为果酸类（α 羟酸类）和超分子水杨酸（辛酰水杨酸）。

新一代的产品中，溶斑素为一种新型的复合型表皮代谢产品，其 3.0 < pH < 4.2，剥脱作用较弱，可以通过微针技术实现酸性剥脱，该产品含 有与黑素颗粒相互作用的成分，结合后可启动氧化还原反应，促进黑素颗粒溶解代谢；产品又复合一些抗炎性成分、修复性成分、抑制黑色素合成成分，在化学剥脱的基础上进一步抑制黑色素合成，增加黑色素代谢。且微针技术本身也对真皮和表皮重建有一定的作用，是目前表皮代谢剂的革新性应用模式。

气化型点阵激光（剥脱性点阵激光），激光束从表皮穿透进入真皮，产生矩阵样柱状热变性区域或坏死区，并未过度损伤周围组织，从而达到治疗作用。目前常用的为 CO_2 激光（波长 10 600nm）和 Er：YAG 激光（波长 2940nm），此类激光进行低能量低密度的剥脱作用，即可达到通过表皮剥脱代谢的作用，也可以直接热凝表、真皮组织，而微小热损伤模式不易激惹炎症反应加剧，从而达到治疗作用。应用剥脱性点阵激光进行黄褐斑治疗，可以同时达到使色素通过表皮途径代谢和刺激真皮年轻化的目的。因此，剥脱性点阵激光可以同时具有表皮途径和真皮途径代谢的能力。对于活跃期黄褐斑或皮肤屏障功能严重受损的黄褐斑患者，应通过其他治疗手段先稳定表、真皮的修复能力后再进行此类激光的治疗。

（二）真皮途径

在临床工作中发现，光电热效应在刺激真皮及真皮下胶原再生的过程中，黄褐斑的皮损也有明显好转的迹象，2018 年以来，也有文章阐述黄褐斑可能是一种由遗传因素影响易感个体的光老化皮肤疾病，更加说明了真皮老化对于黄褐斑皮损加重的影响。对于真皮影响黄褐斑皮损的原因分析有以下两点：首先黄褐斑色素颗粒除表皮分布外，还有部分在真皮浅层，通过表皮途径进行黄褐斑治疗后，真皮色素仍存在色素代谢问题，黄褐斑的皮损表现变得模糊但仍存在；其次，表皮营养供应来自真皮及真皮下，真皮及真皮下老化导致营养供应不足，表皮代谢减慢，加之乳头区的炎性反应对于真皮胶原流失有一定影响，加速真皮老化问题，进一步降低表皮代谢速度，加速真、表皮交界处黑素颗粒产生，黄褐斑反应加重；再次，真皮下组织老化，营养供给减少，加之对表皮、真皮支撑力不足而塌陷，表皮不平整，亦导致皮肤光影斑直接或间接加重黄褐斑外观表现。

非气化型点阵激光（非剥脱性点阵激光），应用点阵作用原理而非表皮途径代谢，主要通过激光刺激真皮胶原再生，加速真皮代谢速度，间接加速表皮代谢，从一定程度上减轻黄褐斑的皮损表现。非剥脱性点阵激光对于皮肤损伤小、恢复速度快、不良反应少，在黄褐斑的治疗中更加安全可靠。但由于其无表皮剥脱作用，因此对于黄褐斑的改善速度较慢，需要多次治疗。目前常用于黄褐斑治疗的非剥脱性点阵激光主要有 1440nm、1450nm、1540nm、1550nm、1927nm。非剥脱性点阵激光进行黄褐斑治疗仍要把握好能量、光斑覆盖率、治疗遍数及治疗周期等问题。

Nd：YAG 1064nm 激光（长脉宽 1064nm 激光），脉宽为几百毫秒到秒级，可以通过表皮达到真皮或皮下层，使深层蛋白热变性、刺激新生胶原产生的作用。由于其脉宽可调性，可以调节激光作用特性并控制到达层次，减少表皮刺激，增加真皮胶原再生，从而达到改善黄褐斑皮损的作用。

射频技术（radiofrequency，RF），射频电流通过影响局部组织离子的运动，在离子运动过程中摩擦产热，作用于真皮深层和脂肪纤维隔，热量导致胶原蛋白收缩或变性，从而达到胶原再生的目的。双极射频由于其作用较浅，刺激真皮年轻化相对较弱。单极射频作用深度较深，可刺激真皮及真皮下年轻化，促进黄褐斑皮损改善明显，目前此类仪器多用于深层抗衰老治疗，治疗频次较低，仅能起到一定的改善作用。通过射频技术实现黄褐斑治疗目的的仪器为射频微针，矩阵样针体可直接穿透表皮并将能量释放于真皮，射频产生的热效应可以改善真皮炎症，且由于表皮处针体有绝缘层，所以可以在不明显损伤表皮的前提下刺激真皮年轻化，且可配合导入相应药物来达到改善黄褐斑的目的。

微聚焦超声技术（micro focused ultrasound，MFU），不同于高能聚焦超声技术（high-intensity focused ultrasound，HIFU），是通过超声热能聚焦原理，点阵集束热传递方式，在不切开表皮的前提下，发出每秒震动高达 600 万～ 1200 万次的阵距分子能量，在 1.5mm、3.0mm、4.5mm 等深度产生电场聚集效果，使皮下温度瞬间提升到 60 ～ 75℃，以确定热量在真皮纤维层产生有效热损伤，刺激皮下组织修复，达到真皮胶原再生的作用。MFU 可将热量准确传递到包括真皮及皮下组织在内的非相邻部位组织，形成热凝固带，而不损伤非定位深度的组织。因此，其在 1.5mm 深度可作用于真皮组织，刺激真皮胶原再生，增加真皮代谢能力，达到改善黄褐斑的目的；而 3.0mm 及 4.5mm 深度可作用到真皮下，促进真皮下年轻化，直接改善对于表皮、真皮的支撑力，间接改善对真皮的营养供给，改善黄褐斑。

近些年来随着外科脂肪填充技术的发展，脂肪移植成为整形外科手术的热门项目，对于脂肪移植术后的求美者皮肤光泽度改变及黄褐斑皮损改善的表现，提示黄褐斑的治疗除传统治疗外，还可以考虑真皮年轻化对黄褐斑的影响。在脂肪移植过程中，脂肪来源干细胞（ADSCs）能分化成各种表型，包括成纤维细胞和角质形成细胞。脂肪抽吸过程中被分离出来的基质血管部分称为脂肪干细胞基质（SVF），制作形成的 SVF-gel（脂肪胶）含有高比例的 ADSCs，而后者移植后在局部产生抗炎、免疫调节和促血管形成的作用。对于真皮胶原再生提供了良好的再生环境及 ADSCs 演化成为成纤维细胞也可促进真皮胶原的产生。

目前，鲁峰团队的研究发现，真皮内脂肪（dermal white adipose tissue，DWAT）在皮肤屏障中的重要功能逐渐被发现。真皮内脂肪能参与产热、头发生长、伤口愈合、纤维化和瘢痕形成、针对感染的免疫防御等多种皮肤屏障功能。有文献表明真皮内 SVF-gel 移植治疗能显著修复真皮内脂肪屏障，增加真皮厚度，改善光老化导致的干细胞缺乏和胶原蛋白含量减少导致的毛细血管扩张等问题。分析 ADSCs 对真皮的作用，是真皮年轻化和改善黄褐斑的前瞻性手段。

（三）中胚层疗法

中胚层疗法又称间皮疗法或美塑疗法。高景恒发表的文献阐述中胚层疗法是一种注射技术，也是一种药物的应用方式，主要是通过将药物注射到皮内并在皮内保留一定的时间，从而达到增加药物存留时间即缓释和药物作用特定层次的作用。目前市面上可用于中胚层疗法的产品主要以玻尿酸成分或玻尿酸复合剂的形式存在。这些产品在注射后可以达到显效迅速、多维度效应的目的，但在临床工作中发现此类疗法也有一定的局限性，即维持时间短，多次注射后疗效递减的现象。解决此类问题，可以通过不同种类交替使用、优先使用含有促进修复、抑制色素活性、促进色素代谢成分的品类或使用含有刺激再生成分的品类进行。

（四）皮肤养护

再好的治疗手段不如预防，这个道理贯穿于临床医学的整个病症类体系，黄褐斑预防的两个方面即防晒和清洁，防晒是防止黄褐斑过早产生或降低黄褐斑治疗后并发症出现及降低治疗后黄褐斑复发概率的良好手段。现阶段生活美容方法的普及，对于无意识皮肤屏障的破坏也尤为显著，化妆品、皮肤清洁剂、皮肤清洁工具层出不穷，这些对于皮肤屏障功能的破坏是日积月累的，损伤速度超出皮肤本身的修复速度，则出现屏障功能受损、激发黄褐斑等各类皮肤问题。因此，临床工作除了对皮肤疾病类问题进行治疗外，还必须同时指导求美者的科学的护肤理念，这样对临床治疗具有更好的协同作用，减少黄褐斑等色素性疾病治疗术后并发症的出现和减少皮肤问题反复发作的可能性。

（五）药物治疗

活跃期黄褐斑是治疗的难点，此类黄褐斑极易被激惹加重，尤其是光敏感性高，很难通过光电治疗或化学剥脱术等手段得到改善，除了防晒、避免过度清洁等预防手段外，则可通过系统药物治疗控制其活跃性。口服类药物包括氨甲环酸、甘草酸苷、维生素类（维生素 C 和维生素 E）、谷胱甘肽等，以上药物具有抗氧化、抗炎、抑制血管反应、抑制或减少黑色素合成的作用，可有效控制色素合成途径。外涂类药物包括氢醌及其衍生物、维 A 酸类、壬二酸、氨甲环酸等，由于外涂药物对皮肤具有不同程度的刺激，需要配合皮肤屏障修复类的护肤品，降低由于刺激激惹引起的炎症或敏感反应，辅助减少黄褐斑术后并发症和直接改善黄褐斑外观表现。

二、具体的方案

基于以上的治疗思路，结合黄褐斑的分期分型来制订具体的治疗方案。

（一）单纯色素型

对于 30 岁以内的患者，联合方案以局部用药为主，具体为：①美塑疗法，微针导入氨甲环酸。②化学焕肤疗法：果酸可用柠檬酸结合低浓度甘醇酸，浓度不宜过高。③引导正确的居家护理方法，日常护肤适当清洁，注意保湿防晒。日常配合使用传明酸精华液。

对于 30 岁以上的患者，联合方案以光电联合局部用药为主，具体为：①光电治疗，如 Q 开关激光、皮秒级激光器、点阵激光辅助产品导入氨甲环酸，以及适当能量的强脉冲光治疗等。②真皮层疗法（美塑疗法），玻尿酸类与代谢色素类产品交替使用，可与光电治疗同天进行，也可以分开治疗，每个月 1 次；居家配合使用传明酸精华液与巴布贴。③必要时配合口服用药。

（二）色素合并血管型（屏障受损严重型）

该型患者皮肤 VISIA 照片下与斑片相对应区域可见明显的红血丝，严重者肉眼可见，甚至伴有瘙痒、刺痛、烧灼感。此型患者以抗炎舒敏、修复屏障为主，①可选择无创导入，如超声导入红参肽等营养成分。瘙痒感明显者可配合口服抗组胺药。②修复屏障，包括光电类。③黄光、红光各照射 15min，每个月 1 次。④中胚层疗法（美塑疗法），选择以抗炎修复类型为主，也可选择外泌体及富血小板血浆，可与光子同时进行。

（三）色素合并血管型（炎症型）

该型患者皮肤 VISIA 照片下与斑片相对应区域可见红血丝，无明显不适症状，可有或轻微不适症状。

1. 选择口服用药　氨甲环酸片（250～500mg），每日 2 次；或水晶番茄、还原型谷胱甘肽、维生素 C、维生素 E 等。

2. 光电治疗　可选用点阵激光、IPL、755nm picosure 皮秒激光、532nm 及 1064nm picoway 超皮秒激光、调 Q 755nm 激光、调 Q 694nm 激光、调 Q 1064nm 激光等。

3. 中胚层疗法（美塑疗法）　可选用代谢色素类产品或抗炎成分产品，每个月 1 次。

光电疗法和美塑疗法可间隔 1 周以上，皮肤屏障尚可者可同时进行。日常护肤可使用传明酸精华液维持巩固治疗。

（四）黄褐斑合并光老化

针对黄褐斑的治疗方案可参照前 3 型。

1. 可联合光声电、美塑疗法、化学焕肤来改善光老化，如射频类（热玛吉、深蓝、热拉提等）设备、聚焦超声类设备、光子嫩肤及美塑疗法改善皮肤光老化。

2. 中胚层疗法（美塑疗法）可选用胶原类联合玻尿酸类。

3. 当黄褐斑为屏障受损严重时，不可使用射频类治疗，以防局部热刺激激惹黄褐斑。可选择低能量光子治疗或具有深层嫩肤的点阵激光。

（五）黄褐斑合并颧部褐青色痣

黄褐斑合并颧部褐青色痣者需区分两种皮损是完全独立的，还有重叠的部位。

1. 如完全独立，则可同时治疗，但褐青色痣局部能量需降低，终点反应为微微发红，局部有少许小瘀点即可。可选择的激光有皮秒激光、调 Q1064nm 激光、694nm 激光等，激光术后可联合促进色素代谢类、补水类美塑疗法。可同时进行，也可隔 1 周后治疗。黄褐斑部位治疗可参照前 3 型分型治疗。

2. 如黄褐斑与褐青色痣部位重叠，则首先治疗黄褐斑区域，可考虑优先使用口服药物治疗，有待皮损好转且趋于稳定时，再考虑治疗颧部褐青色痣区域，激光术后也可联合促进色素代谢类、补水类美塑疗法。

（吴姗姗　麦　跃　孙林潮　杜　杰　周海峰）

参 考 文 献

[1] 鲍琳琳，李远宏 .1550nm 点阵激光与红宝石激光治疗黄褐斑疗效对比 . 实用皮肤病学杂志，2015，8(6):453-456.

[2] 陈平，杜学亮，刘必来，等 . 窄谱强脉冲光联合长脉宽 1064nm 激光治疗皮肤血管性病变的疗效分析 . 中国美容医学，2014,23(13):1083-1086.

[3] 陈荣，许爱娥 . 黄褐斑发病机制研究进展 . 中国中西医结合皮肤性病学杂志，2019,

[4] 高景恒，岳丽爽 . Mesotherapy——美容医学的新技术 . 中国美容整形外科杂志，2006,17(2):119-121.

[5] 古得宁 (TENING KUT). 针刺联合 SVF 辅助自体脂肪移植治疗肝郁气滞型黄褐斑的临床研究 . 南京中医药大学，2019.

[6] 贾婕，鲁东平，张荣，等 .2940nm 铒激光 SMOOTH 模式联合长脉冲 1064nm Nd:YAG 激光治疗面部皮肤光老化 50 例疗效观察 . 中国皮肤性病学杂志，2017,31(10):1145-1148.

[7] 蒋华，齐显龙. 调 Q 激光大光斑低能量联合氨甲环酸综合治疗黄褐斑的效果观察. 中国医疗美容，2017, 7(3):53-56.

[8] 李波，谭军，钟茜，等. 点阵激光干预黄褐斑小鼠模型 c-kit 表达的研究. 中国美容医学，2016, 25(2):3.

[9] 李健，王新燕. 女性黄褐斑患者血清性激素水平检测及疗效观察. 临床皮肤科杂志，2004, 33(12):738-739.

[10] 李利. 果酸活肤术在皮肤美容中的应用. 皮肤病与性病，2015, 37(6):322.

[11] 李秋涛. 黄褐斑的治疗难点与分型而治. 中华医学实践杂志，2007, 6(10):910-911.

[12] 李玉江，焦丹红，曹建军，等. 调 Q 开关 1064nm ND:YAG 激光联合超分子水杨酸治疗黄褐斑预后分析. 临床研究，2019, 27(10):2.

[13] 林新瑜，周光平. 女性黄褐斑患者血清性激素水平的检测. 临床皮肤科杂志，1997, 26(5):285-287.

[14] 刘丽红，杨蓉娅. 射频技术原理及在皮肤美容科的应用进展. 中国激光医学杂志，2008, 17(4):292-295.

[15] 彭鹰，刘毅. 黄褐斑发病机制及诊疗研究进展. 中国美容医学，2020, 29(3):5.

[16] 秦思，李华润，温炬，等. 黄金微针射频治疗 26 例面部光老化的疗效和安全性研究. 皮肤性病诊疗学杂志，2020, 27(3):178-182.

[17] 石莹莹，陈炜，王露萍，等. 强脉冲光联合氨甲环酸治疗面部黄褐斑 MASI 评分观察. 中国美容医学，2018, 27(5):36-38.

[18] 王沐钛，张晨. 微聚焦超声技术在提升面部皮肤治疗中的应用. 中国美容整形外科杂志，2017, 28(10):617-620.

[19] 吴姗姗，麦跃，刘翔，等. 微针疗法治疗难治性黄褐斑临床观察. 中国美容医学，2016, 25(7):66-68, 94.

[20] 吴严，李远宏，徐媛媛，等. SPLIT-FACE 模式观察新型强脉冲光治疗黄褐斑的疗效. 中国美容医学，2009, 18(5):674-676.

[21] 杨鹏，麦跃，孙林潮，等. 黄褐斑治疗新靶点. 中国医疗美容，2016, 6(4):84-87.

[22] 杨蓉娅，陈瑾. 黄褐斑光电治疗与修复专家共识. 实用皮肤病学杂志，2020, 13(2):65-69, 73.

[23] 中国中西医结合学会皮肤性病专业委员会色素病学组，中华医学会皮肤性病学分会白癜风研究中心，中国医师协会皮肤科医师分会色素病工作组. 中国黄褐斑诊疗专家共识 (2021 版). 中华皮肤科杂志，2021, 54(2):110-115.

[24] 中华医学会皮肤性病学分会皮肤激光医疗美容学组，中华医学会皮肤激光技术应用研究中心，中国医师协会美容与整形医师分会激光亚专委会，等. 化学剥脱术临床应用专家共识. 实用皮肤病学杂志，2019, 12(5): 257-262.

[25] 邹宏超，付香莲. 黄褐斑病因及发病机制研究进展. 皮肤病与性病，2010, 32(4):27-29.

[26] Alakloby OM, Budair FM. Melasma and post-inflammatory hyperpigmentation(PIH): A review article. Kosmetische Medizin, 2014, 35(2):60-69.

[27] Caroline M, Alexander, Ildiko, et al. Dermal white adipose tissue: a new component of the thermogenic response. J Lipid Res, 2015, 56:2061-2069.

[28] Chalermchai, Thep, Rummaneethorn, et al. Effects of a fractional picosecond 1064nm laser for the treatment of dermal and mixed type melasma. Journal of Cosmetic and Laser Therapy, 2018, 20(3):134-139.

[29] Fabi SG, Goldman MP. Retrospective evaluation of micro-focused ultrasound for lifting and tightening the face and neck. Dermatologic Surgery, 2014, 40(5):569-575.

[30] Festa E, Freta J, Breey R, et al. Adipocyte lineage cells contribute to the skin stem cell niche to drive hair cycling. Cell, 2011, 146(5):761-771.

[31] Hyunchul P, Eunjin K, Jeongeun K, et al. High-intensity focused ultrasound for the treatment of wrinkles and skin laxity in seven different facial areas. Annals of Dermatology, 2015, 27(6):688-693.

[32] Kadono S, Manaka I, Kawashima M, et al. The role of the epidermal endothelin cascade in the hyperpigmentation mechanism of lentigo senilis. Journal of Investigative Dermatology, 2001, 116(4):571-577.

[33] Kim MJ, Kim JS, Cho SB. Punctate leucoderma after melasma treatment using 1064-nm Q-switched Nd:YAG laser with low pulse energy. Journal of the European Academy of Dermatology and Venereology, 2009, 23(8):960-962.

[34] Kwon SH, Na JI, Choi JY, et al. Melasma: updates and perspectives. Experimental Dermatology, 2019, 28(6):704-708.

[35] Manstein D, Herron GS, Sink RK, et al. Fractional photothermolysis: a new concept for cutaneous remodeling using microscopic patterns of thermal injury. Lasers in Surgery & Medicine, 2004, 34(5):426-438.

[36] Marangoni RG, Korman BD, Wei J, et al. Myofibroblasts in murine cutaneous fibrosis originate from adiponectin-positive intradermal progenitors. Arthritis Rheumatol, 2015, 67:1062-1073.

[37] Martires KJ, Fu P, Polster AM, et al. Factors that affect skin aging a cohort-based survey on twins. Archives of Dermatology, 2009, 145(12):1375-1379.

[38] Matarasso A, Pfeifer TM. Mesotherapy for body contouring. Plastic & Reconstructive Surgery, 2005, 115(5):1420-1424.

[39] Passeron T, Picardo M. Melasma, a photoaging disorder. Pigment Cell & Melanoma Research, 2017: 461-465.

[40] Plikus MV, Guerrero-Juarez CF, Ito M, et al. Regeneration of fat cells from myofibroblasts during wound healing. Science, 2017, 355(6326): 748-752.

[41] Polnikorn N. Picosure for Melasma and Hyperpigmentation: White Paper 2015, 2015.

[42] Polnikorn N. Treatment of refractory dermal melasma with the MedLite C6 Q-switched Nd:YAG laser: Two case reports. Journal of Cosmetic & Laser Therapy, 2009, 10(3):167-173.

[43] Thiers, BH. Evaluation of the effectiveness of a broad-spectrum sunscreen in the prevention of chloasma in pregnant women. Yearbook of Dermatology and Dermatologic Surgery, 2008, 2008:411-412.

[44] Tong LG, Wu Y, Wang B, et al. Combination of fractional QSRL and IPL for melasma treatment in chinese population. Journal of Cosmetic & Laser Therapy Official Publication of the European Society for Laser Dermatology, 2016, 19(1):13-17.

[45] Trivedi M, Murase J, Inouye T. A Review of laser and light therapy in melasma. Obstetrics & Gynecology, 2017, 3(1):11-20.

[46] Werschler WP, Werschler PS. Long-term efficacy of micro-focused ultrasound with visualization for lifting and tightening lax Facial and neck skin using a customized vectoring treatment method. Journal of Clinical & Aesthetic Dermatology, 2016, 9(2):27.

[47] Woodward JA, Fabi SG, Alster T, et al. Safety and efficacy of combining microfocused ultrasound with fractional CO_2 laser resurfacing for lifting and tightening the face and neck. Dermatologic Surgery, 2014, 40 Suppl 12(12):S190-S193.

[48] Zhang LJ, Chen SX, Guerrero-Juarez CF, et al. Age-related loss of innate immune antimicrobial function of dermal fat is mediated by transforming growth factor beta. Immunity, 2019, 50(1):121-136.

第 14 章

典型案例解析

案例一　黄褐斑、敏感性皮肤

【病史】　患者，女，37 岁。额部、面颊及唇周不规则片状色斑 5 年余（图 14-1），患者 5 年前曾至美容院使用面部祛斑产品后泛发色素沉着，该产品使用多次，停用后色斑面积逐渐扩大融合并加深，时有面部泛红伴灼热感。在日晒、睡眠不佳时色斑加深，故来我院治疗。

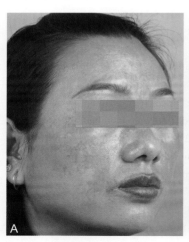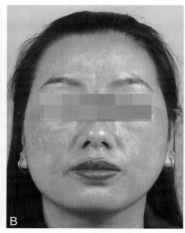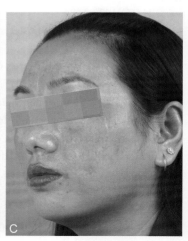

图 14-1　就诊时情况

【体格检查】　额部、颧骨部、面颊及口周散在大面积深褐色色素斑，呈大小不等斑片状，双颧骨部及鼻背连合成蝶状分布，可见边界，部分区域与肤色融合，双颧骨部可见毛细血管扩张，压之褪色，其余面部未见之。

【VISIA 检查】　血管红区成像 25%，棕色斑成像 40%，紫外线色斑成像 26%，偏振激光成像 38%。

【诊断】　黄褐斑，敏感性皮肤。

【治疗经过】

1. 修复皮肤屏障缓解敏感症状　舒敏之星氨甲环酸精华液导入，每个月 1 次，4 次为 1 个疗程。治疗 1 个疗程后面部泛红、灼热感症状好转（图 14-2）。

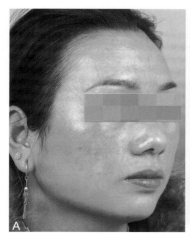
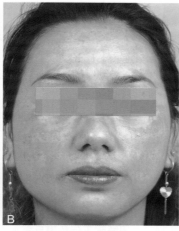
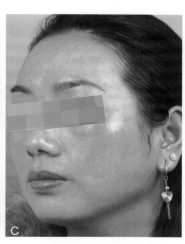

图 14-2 舒敏治疗 1 个疗程后，敏感症状缓解

2. 分解色素治疗 调 Q 激光、皮秒激光治疗，参数：C6：1064nm，8mm，1.8J/cm^2，8Hz（全面部）；Picoway：Zoom 手具，1064nm，8mm，0.50 ～ 0.60J/cm^2，8Hz（全面部）；Resolve 手具 1064nm，6mm×6mm，1.1 ～ 1.3mJ，8Hz（全面部），治疗 3 次后色斑颜色减淡，肤色提亮（图 14-3）。患者因情绪不稳定，偶有睡眠不佳，色斑时有反复加深（图 14-4）。

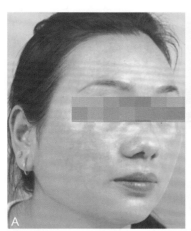
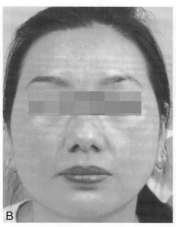
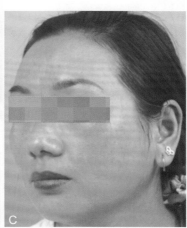

图 14-3 分解色素治疗 3 次后，色斑淡化

3. 美塑疗法代谢色素 分解色素美塑疗法治疗（EVE CHARM 代解色素：传明酸、九肽 -1、烟酰胺；抗氧化：肌肽；修复保湿：透明质酸、神经酰胺），治疗 1 个疗程后可见色斑颜色减淡（图 14-5）。

4. 果酸治疗 30% 复合柠檬酸，20% 甘醇酸，每个月 1 次，4 次为 1 个疗程，治疗 1 个疗程后色斑进一步淡化，且皮肤光泽度提高（图 14-6）。

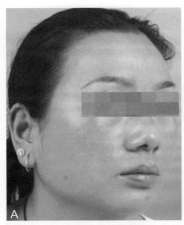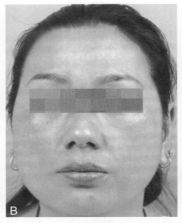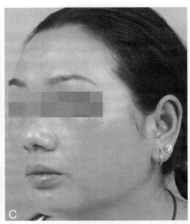

图 14-4　因睡眠不佳色斑反复加深

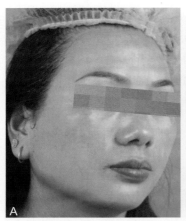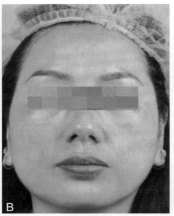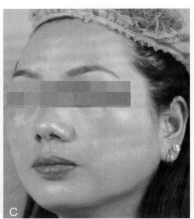

图 14-5　联合美塑治疗 1 个疗程后，色斑进一步淡化

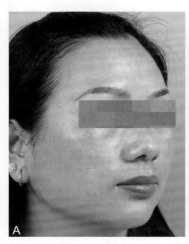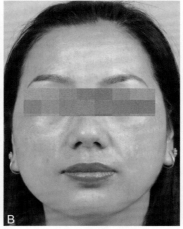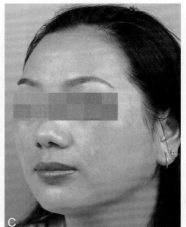

图 14-6　联合果酸治疗后，皮肤质地改善

案例二　色素型黄褐斑，外伤后色素沉着

【病史】　患者，女，53 岁。患者 5 年前出现面部色斑，伴有睡眠不佳，心情烦躁及月经不规律等症状，曾用淡斑护肤品（具体不详），未见明显效果。下颏左侧因外伤，愈合后出现色素沉着，为进一步治疗，来院就诊。

【体格查体】　皮肤松弛暗黄，双面颊颧骨部可见片状不规则色斑，下颏左侧见不规则深褐色色素斑，面积约 3mm×5mm（图 14-7）。

【诊断】　色素型黄褐斑，外伤后色素沉着。

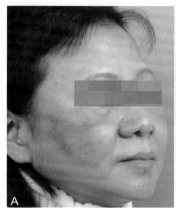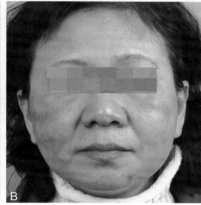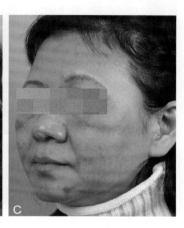

图 14-7　就诊时情况

【治疗经过】

1. 代谢色素美塑疗法　CYTOCARE532（氨基酸、维生素、矿物质、核酸、辅酶及抗氧化物）。每隔 1 个月治疗 1 次，3 次为 1 个疗程，治疗 1 个疗程后可见皮肤质地稍有改善。

2. Picoway 皮秒激光治疗　真皮层疗法治疗 2 次后，联合皮秒激光治疗，参数：Zoom 手具，1064nm，8mm，$0.45 \sim 0.55 \text{J/cm}^2$，8Hz（全面部）；Resolve 手具 1064nm，6mm×6mm，$1.1 \sim 1.3$mJ，8Hz（全面部）；序贯美塑联合激光治疗后色斑颜色减轻（图 14-8）。

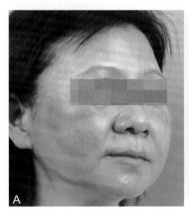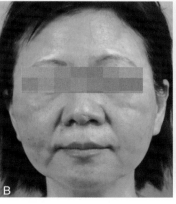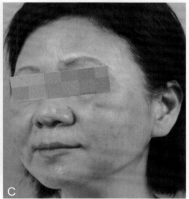

图 14-8　治疗 2 个月后，色斑稍淡化

3.加强美塑治疗　INNO-TDS褪黑素(谷胱甘肽、硫辛酸、高活性维生素C、葡糖酸铜、有机硅)，每隔1个月治疗1次，联合治疗6次后，患者面部整体肤色提亮，紧致度改善，色斑淡化(图14-9)。

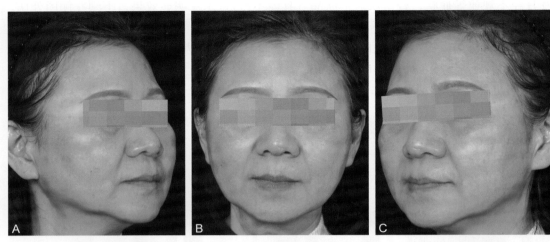

图 14-9　联合治疗 6 次后（7 个月后）面部肤色提亮，色斑淡化，紧致度改善

案例三　炎症型黄褐斑

【病史】　患者，女，38 岁。双侧面部色斑逐渐加重 3 年余。患者 3 年前生二胎后色斑扩大并加深，用较厚遮瑕粉底均不能掩盖，月经前后偶有痤疮，易留下红疹及色素，故来院就诊。

【体格检查】　双面颊部片状褐色斑，部分可见点状加深斑，对称分布，近口周部见少量小红色丘疹(图 14-10)。

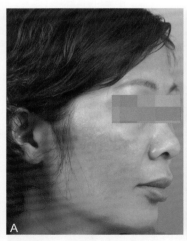
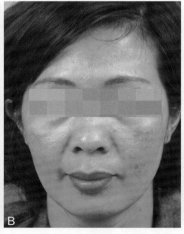
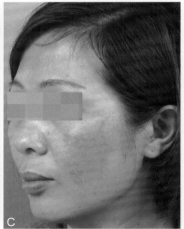

图 14-10　就诊时情况

【VISIA 检查】　　红区 53%，紫外线色斑 48%，棕色斑 36%，毛孔显像 30%，皮脂腺显像 50% 以中面部分布为主。

【诊断】　　炎症型黄褐斑。

【治疗经过】

1. 果酸治疗　　35% 甘醇酸 +30% 苦杏仁酸及柠檬酸复合酸治疗。

2. 药物治疗　　口服氨甲环酸片 250mg，每天 2 次。

3. 激光治疗　　调 Q 激光，参数：波长 1064nm，8mm，1.8J/cm^2，8Hz（色斑部位），每隔 1 个月治疗 1 次，连续治疗 3 次。7 个月后复诊，可见两面颊的色斑较前减淡（图 14-11）。

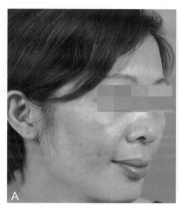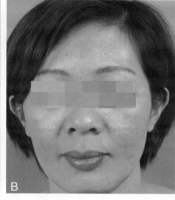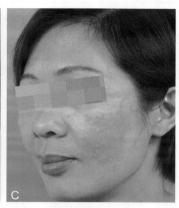

图 14-11　调 Q 激光治疗 3 次后（7 个月后），可见两面颊的色斑较前减淡

4. 联合美塑疗法治疗　　INNO-TDS 褪黑素代谢色素治疗 3 次（谷胱甘肽、硫辛酸、高活性维生素 C、葡糖酸铜、有机硅），每隔 1 个月治疗 1 次。治疗 14 个月后复诊，色斑改善不明显（图 14-12），然后联合 INNO 净斑代谢治疗（氨甲环酸、谷胱甘肽、高活性维生素 C、烟酰胺、九肽 -1、三肽 -1 铜）。每隔 1 个月治疗 1 次，3 次为 1 个疗程。维护治疗：每隔 2 个月治疗 1 次，治疗 4 次后色斑明显改善（图 14-13）。

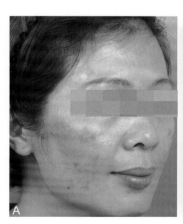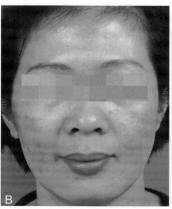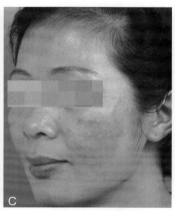

图 14-12　INNO-TDS 褪黑素代谢色素治疗 3 次后（14 个月后），色斑未进一步改善

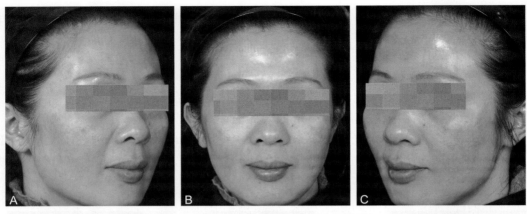

图 14-13　联合 INNO 净斑代谢治疗 7 次后（32 个月后），色斑明显改善

5. 面部紧致治疗　给予射频紧肤治疗（Accent pro 40.68MHz，单极双极叠加治疗），每隔 3 周 1 次，6 次为 1 个疗程，面部紧致同时可见色斑淡化。44 个月后随访，可见色斑进一步淡化（图 14-14）。5 年后随访，色斑未见复发，且面部皮肤紧致度、光泽度明显改善（图 14-15）。

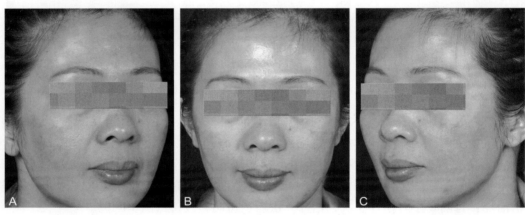

图 14-14　44 个月后随访，可见色斑进一步淡化

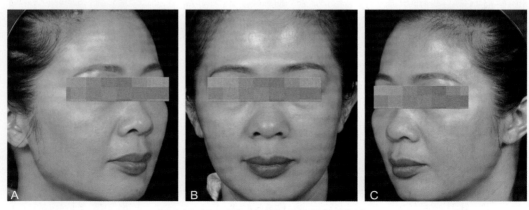

图 14-15　5 年后随访，色斑未见复发

案例四　黄褐斑

【病史】患者，女，43 岁。患者因生育后逐渐出现面部色斑 10 年余（图 14-16），日晒、工作繁忙及睡眠不佳时色斑加重，伴肤色暗无光泽，遂来我院就诊。

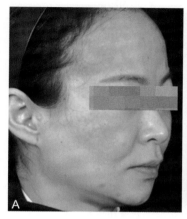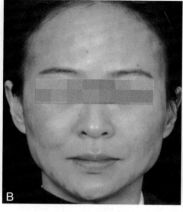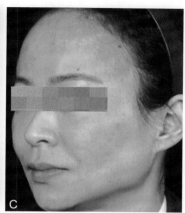

图 14-16　就诊时情况

【体格检查】　面部皮肤Ⅳ型，眉间皮肤干燥伴少许脱屑，下睑可见细纹，双面颊部、颧部及额颞部可见深褐色色素斑，边界不清，呈大斑片状，可见点状色素加深区，前额部有云雾状深浅不一的色斑。

【诊断】　黄褐斑。

【治疗经过】

1. Picoway 皮秒激光分解色素治疗　波长 1064nm，能量密度 0.50 ～ 0.55J/cm^2，光斑 8mm，频率 8 ～ 10Hz，全面部平扫治疗，治疗终点为轻度潮红反应；点片状色斑：2.6 ～ 3.1J/cm^2，光斑：4mm，频率 4Hz，治疗终点为皮下轻度血丝点反应，并行全面部点阵 1064nm 波长治疗：1.1 ～ 1.5mJ，频率 10Hz，3 次治疗，平均间隔 2 个月，色斑淡化不明显（图 14-17）。

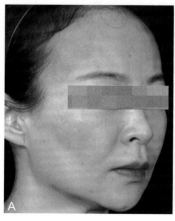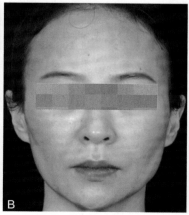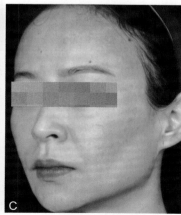

图 14-17　皮秒激光治疗 3 次后，色斑淡化不明显

2.加美塑疗法代谢色素 INNO-TDS 褪黑素：谷胱甘肽、硫辛酸、高活性维生素C、葡糖酸铜、有机硅，每隔 1 个月治疗 1 次，3 次为 1 个疗程，色斑逐渐淡化（图14-18）。

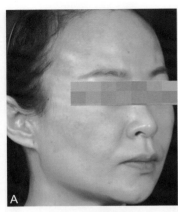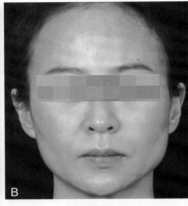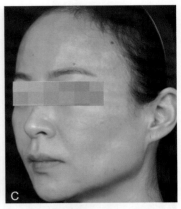

图 14-18 应用 INNO-TDS 褪黑素治疗 1 个疗程，色斑逐渐淡化

3.药物治疗 加口服氨甲环酸片，每次 250mg，每天 2 次，连续服用 3 个月，疗效明显（图 14-19）。

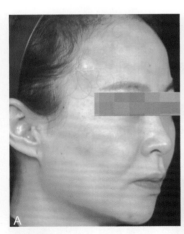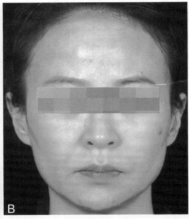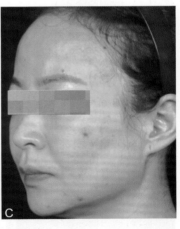

图 14-19 连续口服氨甲环酸片 3 个月后，色斑明显淡化

案例五 黄褐斑

【病史】 患者，男，41 岁。双侧面部色斑 6 年余，近期色斑加重（图 14-20），遂来院就诊。

【体格检查】 双面颊及前额部片状褐色色斑，边界清晰，肤色暗沉，鼻翼两侧轻度毛细血管扩张，余未见皮肤红斑、脱屑等。

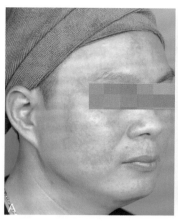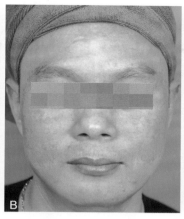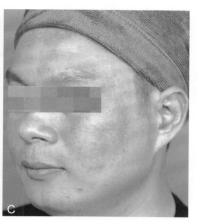

图 14-20　就诊时情况

【诊断】　黄褐斑。

【治疗经过】　给予强脉冲光：640nm、4/35/4ms、$16 \sim 17J/cm^2$。联合 Picoway 超皮秒激光：Zoom 手具，1064nm，8mm，$0.45 \sim 0.55J/cm^2$，8Hz；Resolve 手具 1064nm，$6mm \times 6mm$，$1.1 \sim 1.3mJ$，8Hz，全面部平扫治疗，治疗终点为轻度潮红反应。激光治疗后即刻导入 CYTOCARE 532（氨基酸、维生素、矿物质、核酸、辅酶及抗氧化物）、黑色素代谢类美塑产品（INNO-TDS 去黑色素：谷胱甘肽、硫辛酸、高活性维生素 C、葡糖酸铜、有机硅）。

治疗后 1 个月进行果酸（35% 甘醇酸联合 30% 柠檬酸）治疗。

按上述联合治疗 1 个疗程（3 次为 1 个疗程）后，全面部色斑明显变淡（图 14-21）。后续坚持治疗 4 个疗程，治疗结束 6 个月后复诊，仍保持在较好的水平（图 14-22）。

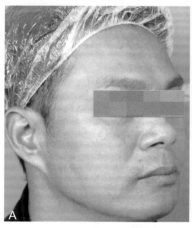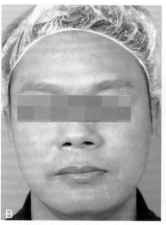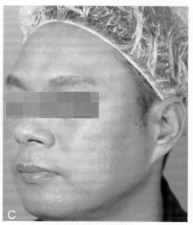

图 14-21　联合强脉冲光、超皮秒激光、美塑疗法治疗 1 个疗程后全面部色斑明显变淡

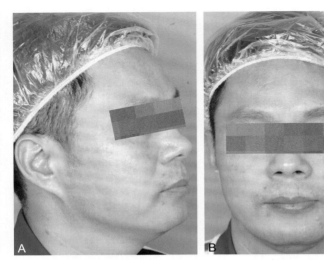
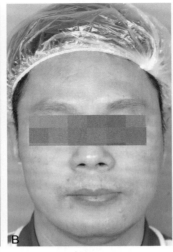
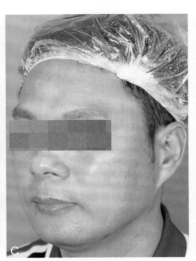

图 14-22　继续治疗 4 个疗程，治疗结束 6 个月后复诊色斑未复发

案例六　黄褐斑

【病史】　患者，女，41 岁。患者中、下面部出现弥漫性色斑 2 年（图 14-23）。患者自诉 2 年前因心情不佳，情绪不稳定，面部逐渐出现黄褐色斑片，未予重视。1 年前外出旅游时未予防晒，后色斑加重，融合成片。

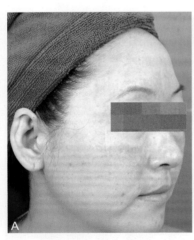
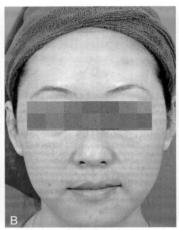
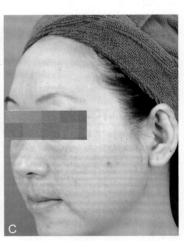

图 14-23　就诊时情况

【诊断】　黄褐斑。

【治疗经过】　治疗上予 CUTERA（1064nm，5mm，0.3 ～ 0.4ms，15J，10Hz，4000 ～ 6000spots）联合 C6（1064nm，6mm，10Hz，2.5 ～ 3J/cm²），连续治疗 3 次，色斑未见明显改善（图 14-24）。第 4 次复诊时，改用强脉冲光（M22，695nm，3.0/30/6.0ms，18 ～ 20J/cm²）联合调 Q1064（C6，1064nm，6mm，10Hz，3 J/cm²）连续治疗 3 次后复诊色斑变淡（图 14-25）。继续给予 Palomar 激光（1540nm，15ms，15mm，50J/cm²）

治疗 3 次。治疗 3 年后复诊见色斑明显变淡（图 14-26）。治疗 5 年后，复诊时色斑已明显消退（图 14-27）。

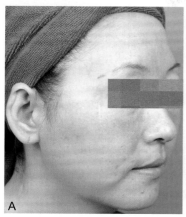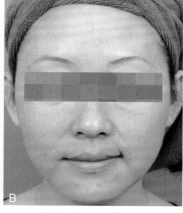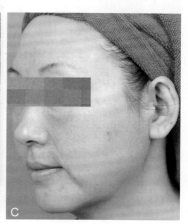

图 14-24　CUTERA 联合 C6 激光治疗（3 个月）后，色斑未见明显改善

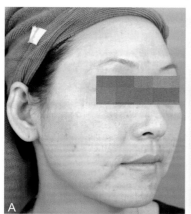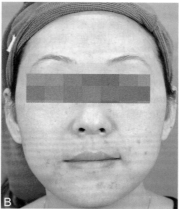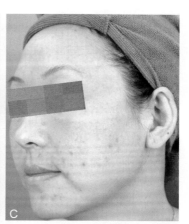

图 14-25　改用强脉冲光联合调 Q1064 激光连续治疗 3 次后复诊色斑变淡

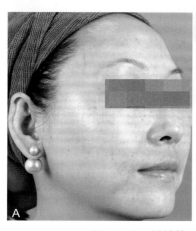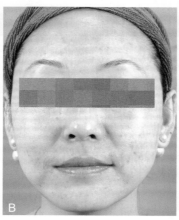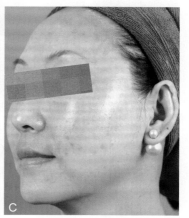

图 14-26　继续给予 Palomar 激光治疗 3 次，3 年后复诊色斑明显变淡

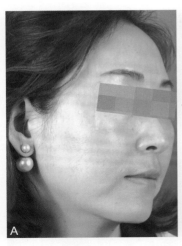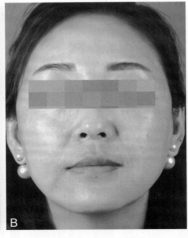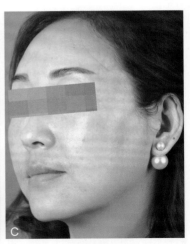

图 14-27　治疗 5 年后复诊时色斑已明显消退

案例七　色素型黄褐斑

【病史】　患者，女，35 岁。患者双侧面颊部出现黄褐色斑片 5 年。双侧面颊色斑逐渐融合成片，呈淡褐色，右侧尤甚，左侧隐现（图 14-28）。

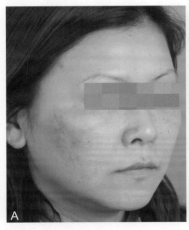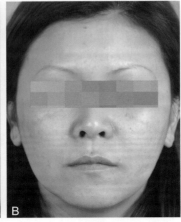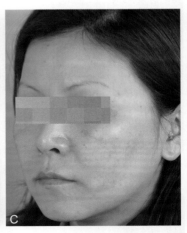

图 14-28　就诊时情况

【诊断】　色素型黄褐斑。

【治疗经过】　予调 Q1064nm 激光联合代谢色素类美塑疗法治疗，每隔 1 个月治疗 1 次，连续治疗 6 次后色斑轻微减淡（图 14-29），但并未明显消退，未达到患者预期的效果。继续调 Q1064nm 激光联合代谢色素类美塑疗法治疗前，均加 1 次轻度化学剥脱治疗。经过 4 次治疗后，色斑明显减淡（图 14-30 和图 14-31）。多年后随访，黄褐斑基本消退（图 14-32），其间未有复发。

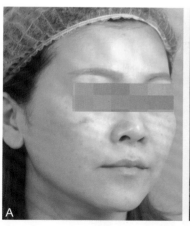
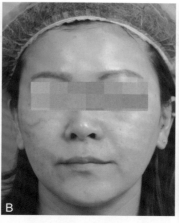
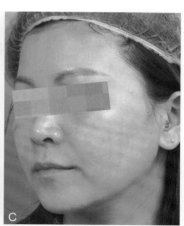

图 14-29　调 Q1064nm 激光联合代谢色素类美塑疗法治疗，连续治疗 6 次后色斑轻微减淡

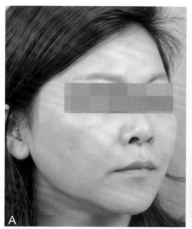
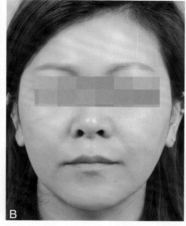
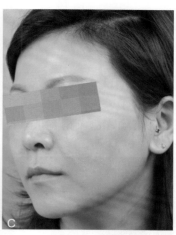

图 14-30　联合调 Q1064nm 激光、代谢色素类美塑疗法和化学剥脱治疗 4 次（11 个月后）后，色斑明显减淡

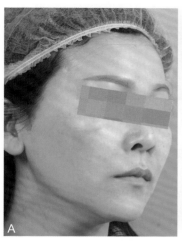
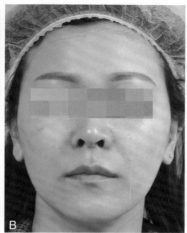
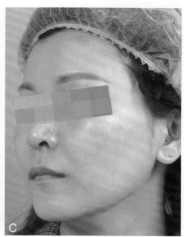

图 14-31　治疗 17 个月后复诊，色斑进一步减淡

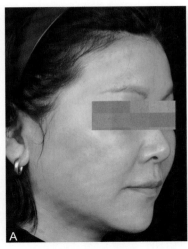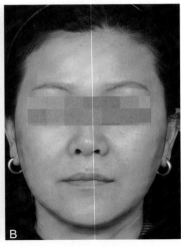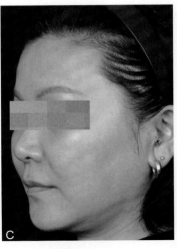

图 14-32　治疗 5 年 9 个月后复诊，黄褐斑基本消退，其间未有复发

案例八　黄褐斑

【病史】　患者，女，33 岁。患者双侧面颊色斑 10 余年，5 年前生育后色斑加重。患者曾于外院接受激光治疗（具体不详），疗效不佳，且色斑略有加深。近 6 个月来未重视防晒，色斑稍有扩大伴肤色暗沉（图 14-33），故来院就诊。

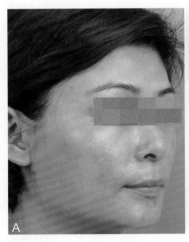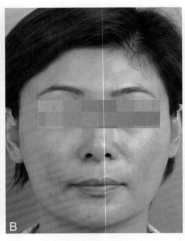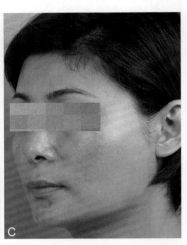

图 14-33　就诊时情况

【体格检查】　Ⅳ型皮肤，双侧面颊颧骨部片状浅褐色斑，对称分布。

【诊断】　黄褐斑。

【治疗经过】

1. Picoway 皮秒激光治疗　参数选择：Zoom 手具，波长 1064nm，能量密度为 0.45 ～ 0.55 J/cm²，光斑直径 8 ～ 10mm，治疗频率为 8 ～ 10Hz，全面部平扫；Resolve 手具，

波长 1064nm，光斑直径为 6mm×6mm，1.1～1.3mJ，治疗频率为 8～10Hz，全面部平扫；Zoom 手具，波长 1064nm，能量密度为 1.5～2.5J/cm²，光斑直径为 4～5mm，治疗频率为 2～4Hz，色斑区点扫，治疗终点反应为色斑区充血及点状皮下瘀点。

2. 色素代谢类美塑疗法　INNO-TDS 褪黑素代谢治疗（谷胱甘肽、硫辛酸、高活性维生素 C、葡糖酸铜、有机硅），联合 INNO 净斑代谢治疗（氨甲环酸、谷胱甘肽、高活性维生素 C、烟酰胺、九肽 -1、三肽 -1 铜）。

【疗程设置】　皮秒激光治疗后联合美塑疗法为 1 次治疗，每隔 1.5～2 个月治疗 1 次，3 次为 1 个疗程。治疗 1 个疗程后色斑明显减淡（图 14-34），治疗 2 个疗程后，并于治疗 17 个月后复诊，色斑基本消退（图 14-35）。

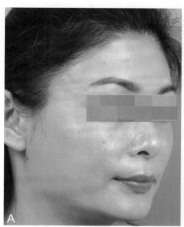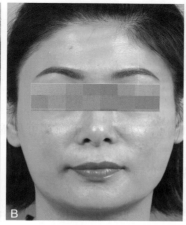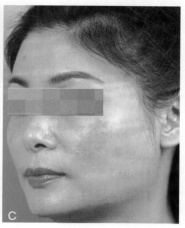

图 14-34　治疗 1 个疗程后（6 个月后）色斑明显减淡

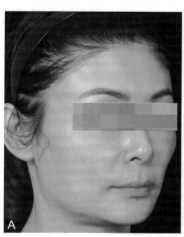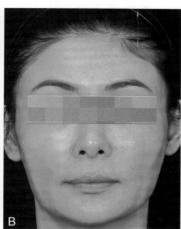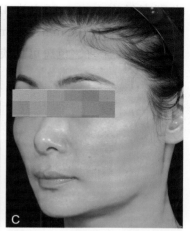

图 14-35　治疗 2 个疗程后（17 个月后）色斑基本消退

案例九 黄褐斑、炎症后黑变病

【病史】 患者，女，35 岁。患者 5 年前生育后两侧面颊出现色斑，近期熬夜后易长痤疮，且色斑加深明显（图 14-36），遂来我院就诊。

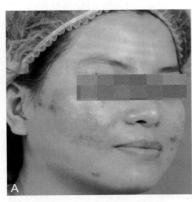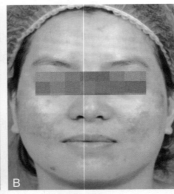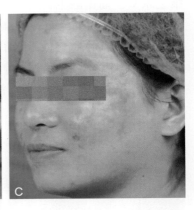

图 14-36　就诊时情况

【体格检查】 面部肤色暗沉，双颧颊部至额部可见褐色色素沉着，口周、额部有暗红色色素沉着。

【诊断】 黄褐斑，炎症后黑变病。

【治疗经过】

1. 先行超分子水杨酸轻度化学焕肤治疗，接着 Picoway 皮秒激光分解色素治疗：Zoom 手具，1064nm，能量密度为 $0.50 \sim 0.60 \text{J/cm}^2$，光斑直径为 8mm，频率为 10Hz，双面颊区均匀平扫，治疗终点为皮肤轻度充血潮红反应；能量密度为 $2.6 \sim 3.1 \text{J/cm}^2$，光斑直径为 4mm，频率为 4Hz，色斑区点扫，治疗终点为皮下轻度点状淤血反应。Resolve 手具，1064nm，$6\text{mm} \times 6\text{mm}$，$1.1 \sim 1.3 \text{mJ}$，8Hz（全面部）。连续治疗 3 次，平均间隔 1 个月，色斑可见淡化（图 14-37）。

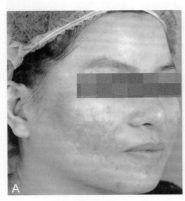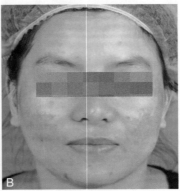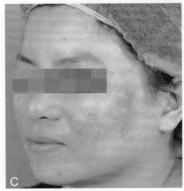

图 14-37　Picoway 皮秒激光和化学焕肤治疗，连续治疗 3 次后色斑可见淡化

2. 继续透皮给药疗法代谢色素：YINGYIMEI 微水合渗透（光甘草定、谷胱甘肽、熊果苷、左旋维生素 C、马齿苋提取物、复方甘草酸苷、透明质酸，混合制剂共 50ml），配合 0.5 ～ 1.0mm 微针色斑区滚刺一遍，可见微点状出血，即行产品涂抹导入。每隔为 1 个月治疗 1 次，连续治疗 3 次，色斑淡化显著（图 14-38）。

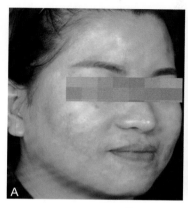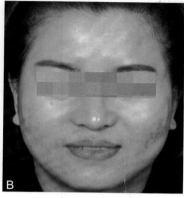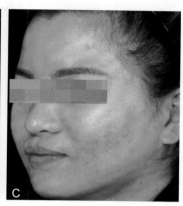

图 14-38　透皮给药疗法代谢色素治疗 3 次，色斑淡化显著

3. 后续维护治疗：YINGYIMEI 微水合渗透，每隔 1 ～ 2 个月治疗 1 次，连续治疗 3 次，色斑未见复发，效果显著（图 14-39）。

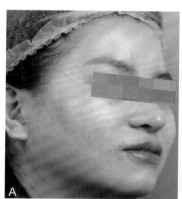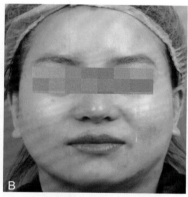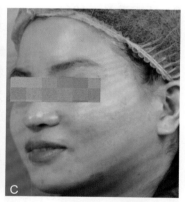

图 14-39　YINGYIMEI 微水合渗透维护治疗 3 次后复诊，色斑未见复发

案例十　获得性真皮黑素细胞增多症（一）

【病史】　患者，女，35 岁。患者两侧面颊出现斑片色斑 2 年，逐渐蔓延至额部，于当地美容院行剥脱治疗（具体不详）无明显效果，治疗后的点片状结痂处明显加深（图 14-40），故来我院进一步治疗。

【体格检查】　双颧颊部至额部、下颌处可见片状褐色色素斑，局部见点片状深褐色色素沉着，颧骨两侧及上额部有点状褐青色色素，面中部轻微潮红，右侧面颊有零星点状乳白色色素脱失，颈部以下皮肤无同样皮损改变。

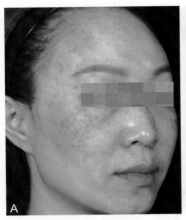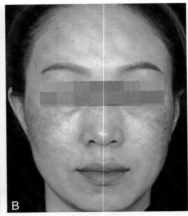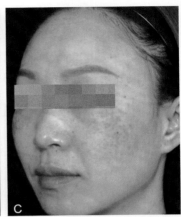

图 14-40　就诊时情况

【诊断】获得性真皮黑素细胞增多症。

【治疗经过】

1. 皮秒激光分解色素治疗　Picoway 皮秒激光分解色素治疗：Zoom 手具，1064nm，能量密度为 $0.50 \sim 0.60\mathrm{J/cm^2}$，光斑直径为 8mm，治疗频率为 10Hz，色斑区均匀平扫，治疗终点为色斑及色斑周围皮肤轻度充血潮红反应；能量密度为 $2.6 \sim 3.1\mathrm{J/cm^2}$，光斑直径为 4mm，治疗频率为 4Hz，深色区重点击打，治疗终点为皮下轻度血丝点反应。Resolve 手具，1064nm，6mm×6mm，$1.1 \sim 1.3$mJ，8Hz（全面部），治疗 8 次，平均每隔 2 个月治疗 1 次。

2. 联合美塑疗法代谢色素治疗　于 Picoway 皮秒激光治疗后，即涂渗导入色素代谢综合 INNO-TDS 净斑治疗（氨甲环酸、谷胱甘肽、高活性维生素 C、烟酰胺、九肽 -1、三肽 -1 铜）。治疗 10 次，均为激光治疗后即联合使用。

经过皮秒激光治疗联合美塑疗法治疗 3 次后复诊，色斑减淡（图 14-41）。皮秒激光治疗 6 次、美塑代谢色素治疗 8 次后复诊，色斑明显减淡（图 14-42）。皮秒激光治疗 8 次、美塑代谢色素治疗 10 次后见图 14-43。

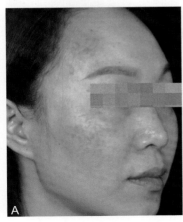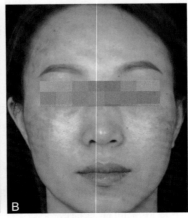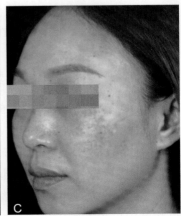

图 14-41　皮秒激光治疗联合美塑疗法治疗 3 次后

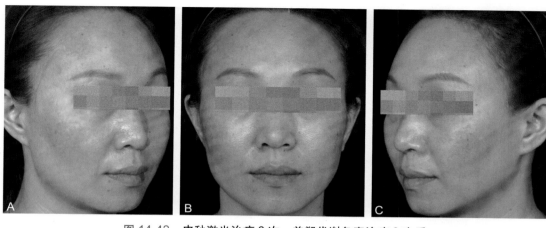

图 14-42　皮秒激光治疗 6 次、美塑代谢色素治疗 8 次后

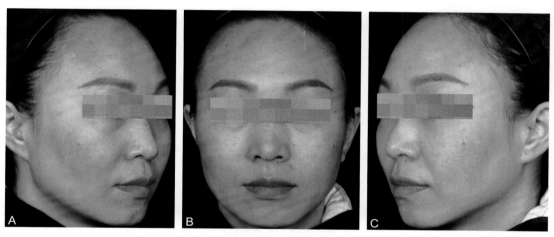

图 14-43　皮秒激光治疗 8 次、美塑代谢色素治疗 10 次后

案例十一　炎症型黄褐斑

【病史】　患者，女，38 岁。无明显诱因出现双侧面颊色斑伴潮红 1 年余。患者熬夜疲倦时色斑加重，且易长"痘痘"。已婚已育，月经正常，无妇科疾病史，无既往患病史。

【体格检查】　双侧下睑、颧骨部、眶外上侧及面颊区可见淡褐色斑片，边界不清，散在红色丘疹（图 14-44）。

【VISIA 检查】　红区视野可见色斑区域有明显血管显像。

【诊断】　炎症型黄褐斑。

【治疗经过】　调 Q1064nm 激光能量密度为 $10mJ/cm^2$，光斑直径为 4mm。激光治疗 1 周后行美塑疗法，美塑疗法成分为氨甲环酸、熊果苷、烟酰胺、光甘草定等。每隔 1 个月治疗 1 次，3 次为 1 个疗程。治疗结束后复诊，色斑减淡情况见图 14-45，VISIA 镜下红区较前减轻（图 14-46）。治疗 6 个月后随访时情况见图 14-47，VISIA 镜下红区明显好转（图 14-48）。

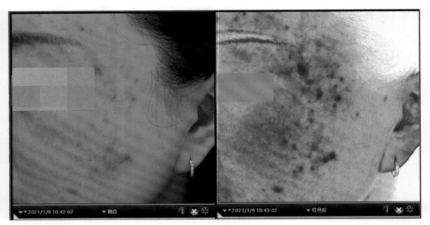

图 14-44　就诊时情况

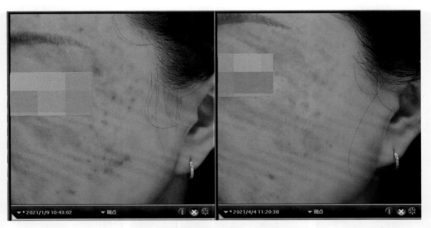

图 14-45　治疗 3 个疗程后色斑减淡

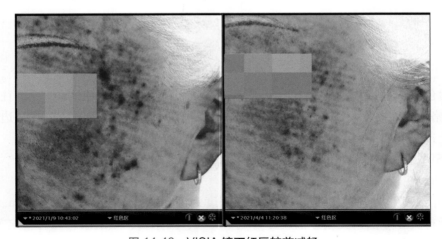

图 14-46　VISIA 镜下红区较前减轻

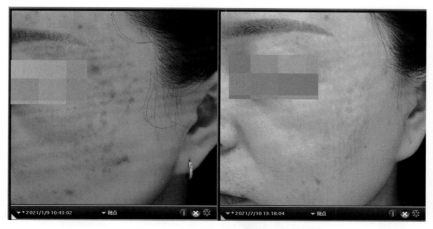

图 14-47　治疗 6 个月后随访时情况

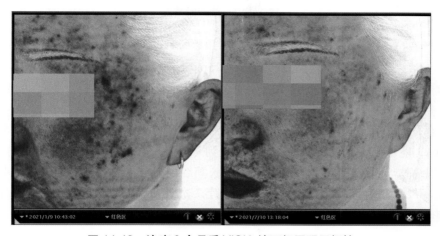

图 14-48　治疗 6 个月后 VISIA 镜下红区明显好转

案例十二　黄褐斑合并激素依赖性皮炎

【病史】　患者，女，43 岁。发现面部对称性色斑 10 余年，合并红斑灼热 6 个月。10 年前患者生育后出现双侧面颊对称性色斑。2 年前曾在当地美容院行面部护理，并使用其护肤品（具体不详），色斑好转。停止护理后，色斑加重且出现面部潮红、灼热。自诉其以前使用的护肤产品含有类固醇激素，故停止使用。近 2 年来症状反复，在外院多方治疗无明显疗效，故来我院就诊。

【体格检查】　双侧面颊、颧骨部、颞部及眶周淡褐色点片状色斑，并有红斑，边界不清（图 14-49）。

【VISIA 检查】　红区血管像 32%。

【诊断】　黄褐斑合并激素依赖性皮炎。

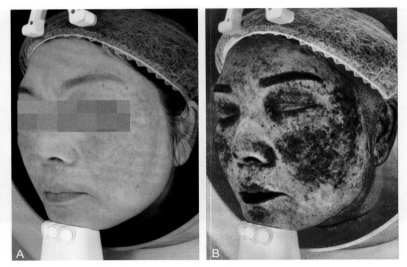

图 14-49 就诊时情况

【治疗经过】

1. 药物治疗　口服氨甲环酸片（每次 0.25mg，每天 1 次，连续 3 个月）。

2. 局部用药　神经酰胺霜与吡美莫司乳膏（1∶1 混合）外用，血管明显区重点加强涂抹，每天 2 次。

3. 联合使用低能量的 LLLT 光调修护　准长脉宽 Genesis 1064 激光（Pastelle SE 仪器），脉宽 300μs，能量密度为 0.8J/cm^2，光斑直径为 10mm，治疗频率为 10Hz，面部照射 2 ～ 3 遍。每周 1 次，连续 4 次，治疗后患者皮肤潮红明显好转，色斑减淡（图 14-50）。停用外用乳膏，激光治疗改为每 2 周 1 次，治疗 7 次后，面部皮肤色泽度提高，色斑明显消退，潮红区域减小（图 14-51）。

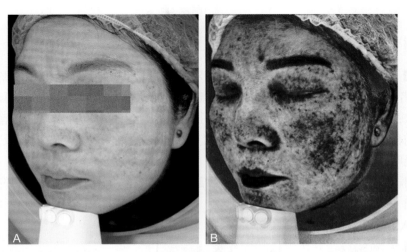

图 14-50 联合使用低能量的 LLLT 光调修护治疗 4 次后皮肤潮红明显好转，色斑减淡

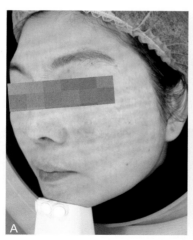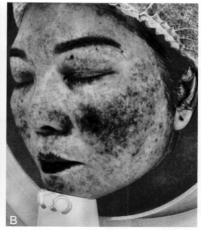

图 14-51　使用低能量的 LLLT 光调修护治疗 7 次后，面部皮肤色泽度提高，色斑明显消退，潮红区域减小

案例十三　黄褐斑伴敏感性皮肤

【病史】　患者，女，35 岁。患者生育一子后逐渐出现面部色斑，以两侧颧骨部为重，睡眠不佳及工作压力大时色斑加重，症状反复 2 年。曾于美容医院做淡斑治疗（具体不详），初起色斑淡化较明显，停止治疗后色斑较前加重（图 14-52），多次在美容院治疗后面部出现潮红、瘙痒伴刺痛，因瘙痒、刺痛加剧，影响生活和工作，遂来我院就诊。

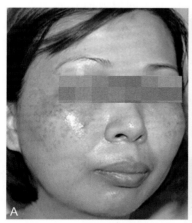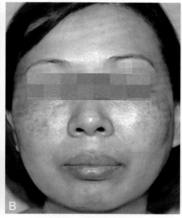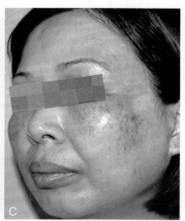

图 14-52　就诊时情况

【体格检查】　面部充血潮红，双颧部可见褐色色素沉着，并有散在粟粒样小丘疹，口周、眼周均有色素沉着。患者焦虑面容，忌触碰面部皮肤，颈部以下皮肤无同样皮损改变。

【VISIA 检查】　红区成像 20%，棕色斑 45%，紫外线色斑 50%。

【诊断】　黄褐斑伴敏感性皮肤。

【治疗经过】

1. 对症治疗 ①复方甘草酸苷加入生理盐水中冷喷加湿敷（温度为 4～10℃），每 2 天 1 次；②舒敏之星射频导入有修复功能产品（红参肽修复系列等），每 2 天 1 次，与冷喷交替；③神经酰胺霜与吡美莫司乳膏（1∶1 混合）于痒痛症状明显时外涂；④玻尿酸保温原液外用，角质修复霜外用。1 个月后面部潮红消退，瘙痒症状好转（图 14-53）。

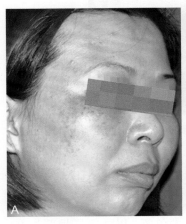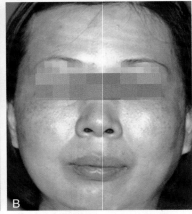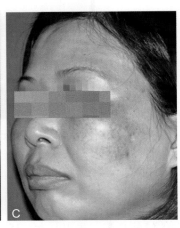

图 14-53 对症治疗 1 个月后面部潮红消退

2. 去斑治疗 敏感症状消退后，面部色斑显现，以两颧部为重。治疗方案：调 Q 激光分解色素，美塑疗法代谢色素。调 Q 激光参数：波长 1064nm、光斑直径为 4～6mm、能量密度为 2.5～6.6J/cm^2、治疗频率为 4～8Hz，激光治疗后 1 周行分解色素美塑疗法治疗（EVE CHARM 代解色素：传明酸、九肽 -1、烟酰胺；抗氧化：肌肽；修复保湿：透明质酸、神经酰胺）。

每个月 1 次，连续治疗 3 个月，后续用优化脉冲光子技术维护，每隔 1 个月治疗 1 次，持续 3 年。

【随访】 治疗 6 个月后复诊，色斑减淡（图 14-54）。而后患者间断性来我院进行极 Q 激光和代谢色素类美塑疗法，15 个月后复诊，色斑明显好转（图 14-55）。

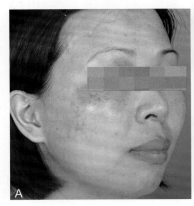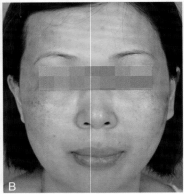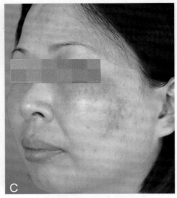

图 14-54 治疗 6 个月后复诊，色斑减淡

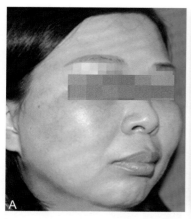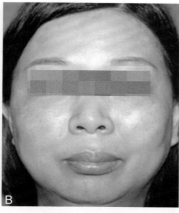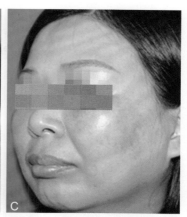

图 14-55　治疗 15 个月后复诊，色斑明显好转

5 年后患者色斑未见复发，且皮肤仍处于良好健康状态（图 14-56）。

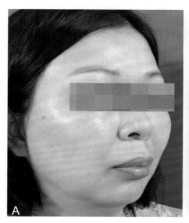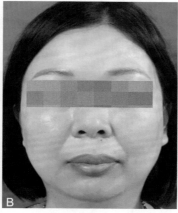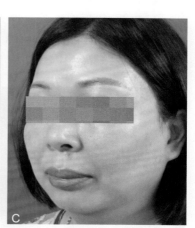

图 14-56　治疗 5 年后复诊，色斑未见复发且皮肤健康状态良好

案例十四　黄褐斑合并敏感性皮肤

【病史】　患者近 2 年出现面部色斑，肤色暗沉，曾于美容院行中医祛斑治疗（具体方法不详），自诉治疗后皮肤变嫩白、色素消退，但停止治疗后全面部返黑，原色斑处更为明显，又继续了多次中医治疗，皮肤逐渐出现潮红、灼热、瘙痒、刺痛，风吹及温度变化时症状更为明显，因上述症状加重，影响睡眠，遂来我院就诊。

【体格检查】　面部皮肤充血潮红，以双侧面颊及颧骨部明显，并于充血潮红不明显处皮肤见不均匀色素斑，以前额、面颊处明显（图 14-57）。

【VISIA 检查】　红区 20%。

【诊断】　黄褐斑合并敏感性皮肤。

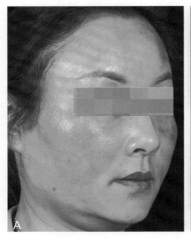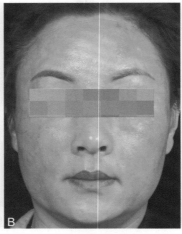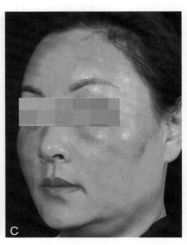

图 14-57　就诊时情况

【治疗经过】

1. 优化脉冲光子光调模式治疗　选择 590nm 滤光片，3 个脉冲、5ms 脉宽、40ms 脉宽延迟，11mJ/cm²，进行 3 ～ 5 遍的全面部治疗，M22 每个月进行 1 次，治疗 3 次后潮红明显减轻（图 14-58）。

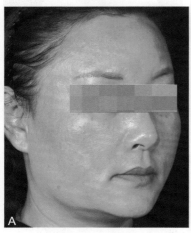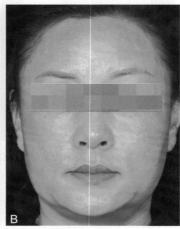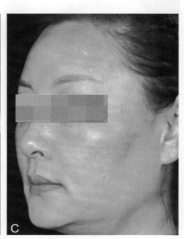

图 14-58　应用 M22 光调模式治疗 3 次后潮红明显减轻

2. 优化脉冲光子去色素模式治疗　优化脉冲光子光调模式继续治疗 6 次后，潮红继续改善（图 14-59）。后改为 M22 色素治疗模式，参数选择 590nm 滤光片，2 个脉冲、5ms 脉宽、40ms 脉宽延迟，16mJ/cm²，进行全面部治疗，并于色素区加强。治疗 1 次，1 个月后复诊见敏感症状改善，色素减淡（图 14-60）。

3. 联合肉毒美塑疗法　微针导入色素代谢活性物（INNO-TDS 褪黑素：谷胱甘肽、硫辛酸、高活性维生素 C、葡糖酸铜、有机硅，加肉毒毒素 20U。治疗 1 次，3 个月后症状均明显好转，色素明显改善（图 14-61）。

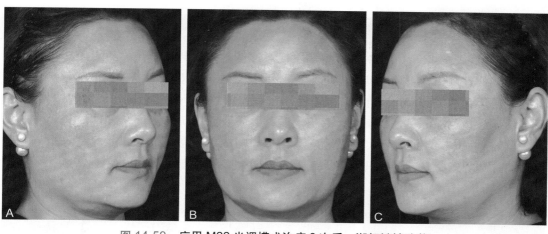

图 14-59　应用 M22 光调模式治疗 6 次后，潮红继续改善

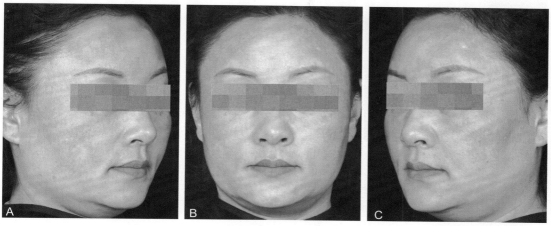

图 14-60　应用优化脉冲光子去色素治疗 1 次，3 个月后症状均明显好转，色素明显改善

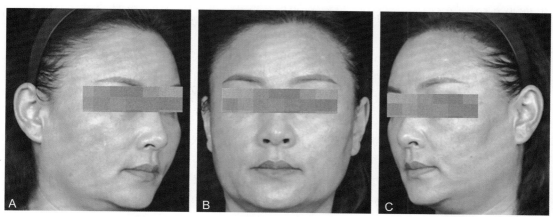

图 14-61　应用肉毒美塑疗法治疗 1 次，3 个月后症状均明显好转，色素明显改善

案例十五　黄褐斑、日光性黑子

【病史】　患者，女，34 岁。面部出现对称性褐色斑片 3 年余。患者于 3 年前生育后面颊部位逐渐出现形状不规则的片状色斑，色斑融合成对称性蝴蝶状，日晒后、心情不佳时色斑颜色加深。1 年前，左侧下睑下出现一黄豆大小深褐色圆形斑片，边界清晰，反复搔抓后颜色加深，呈红褐色，有皮屑脱落。于我院系统性治疗。

【体格检查】　面颊部大小不等、形状不规则的色斑融合成片，颜色加深呈典型的蝴蝶状，边界模糊，左侧面中部出现一黄豆大小的深褐色圆形斑片，边界清晰，表面少许黑色鳞屑（图 14-62）。

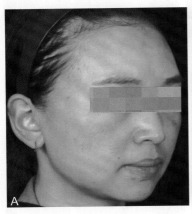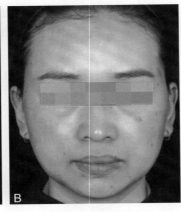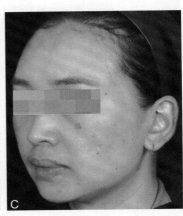

图 14-62　就诊时情况

【诊断】　黄褐斑、日光性黑子。

【治疗经过】

1. 舒敏之星氨甲环酸精华液导入。

2. Picoway 皮秒激光治疗：Zoom 手具，波长 1064nm，光斑直径为 8mm，能量密度为 0.50 ～ 0.55J/cm²，治疗频率为 8Hz（全面部）。Resolve 手具，波长 1064nm，6mm × 6mm，1.1 ～ 1.3mJ，治疗频率为 8Hz（全面部）。

下睑日光性黑子治疗：Picoway：Zoom 手具，波长 532nm，光斑直径为 3mm，能量密度为 0.5 ～ 0.7 J/cm²，治疗频率为 1Hz。

3. 真皮注射（代谢色素美塑疗法）：INNO-TDS 褪黑素导入：谷胱甘肽、硫辛酸、高活性维生素 C、葡糖酸铜、有机硅。

联合上述第 1 ～第 3 治疗方案，每隔 1 个月治疗 1 次，连续治疗 3 次。第 3 次治疗后 1 个月复诊，见色斑颜色明显减淡（图 14-63）。

继续第 1、第 2 治疗方案，并联合使用增强皮肤营养、补充皮肤水分的美塑中胚层疗法治疗：CYTOCARE 532：氨基酸、维生素、矿物质、核酸、辅酶及抗氧化物，每隔 1 个月治疗 1 次，连续治疗 3 次。此方案治疗 1 次后复诊情况见图 14-64。第 3 次治疗结束 1 个月后复诊，可见肤色提亮，肤质细腻，水润光滑（图 14-65）。

治疗 15 个月后复诊情况见图 14-66。

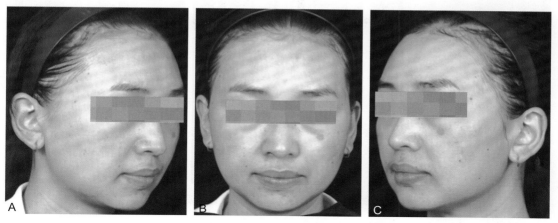

图 14-63　治疗 4 个月后复诊，色斑颜色明显减淡

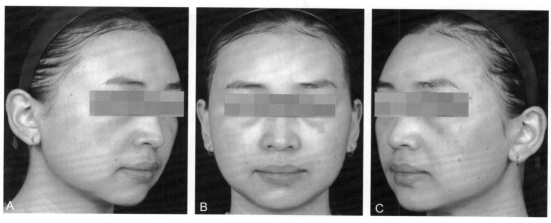

图 14-64　治疗 5 个月后复诊情况

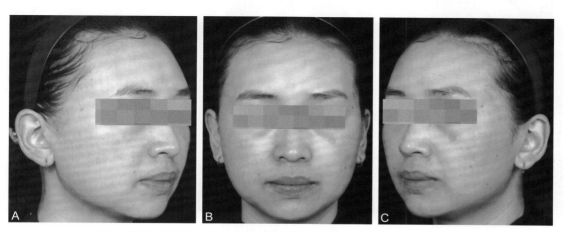

图 14-65　治疗 8 个月后复诊，可见肤色提亮，肤质细腻，水润光滑

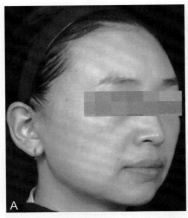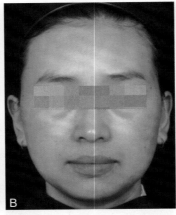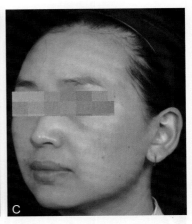

图 14-66　治疗 15 个月后复诊情况

案例十六　获得性真皮黑素细胞增多症（二）

【病史】　患者，女，26 岁。颧颞部、眶下及鼻部出现对称性灰褐色斑片 7 年余。7 年前，患者颧颞部、眶下及鼻部相继出现对称性灰褐色色素沉着斑片，颧颞部、鼻翼处为直径 2 ～ 5mm 的圆形或椭圆形斑片，与皮肤表面相平，边界清楚，单侧 30 ～ 40 个，对称分布，鼻背部呈领结状，眶下瞳孔正下方处融合成 2cm×3cm 的不规则片状。眼、口腔黏膜无损害，患者无自觉症状。

【体格检查】　颧颞部、眶下及鼻部出现对称性灰褐色斑，颧颞部、眶下及鼻部相继出现对称性灰褐色色素沉着斑片，颧颞部、鼻翼处为直径 2 ～ 5mm 的圆形或椭圆形斑片，与皮肤表面相平，边界清楚，单侧 30 ～ 40 个，对称分布，鼻背部呈领结状，眶下瞳孔正下方处融合成 2mm×3cm 的不规则片状（图 14-67）。眼、口腔黏膜无损害。

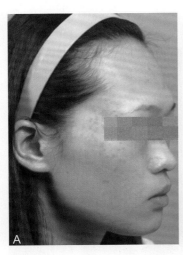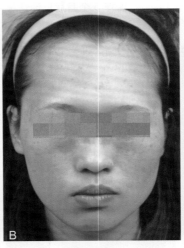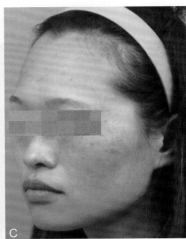

图 14-67　就诊时情况

【诊断】　　获得性真皮黑素细胞增多症。

【治疗经过】　　行 C6 激光治疗，参数为 1064nm，3mm，6.6 ～ 7.6J/cm²，4Hz。终点反应均为紫红色点状出痧，治疗 2 次后，鼻背部、鼻翼、眶下色斑明显减淡（图 14-68）。继续此方案第 4 次治疗后见色斑进一步减淡（图 14-69）。第 7 次治疗后见色斑几乎完全消失（图 14-70）。第 9 次治疗后见色斑完全消失（图 14-71）。每次间隔治疗时间为 2 ～ 3 个月，治疗参数相同。

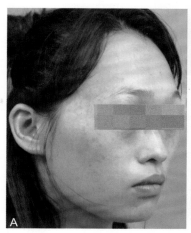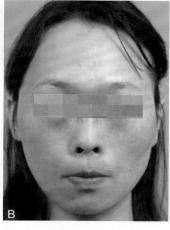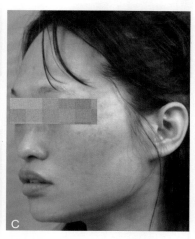

图 14-68　第 2 次治疗后情况

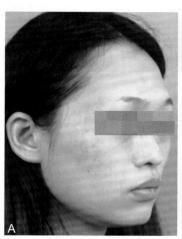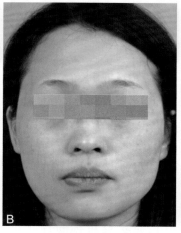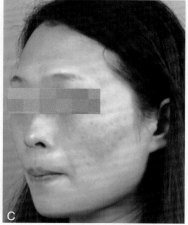

图 14-69　第 4 次治疗后情况

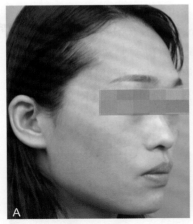
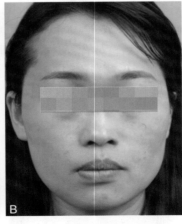
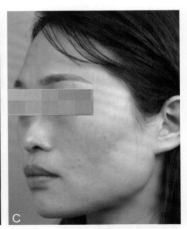

图 14-70　第 7 次治疗后情况

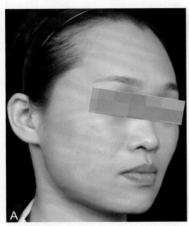
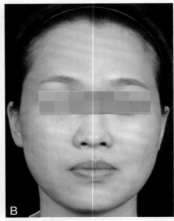
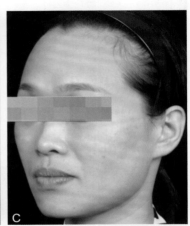

图 14-71　第 9 次治疗后情况

案例十七　黄褐斑合并日光性黑子

【病史】　患者，女，39 岁，两侧面颊部出现散在点状及对称的片状色斑 9 年余。色斑为直径 2mm 至 2cm 的光滑、圆形或不规则形的斑块，与皮肤表面相平，边界清楚，颜色逐渐加深呈深褐色。

【体格检查】　两侧面颊散在点状及对称的片状色斑，色斑为直径 2mm 至 2cm 的光滑圆形、不规则形斑块，与皮肤表面相平，边界清楚，颜色逐渐加深呈深褐色（图 14-72）。

【诊断】　黄褐斑合并日光性黑子。

【治疗经过】

1. CO_2 激光治疗　应用 CO_2 激光在左眼角外侧日光性黑子皮损区治疗。

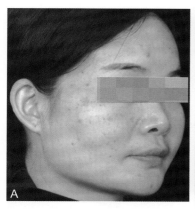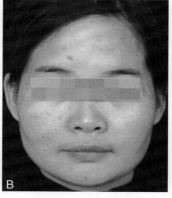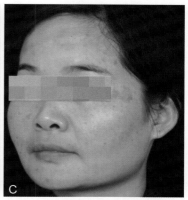

图 14-72　就诊时情况

2. Picoway 超皮秒治疗： Zoom 手具，波长 532nm，光斑直径为 2 ～ 3mm，能量密度为 0.5 ～ 1.0J/cm²，治疗频率为 1Hz（点状色斑处，治疗终点为色斑表面轻度白霜反应，色斑周围皮肤轻微潮红）；波长 1064nm，光斑直径为 8mm，能量密度为 0.55J/cm²，治疗频率为 8Hz（全面部，治疗终点为色斑及色斑周围皮肤轻度充血潮红反应）； Resolve 手具，波长 1064nm，6mm×6mm，1.1 ～ 1.3mJ，治疗频率为 8Hz（全面部）。每隔 1 个月治疗 1 次，3 次为 1 个疗程，治疗结束后色斑明显减淡（图 14-73）。

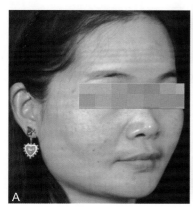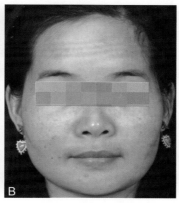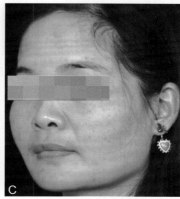

图 14-73　治疗 4 个月后色斑明显减淡

3. 代谢色素类美塑疗法治疗　INNO-TDS 褪黑素类（谷胱甘肽、硫辛酸、高活性维生素 C、葡糖酸铜、有机硅）；CYTOCARE532（氨基酸、维生素、矿物质、核酸、辅酶及抗氧化物），真皮导入，每隔 1 个月治疗 1 次，3 次为 1 个疗程。治疗 8 个月后色斑显著减淡（图 14-74）。

4. 射频治疗　以上治疗结束 2 个月后增加 1 次 BTL 射频治疗，色斑颜色较初次就诊时大幅度减淡，肤色明显提亮，肤质细腻（图 14-75）。

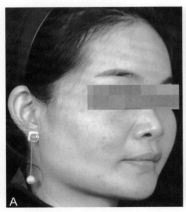
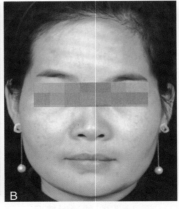
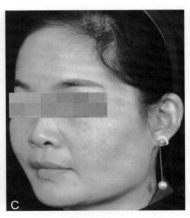

图 14-74　治疗 8 个月后色斑显著减淡

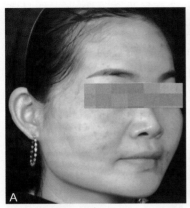
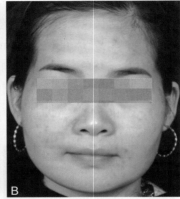
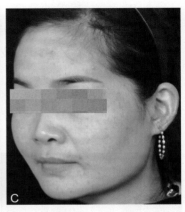

图 14-75　应用 BTL 射频治疗后肤色明显提亮，肤质细腻

案例十八　雀斑合并黄褐斑、色素痣

【病史】　患者，女，34 岁。自诉少年时面颊及鼻根部出现散在色素斑点，日晒后斑点加重，未给予治疗。4 年前生育后色斑逐渐加重，面部多发淡褐色色斑，影响美观，故来院就诊。

【体格检查】　面部散在淡褐色斑点，鼻根及双下睑部点状色素分布较密集，双颧部色斑部分融合成片状。面部散在黑色素痣（白色标记笔标记圈起），均 < 0.1cm（图 14-76）。

【诊断】　雀斑合并黄褐斑、色素痣。

【治疗经过】

1. CO_2 激光治疗　去除白色标记处斑点。

2. Picoway 皮秒激光治疗　波长 532nm，能量密度为 $0.5 \sim 1.0 \mathrm{J/cm^2}$，光斑直径为 $2 \sim 3mm$，治疗终点为色斑表面轻度白霜反应，色斑周围皮肤轻微潮红，治疗后即冷敷至潮红反应明显减轻。每隔 1 个月治疗 1 次，治疗 3 次后点状色斑明显减轻（图 14-77）。

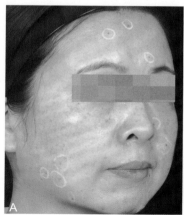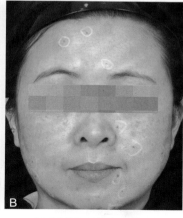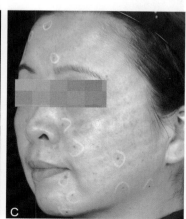

图 14-76 就诊时情况

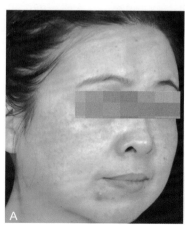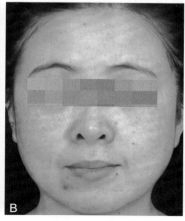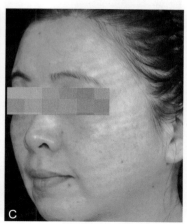

图 14-77 治疗 3 个月后点状色斑明显减轻

后行 Picoway 皮秒 1064nm 波长激光治疗，能量密度为 $0.50 \sim 0.55J/cm^2$，光斑直径为 8mm，治疗频率为 8Hz ～ 10Hz，色斑处平扫治疗，治疗终点为潮红反应。每隔 1 个月治疗 1 次，3 次为 1 个疗程，6 个月后片状色斑继续改善（图 14-78）。

3. 美塑疗法 激光治疗继续给予代谢色素类及补水类美塑疗法治疗（INNO-TDS 褪黑素：谷胱甘肽、硫辛酸、高活性维生素 C、葡糖酸铜、有机硅；CYTOCARE532：氨基酸、维生素、矿物质、核酸、辅酶及抗氧化物，每隔 1 个月治疗 1 次，3 次为 1 个疗程。治疗结束 15 个月后复诊，面部皮肤色斑明显淡化，光泽度提高（图 14-79）。以后亦未见色斑复发。

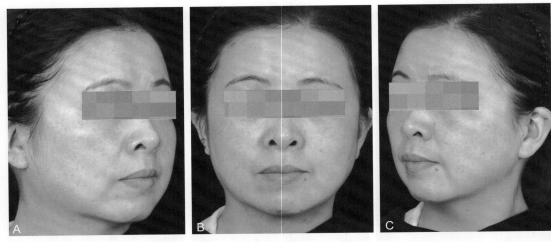

图 14-78 治疗 6 个月后片状色斑继续改善

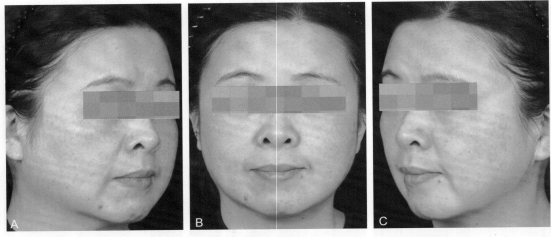

图 14-79 治疗 15 个月后面部皮肤色斑明显淡化，光泽度提高

案例十九 色素型黄褐斑

【病史】 患者，女，38 岁。自诉生育后于眼外侧及两侧颧部出现褐色斑块，随年龄增长，色斑逐渐加重且肤色愈加暗沉，并逐渐出现皮肤粗糙及毛孔增大，故来我院就诊。

【体格检查】 患者为 IV 型皮肤，双侧面部散在深浅不一的淡褐色色斑，双侧颧部及左眼角外侧色素较集中，呈深褐色点片状（图 14-80）。

【诊断】 色素型黄褐斑。

【治疗经过】 点阵微针射频联合去色素美塑疗法（INNO-TDS 褪黑素）导入，点阵微针射频参数：治疗功率为 8 ～ 10W，脉宽为 180 ～ 240ms，频率为 0.5Hz。针长：面颊部 1.8mm，颧骨部 1.3mm，眼外侧颞部 1.0mm，额头部 1.2mm。治疗后即刻每侧导入褪黑素 5ml，每隔 6 周治疗 1 次，3 次为 1 个疗程。

1 个疗程结束后，面部光泽度改善，肤色均匀，两颧部色斑基本消退（图 14-81）。

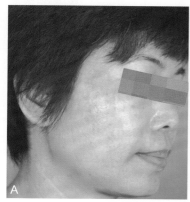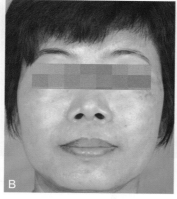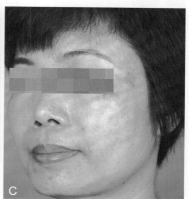

图 14-80　就诊时情况

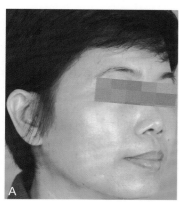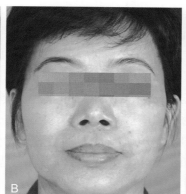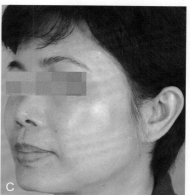

图 14-81　1 个疗程结束后面部光泽度改善，肤色均匀，两颧部色斑基本消退

案例二十　黄褐斑合并颧部褐青色痣

【病史】　患者，女，31 岁。自诉 2 年前生育后面部逐渐出现色斑，初起于眶周及颧骨部，曾自行淡斑治疗（具体不详），无明显效果。面颊及额头多部位也逐渐出现色斑（图 14-82），故来我院就诊。

【体格检查】　双侧面颊及眶周外侧淡褐色色斑，双颧部深褐色点状色斑。

【诊断】　黄褐斑合并颧部褐青色痣。

【治疗经过】

1. 化学焕肤治疗　35% 甘醇酸 +30% 柠檬酸治疗，每隔 1 个月治疗 1 次，3 次为 1 个疗程。

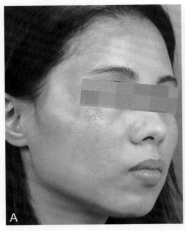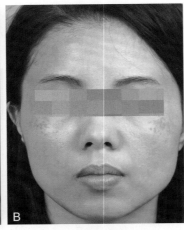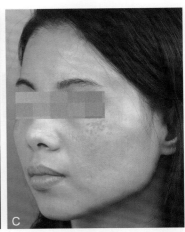

图 14-82　就诊时情况

2. Picoway 皮秒激光（波长 Q1064nm 激光）治疗　黄褐斑区域治疗参数：能量密度为 0.50 ～ 0.60J/cm²，光斑直径为 8mm，治疗频率为 8 ～ 10Hz，色斑处平扫治疗，治疗终点为皮肤微潮红反应。每隔 1 个月治疗 1 次，3 次为 1 个疗程。颧部点状色斑治疗参数：能量密度为 2.2 ～ 2.4J/cm²，光斑直径为 3 ～ 4mm，治疗频率为 4Hz，治疗终点为色斑处皮下点状淤血反应，皮肤表面无明显破损，每隔 1 个月治疗 1 次，3 次为 1 个疗程。

3. 联合代谢色素类美塑疗法　EVE CHARM 色素代谢套组：传明酸、九肽 -1、烟酰胺；抗氧化：肌肽；修复、保湿：透明质酸、神经酰胺。每隔 1 ～ 2 个月治疗 1 次，治疗 3 次。

上述 3 项治疗，均每隔 2 周做一项。3 个月后色斑开始变淡（图 14-83）。11 个月后色斑进一步变淡（图 14-84）。18 个月后复诊，颧部褐青色痣明显消退，面颊部色斑减淡（图 14-85）。

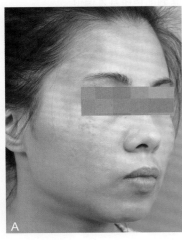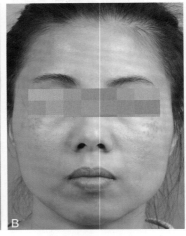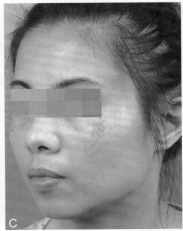

图 14-83　治疗 3 个月后色斑稍变淡

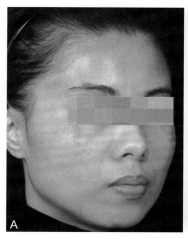
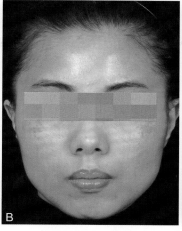
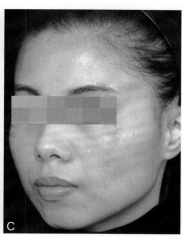

图 14-84　治疗 11 个月后色斑明显变淡

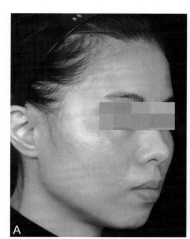
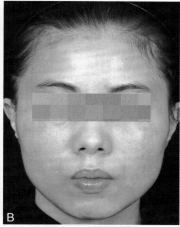
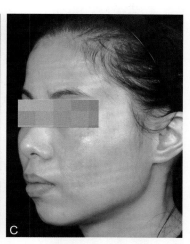

图 14-85　治疗 18 个月后复诊，颧部褐青色痣明显消退，面颊部色斑减淡

案例二十一　黄褐斑、获得性真皮黑素细胞增多症、敏感性皮肤

【病史】　患者，女，42 岁。发现面部色斑 10 余年，日晒后加重。2 年前自行使用祛斑霜后面颊部色斑面积扩大，且逐渐出现面部皮肤潮红、干痒。为进一步治疗，来我院就诊。

【体格检查】　双下眼睑、眶外侧、颧部及额角点片状褐青色色斑，面颊部片状淡褐色色斑，面颈部皮肤较体部明显暗沉，面颊处皮肤泛红（图 14-86）。

【诊断】　黄褐斑、获得性真皮黑素细胞增多症、敏感性皮肤。

【治疗经过】

1. 强脉冲光治疗（M22，560nm，3.0/30/3.0/30/3.0ms，11 ～ 14J/cm^2），改善敏感性皮肤症状。

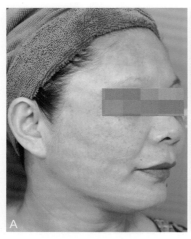
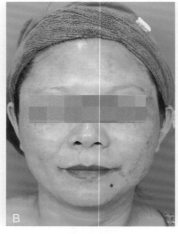
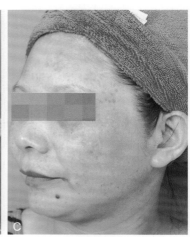

图 14-86　就诊时情况

2. 调 Q1064 激光治疗：C6，1064nm，3mm，10Hz，3.0 J/cm²) 治疗额颞部色斑，术后配合使用修复类医用面膜。每隔 1～2 个月治疗 1 次，前 5 次治疗，色斑去除不明显，甚至在治疗过程中色斑颜色加重（图 14-87），连续治疗 7 次后，ADM 区域改善明显，黄褐斑区域效果不明显（图 14-88）。改用调 Q755（3mm，1Hz，50ns，5.5 J/cm²）治疗，术后皮肤微红，联合微针导入美白类美塑产品，日常使用传明酸、烟酰胺精华。一次调 Q755 治疗后 3 个月，色斑整体减淡（图 14-89）。3 个月后接受调 Q1064 治疗，继续联合微针导入美白类美塑产品，日常使用传明酸、烟酰胺精华。再 3 个月后复诊时色斑明显变淡，再次接受调 Q755 治疗后未及时复诊，直至 6 年 9 个月后返院复诊（图 14-90）。8 年 4 个月后复诊时仍维持在较好的水平（图 14-91），未有复发。

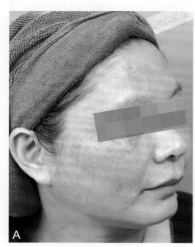
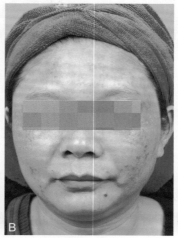
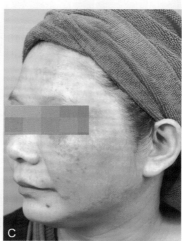

图 14-87　治疗 9 个月后色斑去除不明显，局部色斑颜色加重

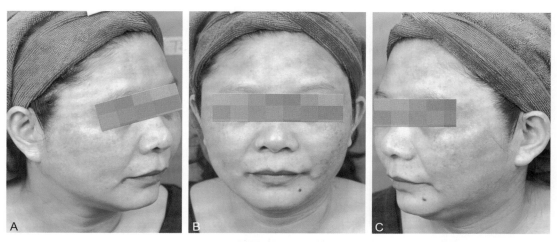

图 14-88　连续治疗 7 次后 ADM 区域改善明显，黄褐斑区域效果不明显

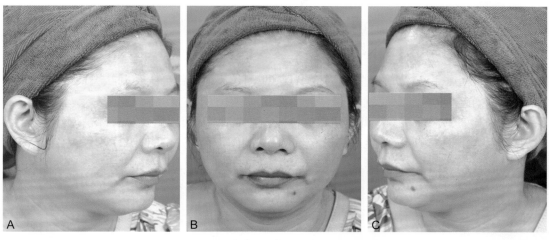

图 14-89　治疗 17 个月后色斑整体减淡

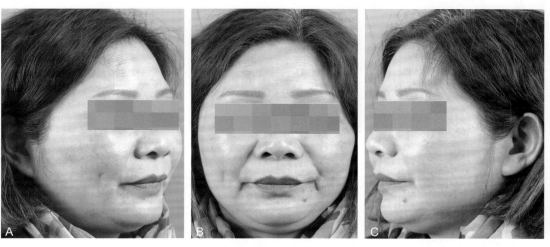

图 14-90　治疗 6 年 9 个月后复诊情况

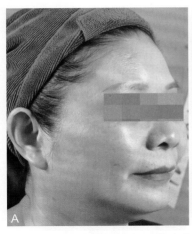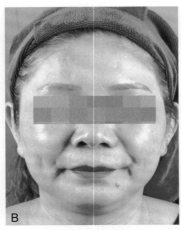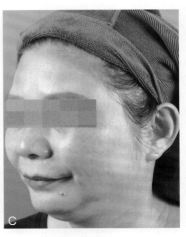

图 14-91　治疗 8 年 4 个月后复诊时仍维持在较好的水平，未有复发

案例二十二　黄褐斑（口周面颊部）、获得性真皮黑素细胞增多症（额部、鼻背）、日光性黑子（右眼角外）

【病史】　患者，女，42 岁。面部出现色斑 10 余年，曾至美容院祛斑治疗，治疗后色斑反而较前加重，遂来院就诊。

【体格检查】　双侧面颊斑片状褐色色斑，边界不清。两额角及鼻背部色斑颜色较深，为褐青色。颞部及颧弓上方色斑为直径约 2mm 的圆形色斑（图 14-92）。

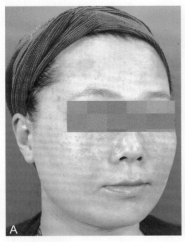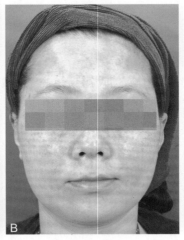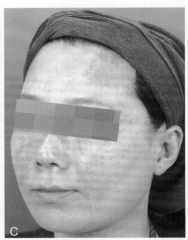

图 14-92　就诊时情况

【诊断】　黄褐斑（口周面颊部）、获得性真皮黑素细胞增多症（额部、鼻背）、日光性黑子（右眼角外）。

【治疗经过】

1. Picoway 皮秒激光去色素治疗　波长 1064nm，黄褐斑区域行大光斑低能量治疗，能量密度为 0.45 ～ 0.55J/cm²，光斑直径为 8 ～ 10mm，治疗频率为 8Hz，治疗终点为皮肤轻微潮红反应；ADM 区域小光斑高能量治疗：能量密度为 2.6 ～ 3.1J/cm²，光斑直径为 3 ～ 4mm，治疗频率为 4Hz，治疗终点为皮下轻度血丝点反应；波长 532nm，日光性黑子部位治疗：能量密度为 1.0 ～ 1.50J/cm²，光斑直径为 2 ～ 3mm，终点反应为色斑表面轻度白霜反应，白霜消退后色斑颜色稍有加深，周围皮肤轻度水肿反应。以上治疗每隔 2 ～ 3 个月治疗 1 次，3 次为 1 个疗程。

2. 强脉冲光综合治疗（615nm、3/40/3ms、16 ～ 17J/cm²，590nm、3/40/3ms、16 ～ 18J/cm²）　全面部治疗，局部黄褐斑区域适当降低能量，每隔 2 ～ 3 个月治疗 1 次，3 次为 1 个疗程。

3. 联合促黑素代谢类美塑疗法　全面部微针导入褪黑素产品，每个月治疗 1 次，3 次为 1 个疗程。

治疗 3 次后全面部色斑明显变淡（图 14-93），患者治疗 5 次后，色素去除显著（图 14-94），半年后复诊未见复发（图 14-95）。

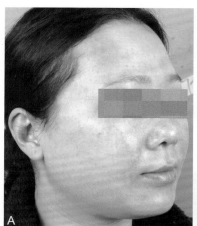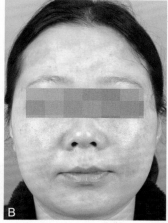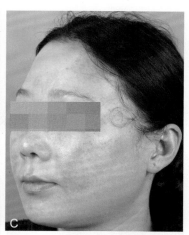

图 14-93　治疗 3 次后全面部色斑明显变淡

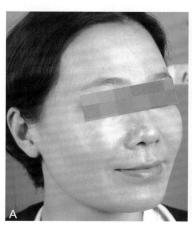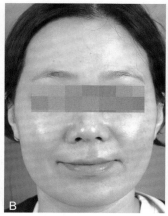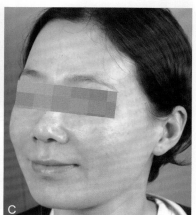

图 14-94　治疗 5 次后色素去除显著

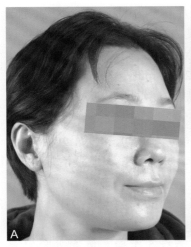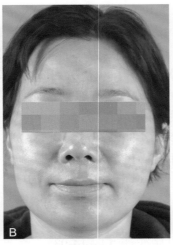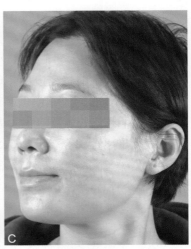

图 14-95　半年后复诊情况

案例二十三　获得性真皮黑素细胞增多症

【病史】　患者，女，33 岁。面部出现色斑多年，未予治疗，因色斑扩大、颜色加深而来院就诊。

【体格检查】　色斑以中、上面部为主，额颞部、颧骨部及颧弓下部，色斑基本对称，累及发际线皮肤，呈蓝褐色及黑色，额颞部成片状，边界不清，颧骨部及颧弓下部呈点片状（图 14-96）。

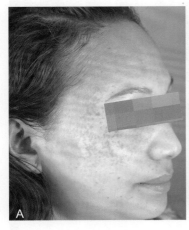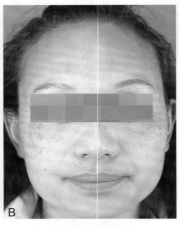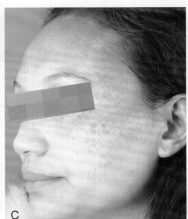

图 14-96　就诊时情况

【诊断】　获得性真皮黑素细胞增多症（ADM）。

【治疗经过】　调 Q1064nm 激光治疗：能量密度为 3.0 ～ 4.5J/cm^2，光斑直径为 3 ～ 4mm，治疗频率为 10Hz，治疗终点为色斑表面轻微点状渗血，深层有轻度淤血，周围组织轻度充血、水肿反应。平均每隔 5 个月治疗 1 次，治疗 4 次后 ADM 明显消退（图 14-97）。双侧面颊及颞部黄褐斑显现，调整治疗方案为：调 Q1064nm 激光联合 IPL，每隔 2 ～ 3 个月治疗 1 次，治疗 3 次后疗效逐渐显现（图 14-98）。之后采用非剥脱点阵激光治疗，平均每 6 个月治疗 1 次，治疗 4 次后色斑淡化显著（图 14-99）。

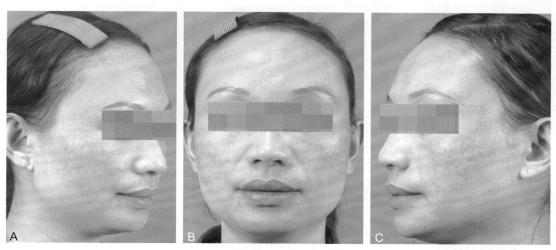

图 14-97　应用调 Q1064nm 激光治疗 4 次后（20 个月后），ADM 明显消退

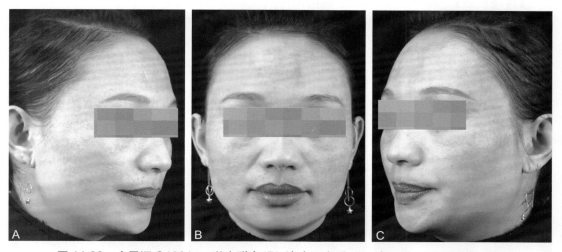

图 14-98　应用调 Q1064nm 激光联合 IPL 治疗 3 次后（32 个月后），色斑明显减淡

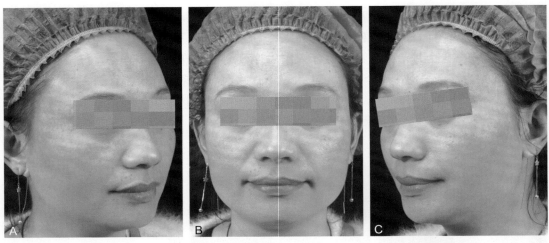

图 14-99　应用非剥脱点阵激光治疗 4 次后（56 个月后），色斑淡化显著

案例二十四　雀斑合并黄褐斑、敏感性皮肤

【病史】　患者，女，36 岁。青少年时期面部即出现点状褐色斑点，多集中于鼻部及双面颊部，日晒后色斑颜色加深。生育后于颧骨两侧出现模糊的淡褐色斑片，面部长期发红，气温变化时出现灼热感，影响生活和工作，遂来我院就诊。

【体格检查】　面部充血潮红，鼻翼两侧伴随红血丝。全面部散在芝麻大小的点状斑点，集中于面中部（图 14-100）。双颧部可见浅褐色斑片，边界不清，颈部以下皮肤无同样皮损改变。

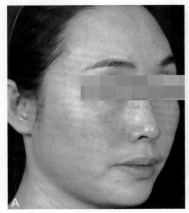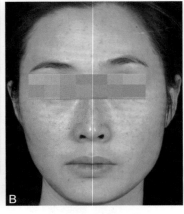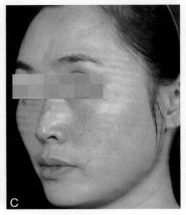

图 14-100　就诊时情况

【VISIA 检查】　红区 30%，棕色斑 46%，紫外色斑区 39%。

【诊断】　雀斑合并黄褐斑、敏感性皮肤。

【治疗经过】

1. 去色素治疗：皮秒激光加红宝石激光。① Picoway 皮秒激光，波长 1064nm，能量密度为 0.50 ～ 0.55J/cm²，光斑直径为 8mm，治疗频率为 8 ～ 10Hz，全面部平扫治疗，治疗终点为轻度潮红反应；②点状色斑用红宝石激光，波长 694nm，光斑直径为 2 ～ 3mm，能量密度为 1.5 ～ 2.0J/cm²，治疗终点为表面浅灰色白霜反应。

每次激光治疗 1 周后，均联合使用代谢色素美塑中胚层治疗，INNO-TDS 褪黑素导入：谷胱甘肽、硫辛酸、高活性维生素 C、葡糖酸铜、有机硅。同时联合非交联玻尿酸加肉毒毒素 20U 电子水光针导入。

应用上述治疗方案治疗，每隔 1 个月治疗 1 次。治疗 3 次后可见点状色斑去除明显（图 14-101）。

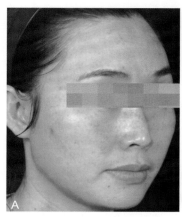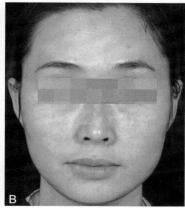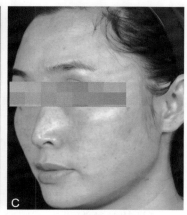

图 14-101　应用激光联合代谢色素美塑中胚层去色素治疗 3 次后点状色斑去除明显

2. 去红治疗：强脉冲光光调治疗参数为 590nm、3/40/3ms、11 ～ 13J/cm²，每隔 1.5 个月治疗 1 次。治疗 3 次后见点状色斑减淡，面部潮红减轻，肤色提亮（图 14-102）。

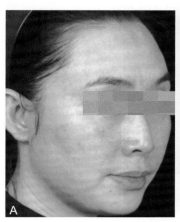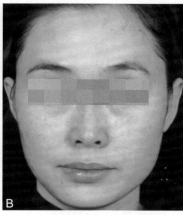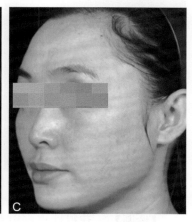

图 14-102　应用强脉冲光光调治疗 3 次后色斑较之前淡化明显，面部潮红已退，明显好转

3. 继续应用强脉冲光维护治疗，每隔 2 个月治疗 1 次，3 次为 1 个疗程。治疗参数为 640nm，3/40/3/40/3ms、16 ～ 18J/cm²，全面部治疗；色斑区：590nm，3/40/3ms，

16 ～ 18J/cm²。6 个月后复诊，色斑较之前淡化明显，面部潮红已退，明显好转（图 14-103）。

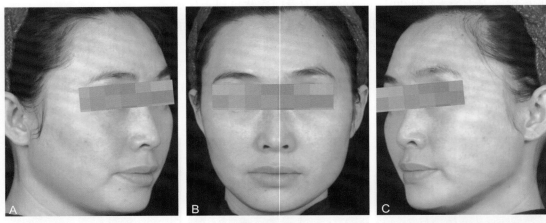

图 14-103　应用强脉冲光维护治疗 3 次后色斑较之前淡化明显，面部潮红已退，明显好转

案例二十五　获得性真皮黑素细胞增多症、炎症后黑变病

【病史】　患者，女，34 岁。双侧下眼睑及鼻背部出现褐色斑片 4 年余，日晒后颜色稍有加深。半年前开始长"痘痘"，并遗留点片状色斑，为进一步治疗来我院就诊。

【体格检查】　双下眼睑及鼻背部见深褐色色斑，右侧面颊及口周可见点片状色素沉着（图 14-104）。

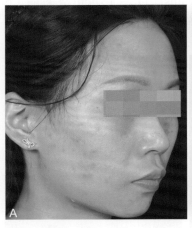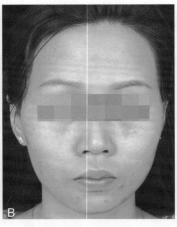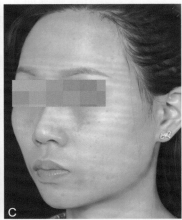

图 14-104　就诊时情况

【诊断】　获得性真皮黑素细胞增多症（ADM）、炎症后黑变病。

【治疗经过】

1. Picoway 皮秒激光治疗：波长 1064nm，能量密度为 0.50 ～ 0.55J/cm²，光斑直径为 8mm，治疗频率为 8 ～ 10Hz，全面部平扫治疗，治疗终点为轻度潮红反应；双下睑色斑处，能量密度为 2.6 ～ 3.1J/cm²，光斑直径为 4mm，治疗频率为 4Hz，治疗终点为皮下轻度血丝点反应，并行全面部点阵 1064nm 波长治疗：1.1 ～ 1.5mJ，治疗频率为 10Hz，每隔 4 ～ 5 个月治疗 1 次。

2. 联合代谢色素类中胚层疗法治疗（INNO-TDS：谷胱甘肽、硫辛酸、高活性维生素 C、葡糖酸铜、有机硅），于 Resolve 手具治疗后即刻导入。

应用以上联合治疗方案治疗 2 次后（治疗 9 个月后），见双下眼睑及鼻背部色斑减淡，双侧面颊外侧缘处的色斑基本消退（图 14-105）。治疗 3 次后（治疗 15 个月后）色斑基本消退（图 14-106）。

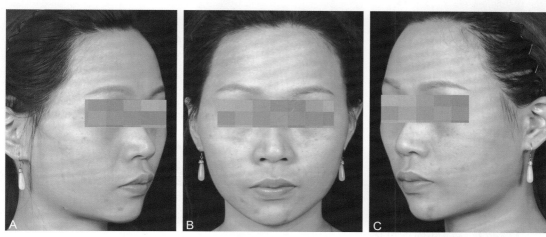

图 14-105 治疗 9 个月后双下眼睑及鼻背部色斑减淡，双侧面颊外侧缘处的色斑基本消退

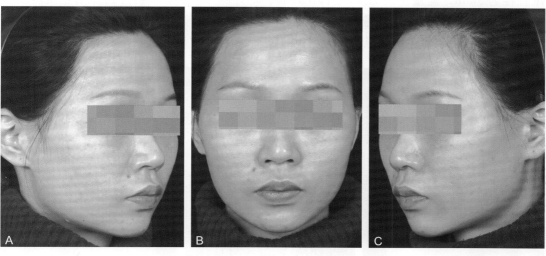

图 14-106 治疗 15 个月后色斑基本消退

案例二十六 颧部褐青色痣

【病史】 患者，女，24 岁。5 年前无明显诱因两侧颧骨部位出现对称性灰褐色斑片。因影响外观，故来我院就诊。

【体格检查】 两侧颧骨部见灰褐色、类圆形斑点，直径为 2～5mm，边界清楚，对称分布（图 14-107）。眼、口腔黏膜无色素斑存在。

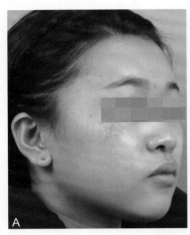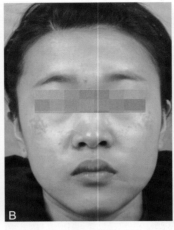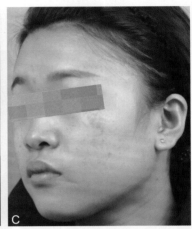

图 14-107　就诊时情况

【诊断】 颧部褐青色痣。

【治疗经过】 Picoway 皮秒激光治疗。治疗参数：Zoom 手具，波长 1064 nm，光斑直径为 3mm，能量密度为 2.2～3.1J/cm^2，治疗频率为 4Hz，治疗终点为色斑区皮下淤血及周围皮肤点状充血反应。

治疗 3 次后可见色斑明显淡化（图 14-108），治疗 6 次后色斑基本消退（图 14-109）。

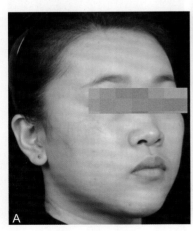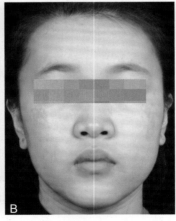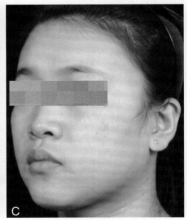

图 14-108　治疗 3 次后可见色斑明显淡化

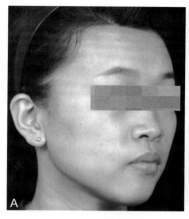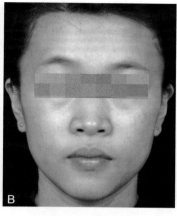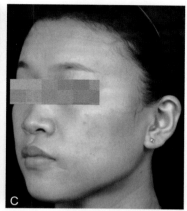

图 14-109　治疗 6 次后色斑基本消退

案例二十七　黄褐斑

【病史】　患者，女，36 岁。7 年前生育后出现双侧面部色斑，自觉色斑逐渐扩大并加深，故来院治疗。

【体格检查】　面部肤色暗沉，双侧面颊部可见有云雾状深浅不一的斑片，边界不清，呈大斑片状（图 14-110）。

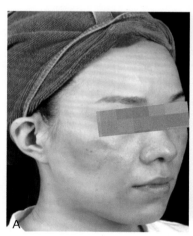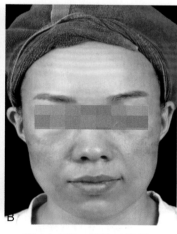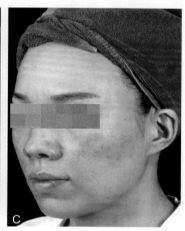

图 14-110　就诊时情况

【诊断】　黄褐斑。

【治疗经过】

1. 美塑疗法（YINGYIMEI：光甘草定、谷胱甘肽、熊果苷、左旋维生素 C、马齿苋提取物、复方甘草酸苷、透明质酸、共 30 ～ 50ml），以 0.5mm 微针导入，平均每隔 1 个月治疗 1 次，连续治疗 3 次。

2. 美塑疗法完成 3 次治疗后行 Picoway 治疗，治疗参数：Zoom 手具，1064nm，

8mm，0.50～0.60J/cm²，8Hz（全面部）；Resolve手具，1064nm，6mm×6mm，0.9～1.1mJ，8Hz。并行点阵激光治疗后即刻导入YINGYIMEI。平均每隔1个月治疗1次，连续治疗3次。应用Picoway治疗1次，1个月后可见色斑淡化（图14-111）。应用Picoway治疗3次后，色斑进一步淡化（图14-112）。

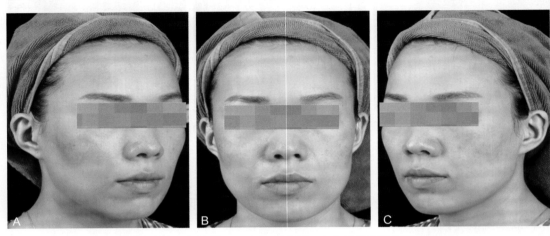

图14-111　应用Picoway治疗1次，1个月后可见色斑淡化

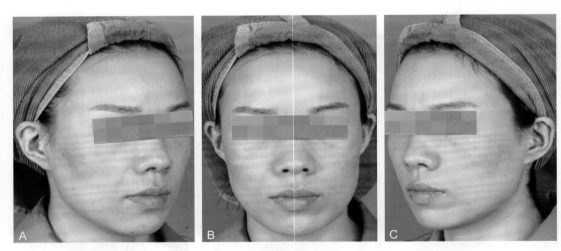

图14-112　应用Picoway治疗3次后，色斑进一步淡化

3. Picoway治疗疗程结束后行强脉冲光治疗，AOPT超光子维护治疗参数：590nm、3/30/3ms、17～19J/cm²，每隔1个月治疗1次，连续治疗3次为1个疗程。

连续治疗3次后见色斑进一步淡化（图14-113）。6个月后再次复诊，见色斑维持淡化，且无反黑（图14-114）。

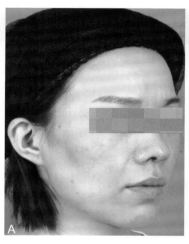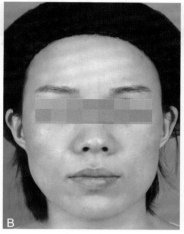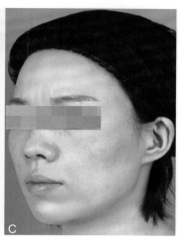

图 14-113　应用 AOPT 超光子维护治疗 3 次后见色斑进一步淡化

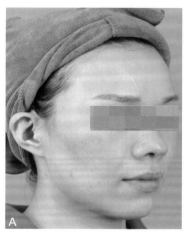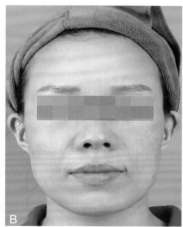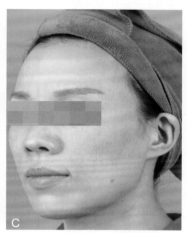

图 14-114　应用 AOPT 超光子维护治疗 1 个疗程，6 个月后复诊时见色斑维持淡化，且无反黑

（苑凯华　宋为民　吴姗姗　叶瑞雅　杜　杰　肖　和
涂罕灯　张克佩　冯星龙　朱璐璐　吴靖文）

相关词汇中英文对照

A

ablative fractional laser	剥脱点阵激光
acne	痤疮
adult stem cell	成体干细胞
antioxidants	抗氧化剂
apoptotic body	凋亡小体
argon-pumped tunable dye laser	氩 - 泵可调染料激光

B

bipolar radiofrequency	双极射频

C

capillaries	毛细血管
carcinogenic	致癌的
centrofacial	中面部
chemical peels	化学焕肤；化学剥脱术
chloasma/melasma	黄褐斑
chromophore	发色团
chromophores	色基
continuous wave CO_2 laser	连续波 CO_2 激光
contraceptives	避孕药
corticosteroids	皮质类固醇
cosmetic	化妆品；美容品

D

depigmentation	脱色；褪色
dermis	真皮
desquamation	脱皮；脱屑
dynamic creases	动力性皱纹

E

edema	水肿
elastosis	弹性组织变性
electro-optical synergy（ELOS）	光电协同技术
embryonic stem cell	胚胎干细胞
endothelial cell	内皮细胞
ephelides/freckles	雀斑

epidemiology	流行病学
epidermis	表皮
epiderml-melanin unit	表皮黑素单位
erythema	红斑
eumelanin	真黑色素
exosome	外泌体
extracellular vesicles	细胞外囊泡

F

fluence	能量密度
footprint size	光斑大小
fractional Lasers	点阵激光
fractional photothermolysis	点阵式光热分解作用

G

glycolic acid	乙醇酸（甘醇酸）

H

hemoglobin	血红蛋白
histopathology	组织病理学
hydroquinone	对苯二酚；氢醌
hyperpigmentation	色素沉着

I

immunohistochemistry	免疫组织化学
indeterminate	未定型细胞
inner cell mass	内细胞团
intense pulsed light	强脉冲光
irritant	刺激物；刺激剂

K

keratinocytes	角质形成细胞

L

Langerhans cell	朗格汉斯细胞
laser resurfacing	激光表皮重建治疗
lichen planus pigmentosus	色素性扁平苔藓

M

macrophage	巨噬细胞
macule/stigma	斑点；小斑
major histocompatibility complex	主要组织相容性复合体
mean melasma area and severity index (MASZ) scores	平均黄褐斑面积和严重程度指数（MASZ）评分
meissner	神经末梢
melanin	黑色素
melanophage	噬黑素细胞
melanosome	黑素体

melasma/chloasma	黄褐斑
melatonin	褪黑素
menopause	更年期
Merkel cell	梅克尔细胞
mesenchymal stem cells	间充质干细胞
mesotherapy	中胚层疗法；美塑疗法
microvesicles	微囊泡
molecules	分子
monopolar radiofrequency	单极射频

N

neovascularization	新血管形成；新血管化
nevus of Ota	太田痣
non-ablative fractional Laser	非剥脱点阵激光

O

ochronosis	褐黄病
oestrogen	雌激素
optimal pluse technology（OPT）	完美脉冲技术

P

pathomechanism	病理机制
perifollicular	毛囊周的
photoagin	光老化
photoallergy	光敏症
photodamage	光损伤
photodynanmic therapy	光动力疗法
photoprotection	光保护作用
photorejuvenation	光子嫩肤
phototoxic	光毒性的
phototoxic dermatitis	光毒性皮炎
picosecond	皮秒
placebo	安慰剂；无效对照剂
plasminogen	纤维蛋白溶酶原
platelet‐rich plasma	富血小板血浆（PRP）
plused laser	脉冲激光
poikiloderma	皮肤异色病
pore	毛孔
porphyrin	卟啉
postinflammatory	炎症后的
postinflammatory melanosis	炎症后黑变病
pregnancy	妊娠
proliferation	繁殖；增生
pulse width	脉宽

pulsed mode CO$_2$ laser   脉冲 CO$_2$ 激光

Q

Q-switched alexandrite laser（QSAL）   Q- 开关翠绿宝石激光

Q-switched neodymium：yttrium-aluminum-carnet Laser   Q- 开关 Nd：YAG 激光

Q-switched ruby laser   Q- 开关红宝石激光

R

radio frequency   射频

reflectance confocal microscopy（RCM）   反射共聚焦显微镜

regenerative medicine   再生医学

reticulate   网状的

Riehl's melanosis   里尔黑变病

S

salicylic acid   水杨酸

seborrrheic keratosis   脂溢性角化病

sebum   皮脂

senile lentigo   老年性色素斑

skin regeneration technology   等离子皮肤再生技术

solar keratosis   日光性角化病

spots   丘疹，粉刺

static creases   静态性皱纹

stem cells   干细胞

stratum corneum   角质层

sunscreen   遮光剂；防晒霜

superoxide   过氧化物

T

tartaric acid   果酸

telangiectasia   毛细血管扩张

texture   纹理

thermal relaxation time（TRT）   热弛豫时间

tranexamic acid（TXT）   氨甲环酸

treatment parametres   治疗参数

trichloroacetic acid   三氯乙酸

U

ultrasound   超声

ultraviolet（UV）   紫外线

W

wavelength   波长

wrinkles   皱纹；皱褶

Z

zygomatic bone   颧骨

（冯星龙）